国家养老爱心护理工程系列丛书

国家养老爱心护理职业技能培训指定教材

国家爱心护理工程岗位资格培训指定教材

爱心护理院
医生手册

主　　　　编　李宝库

副　主　编　张志鑫　台恩普　苏志钢

主要编写人员　谭美青　邓德金　陈蓓蓓　袁仕平

　　　　　　　赵贤慧　朱振华　赵　芳

北京大学医学出版社

AIXIN HULIYUAN YISHENG SHOUCE

图书在版编目（CIP）数据

爱心护理院医生手册/李宝库主编 . —北京：
北京大学医学出版社，2014.5
（国家养老爱心护理工程系列丛书）
ISBN 978 - 7 - 5659 - 0829 - 3

Ⅰ. ①爱… Ⅱ. ①李… Ⅲ. ①老年人-护理学-手册
Ⅳ. ①R473 - 62

中国版本图书馆 CIP 数据核字（2014）第 064699 号

爱心护理院医生手册

主　　编：李宝库
出版发行：北京大学医学出版社（电话：010-82802230）
地　　址：（100191）北京市海淀区学院路 38 号　北京大学医学部院内
网　　址：http://www. pumpress. com. cn
E － mail：booksale@bjmu. edu. cn
印　　刷：北京画中画印刷有限公司
经　　销：新华书店
责任编辑：靳新强　张立峰　　**责任校对**：金彤文　**责任印制**：张京生
开　　本：787mm×1092mm　1/16　印张：20.25　字数：466 千字
版　　次：2014 年 5 月第 1 版　2014 年 5 月第 1 次印刷
标准书号：ISBN 978-7-5659-0829-3
定　　价：62.00 元

丛 书 序

阎青春

全国老龄工作委员会办公室副主任、中国老龄协会副会长、

中国老龄事业发展基金会副理事长

　　"国家爱心护理工程系列丛书"是在实施和推广国家"十一五"规划纲要的实践中总结出来的成功经验，丛书的出版对爱心护理工程和从事失能老人长期照料护理工作的管理人员和专业人员具有现实指导意义，相信一定会为爱心护理工程更加广泛深入地普及与推广注入新的生机和活力，对"爱心护理工程"的深入实施形成更加有力的指导，也一定会为"爱心护理工程"的广泛开展提供有益的借鉴，由此，就会推动"爱心护理工程"再上一个新的台阶，借此机会，我代表全国老龄工作委员会办公室向出版单位表示热烈祝贺！希望"爱心护理工程"有更多的具有指导意义的书籍出版！

　　随着我国综合国力的增强和人们生活水平的提高，人口老龄化的进程也在不断加快，日益呈现出规模大、增速快、高龄化趋势明显等特点。我国于 1999 年进入人口老龄化社会，老龄化形势日益严峻。目前，全国的老年人口已经达到 1.85 亿，占总人口的 13.7%，平均每年要增加 800 多万老年人口，在未来 20 年间，全国老年人口数将比现在翻一番，老年人口届时将会达到 3.5 亿，居世界首位，约相当于整个欧洲 60 岁及以上老年人口的总和，并且还在以年均 3% 以上的速度递增，几近总人口增长速度的 5倍。根据《中国人口老龄化发展趋势百年预测》[1]，2010 年老年人口将达 1.74 亿，占总人口的 12.8%（全国第六次人口普查结果显示，60 岁以上老年人已达 1.77 亿），2020 年进一步增至 2.48 亿，占总人口的 17.2%，呈加速增长之势。与人口老龄化伴生的高龄化、空巢化趋势愈加明显，失能老人不断增多。目前 80 岁及以上高龄人口已达1700 多万，到 2020 年将进一步增至 3067 万。人口老龄化使得家庭和社会对老年人长期照料与护理的责任明显加重，养老事业发展面临的压力也十分沉重。

　　适应人口老龄化的发展要求，遵循构建和谐社会的内在要求，在广大城乡建立、健全包括生活照顾、文化娱乐、精神慰籍和长期照料护理在内的全方位的社会化养老服务体系迫在眉睫，其中为老年人群中那些最需要专业护理、最困难的失能老人提供照顾护理服务又是最为急需、最为紧迫的事情。加快推进"爱心护理工程"的建设和实施，正是一项顺应民心、合乎民意、关乎民生的好事和善事。中国老龄事业发展基金会率先倡导"爱心护理工程"的善举和积极试点探索的实践，我们应该给予大力的支持和褒奖。

　　积极推进"爱心护理工程"的建设和实施，对照国际社会通行的 5%~7% 的机构护养比例，我国在机构照料护理方面存在的巨大差距虽非一朝一夕能够赶上，但是从现在起必须要有一种全新的姿态、全新的思路来一个较大较快的发展，甚至是跳跃性的发展才行。我们既要根据国情和国力，适度加快爱心护理机构建设，也要根据老年人长期

---

[1] 李本公主编. 中国人口老龄化发展趋势百年预测. 北京：华龄出版社，2006.

1

照料护理事业发展的内在规律，始终坚持社会化、专业化、规范化的发展方向。让全社会的人们都来关心、参与、支持和兴办养老服务机构和设施，形成众人拾柴火焰高的态势。同时对过去公办的养老福利机构大力推进改革、改制和改组，朝着公办（建）民营的方向发展。要培植和发展社会服务团体和民间组织，把第三部门的力量引入到为老服务中来，将为老服务的机构、设施和场所更多地交给他们去经办和管理，真正实现政企分离、政事分离、政资分离、政府和社团分离，使政府真正发挥宏观管理和行政监督的职能，实现为老服务事业管理的规范化和运行机制的市场化，增强养老机构的生机与活力。总结和探索5年来推进"爱心护理工程"的实践经验，感到还必须要加快养老机构服务队伍的专业化建设步伐，通过院校培养、在职教育、岗位训练、职业养成等多种途径，使为老服务的工作人员都养成尊老敬老的职业道德，成为掌握专业社会工作知识和服务技能的专门人才。

在此基础上，有关部门再共同努力把专业社会工作者职业资格认证制度和职称评聘体系建立起来，就一定能够大幅度提升失能老人长期照顾和护理服务事业的专业水平，进而影响和带动整个老龄事业的快速发展。

我们各级老龄工作部门，必须坚持以科学发展观统领老龄事业发展全局，不断加大对"爱心护理工程"的支持和扶植力度，加强对"爱心护理工程"试点实施工作的指导，协调有关部门增加对"爱心护理工程"的投入，加快老年社会福利的政策法规建设，紧密围绕"构建人人共享的和谐社会"的主题，宣传和鼓励全社会进一步弘扬中华民族尊老、敬老、养老、助老的优良传统，调动各方面积极因素，共同着力解决建设中国特色养老服务体系过程中遇到的困难和问题，为不断改善和提高老年人的生命、生活质量，为构建和谐家庭、和谐社区、和谐社会做出更大的贡献。

丛书前言

在"爱心护理工程"实施六周年之际，中国老龄事业发展基金会组织编写和出版这套"国家养老爱心护理工程系列丛书"，这对重温党中央、国务院领导给予老龄事业的亲切关怀，总结经验，规范标准，科学管理，将"爱心护理工程"不断推向健康可持续发展，是一件很有意义的事情。

进入21世纪，中国人口老龄化的特点，最突出的就是老龄化速度快，老年人绝对数量增多，人口老龄化地区差别加大。老年人的赡养、"空巢老人"的生活照料，特别是高龄老人的护理等问题，对于中国传统的家庭养老方式提出了严峻的挑战。2005年3月，在全国政协十届三次会议上，我们46位全国政协委员根据中国老龄人口发展现状和面临的问题，向大会提交了一项提案。提案建议在政府的扶持下，动员社会力量，在全国大中城市实施"爱心护理工程"，建设医养结合的"爱心护理院"，解决老年人的生活照料、康复医疗和临终关怀服务等实际问题。这一提案引起了国务院领导同志的高度重视，温家宝总理和回良玉副总理等领导同志先后对此事做出重要批示。2006年，全国人民代表大会通过的"十一五"规划纲要，把"弘扬敬老风尚"，"实施爱心护理工程，加强养老服务、医疗救助、家庭病床等面向老年人的服务设施建设"，列入积极应对人口老龄化的政府工作重点。

"爱心护理工程"是在党和政府的支持下，动员社会力量、筹集社会资金建设老年福利服务机构的德政工程。其宗旨是：帮天下儿女尽孝，替世上父母解难，为党和政府分忧。其具体做法是：统一名称，统一标志，统一理念，统一功能实施，统一服务规范。其运行机制是：政府支持，社会力量兴办，自主经营，自负盈亏。中国老龄事业发展基金会受民政部委托主管的"爱心护理工程"，绝大多数是社会力量即民间力量兴办的，由其下的"爱心护理工程工作委员会"负责。主要任务是：实施宏观管理，进行总体布局、准入审核，政策指导，经费资助，人员培训，交流经验和表彰先进等方面的工作。

"爱心护理工程"集中体现了党和政府的亲民爱民政策和推进社会主义和谐社会建设的战略，国家有关部门在政策上给予了鼓励和优惠。民政部门将"爱心护理工程"项目列入社会福利机构对待。财政部门、税务部门给予捐助单位和个人所得税税前扣除的优惠政策。卫生、人社、建设、国土等部门，也出台了相应的支持政策。

中国老龄事业发展基金会认真贯彻国家"十一五"规划和总理批示精神，及时制定并下发了《"爱心护理工程"试点工作规程》，为给"爱心护理工程"试点单位培养高素质的管理人才和专业护理人员，我们与香港理工大学共同举办了"为老服务管理人员社工培训班"；与原劳动和社会保障部社会保障能力建设中心共同举办了"全国养老护理员师资暨首届爱心护理工程高级管理员培训班"；先后在江苏、江西、山东、大连、四川等地建设了"爱心护理工程人才培养基地"、"爱心护理培训学校"和"爱心护理工程研究发展中心"。受民政部委托，自 2006 年起，我们每年都召开一次全国"爱心护理工程"试点工作会议，使试点工作向规范化、规模化方向快速推进。2008 年，我们还对在此项工作中做出突出贡献的"爱心护理院"院长、护士长和护理员分别授予"敬老功臣杯"、"敬老奉献杯"和"敬老服务杯"，以此树立榜样，激励先进。最近，我们将举行第二次评比表彰活动，一批热心老龄护理事业的先进个人和集体即将涌现出来。

由于天时、地利、人和，这项事业蓬勃发展，显示出强大的生命力。六年来，"爱心护理工程"已由刚启动时的 7 家爱心护理院，发展到现在的"爱心护理工程建设基地"335 家，示范基地 48 家，许多省、市还建立了本省的爱心护理院，覆盖全国 31 个省（自治区、直辖市）的 100 多个大中城市，提供养老床位 10 万张。而且，爱心护理院的规模越来越大，有的占地近千亩，床位突破 1500 张。

"爱心护理工程"之所以发展迅猛，势头强劲。一是定位准确，这项工程既符合社会需求，又满足了广大群众的迫切愿望。二是国家和各级政府的高度重视和在优惠政策等方面的大力支持。三是中华民族的传统美德——孝道宣传教育进一步深入人心。四是采取了市场运作机制的经营方法。经营者都很珍惜自己的经费投入和历史赋予的奉献爱心的机会，工作的积极性和主动性极大提高。

"爱心护理工程"是一项开创性的事业，许多工作都是在第一线的同志们艰苦创业，积极探索，开拓创新，克服种种困难，以辛勤的汗水换来的。他们在实践中摸索和总结出来的经验和成功做法弥足珍贵，其精神可圈可点，令人敬佩。正是基于这种原因，中国老龄事业发展基金会组织了精干的编写人员队伍，对六年来的工作经验和成功做法给予系统的梳理和总结，意在规范管理、科学经营，不断提高为老年人的专业服务水平和质量，将"爱心护理工程"不断推向新的发展阶段。

我再次为提供这套丛书基础资料的第一线的护理院长们、参与这项工作的管理人员、医疗护理人员、部分老年住院朋友表示敬意，对参与编写、出版这套丛书而付出艰辛劳动的编辑同志和工作人员表示感谢！由于时间仓促，其中的缺憾和不足在所难免，望得到大家的批评，以便不断改正，趋于完善。

中国老龄事业发展基金会理事长

李宝库

2012 年 10 月 20 日

目　录

第一章 爱心护理院医生职业道德建设基本知识

本章重点概述

医生的职业道德也就是通常所说的医德。医德不仅适用于医生，也适用于护士、医技人员等与医疗相关的各方面人员。医疗工作的特殊性决定了医生职业道德的重要性，决定了一切临床医务人员必须时刻自觉地以高尚的医德标准来严格要求自己。对每一个直接和间接与服务对象有关的细微环节，都应该极端负责，认真对待。本章对爱心护理院医生的医德建设进行了重点阐述。

第一节 道德和职业道德基本知识

一、公民道德建设实施纲要

1. 爱国守法。
2. 明礼诚信。
3. 团结友善。
4. 勤俭自强。
5. 敬业奉献。

二、社会公德主要规范

1. 文明礼貌，提倡人们互相尊重。
2. 助人为乐，发扬社会主义人道主义精神。
3. 爱护公物，增强社会主义社会主人翁的责任感。
4. 保护环境，强化生态伦理观念。
5. 遵纪守法，自觉维护公共秩序。

三、职业道德主要规范

1. 爱岗敬业。
2. 诚实守信。
3. 办事公道。
4. 服务群众。
5. 奉献社会。

四、医疗机构从业人员基本行为规范

1. 以人为本，践行宗旨。坚持救死扶伤、防病治病的宗旨，发扬大医精诚理念和人道主义精神，以病人为中心，全心全意为人民健康服务。

2. 遵纪守法，依法执业。自觉遵守国家法律、法规，遵守医疗卫生行业规章和纪律，严格执行所在医疗机构各项制度规定。

3. 尊重患者，关爱生命。遵守医学伦理道德，尊重患者的知情同意权和隐私权，为患者保守医疗秘密和健康隐私，维护患者合法权益；尊重患者被救治的权利，不因种族、宗教、地域、贫富、地位、残疾、疾病等歧视患者。

4. 优质服务，医患和谐。言语文明，举止端庄，认真践行医疗服务承诺，加强与患者的交流与沟通，积极带头控烟，自觉维护行业形象。

5. 廉洁自律，恪守医德。弘扬高尚医德，严格自律，不索取和非法收受患者财物，不利用执业之便谋取不正当利益；不收受医疗器械、药品、试剂等生产、经营企业或人员以各种名义、形式给予的回扣、提成，不参加其安排、组织或支付费用的营业性娱乐活动；不骗取、套取基本医疗保障资金或为他人骗取、套取提供便利；不违规参与医疗广告宣传和药品、医疗器械促销，不倒卖号源。

6. 严谨求实，精益求精。热爱学习，钻研业务，努力提高专业素养，诚实守信，抵制学术不端行为。

7. 爱岗敬业，团结协作。忠诚职业，尽职尽责，正确处理同行同事间关系，互相尊重，互相配合，和谐共事。

8. 乐于奉献，热心公益。积极参加上级安排的指令性医疗任务和社会公益性的扶贫、义诊、助残、支农、援外等活动，主动开展公众健康教育。

五、医师行为规范

1. 遵循医学科学规律，不断更新医学理念和知识，保证医疗技术应用的科学性、合理性。

2. 规范行医，严格遵循临床诊疗和技术规范，使用适宜诊疗技术和药物，因病施治，合理医疗，不隐瞒、误导或夸大病情，不过度医疗。

3. 学习掌握人文医学知识，提高人文素质，对患者实行人文关怀，真诚、耐心与患者沟通。

4. 认真执行医疗文书书写与管理制度，规范书写、妥善保存病历材料，不隐匿、伪造或违规涂改、销毁医学文书及有关资料，不违规签署医学证明文件。

5. 依法履行医疗质量安全事件、传染病疫情、药品不良反应、食源性疾病和涉嫌伤害事件或非正常死亡等法定报告职责。

6. 认真履行医师职责，积极救治，尽职尽责为患者服务，增强责任安全意识，努力防范和控制医疗责任差错事件。

7. 严格遵守医疗技术临床应用管理规范和单位内部规定的医师执业等级权限，不违规临床应用新的医疗技术。

8．严格遵守药物和医疗技术临床试验有关规定，进行实验性临床医疗，应充分保障患者本人或其家属的知情同意权。

六、药学技术人员行为规范

1．严格执行药品管理法律、法规，科学指导合理用药，保障用药安全、有效。

2．认真履行处方调剂职责，坚持查对制度，按照操作规程调剂处方药品，不对处方所列药品擅自更改或代用。

3．严格履行处方合法性和用药适宜性审核职责。对用药不适宜的处方，及时告知处方医师确认或者重新开具；对严重不合理用药或者用药错误的，拒绝调剂。

4．协同医师做好药物使用遴选和患者用药适应证、使用禁忌、不良反应、注意事项和使用方法的解释说明，详尽解答用药疑问。

5．严格执行药品采购、验收、保管、供应等各项制度规定，不私自销售、使用非正常途径采购的药品，不违规为商业目的统方。

6．加强药品不良反应监测，自觉执行药品不良反应报告制度。

七、医技人员行为规范

1．认真履行职责，积极配合临床诊疗，实施人文关怀，尊重患者，保护患者隐私。

2．爱护仪器设备，遵守各类操作规范，发现患者的检查项目不符合医学常规的，应及时与医师沟通。

3．正确运用医学术语，及时、准确出具检查、检验报告，提高准确率，不谎报数据，不伪造报告。发现检查、检验结果达到危急值时，应及时提示医师注意。

4．指导和帮助患者配合检查，耐心帮助患者查询结果，对接触传染性物质或放射性物质的相关人员，进行告知并给予必要的防护。

5．合理采集、使用、保护、处置标本，不违规买卖标本，谋取不正当利益。

八、日内瓦宣言

准许我进入医业时：
我郑重地保证自己要奉献一切为人类服务。
我将要给我的师长应有的崇敬及感激；
我将要凭我的良心和尊严从事医业；
病人的健康应为我的首要的顾念；
我将要尊重所寄托给我的秘密；
我将要尽我的力量维护医业的荣誉和高尚的传统；
我的同业应视为我的手足；
我将不容许有任何宗教、国籍、种族、政见或地位的考虑介于我的职责和病人间；
我将要尽可能地维护人的生命，自从受胎时起；

即使在威胁之下，我将不运用我的医学知识去违反人道。

我郑重地、自主地，并且以我的人格宣誓以上的约定。

——世界医学协会 1948 年日内瓦大会采用

九、中国医师宣言

健康是人全面发展的基础。作为健康的守护者，医师应遵循病人利益至上的基本原则，弘扬人道主义的职业精神，恪守预防为主和救死扶伤的社会责任。我们深知，医学知识和技术的局限性与人类生命的有限性是我们所面临的永久难题。我们应以人为本、敬畏生命、善待病人，自觉维护医学职业的真诚、高尚与荣耀，努力担当社会赋予的增进人类健康的崇高职责。为此，我们承诺：

1．平等仁爱

坚守医乃仁术的宗旨和济世救人的使命。关爱患者，无论患者民族、性别、贫富、宗教信仰和社会地位如何，一视同仁。

2．患者至上

尊重患者的权利，维护患者的利益。尊重患者及其家属在充分知情条件下对诊疗决策的决定权。

3．真诚守信

诚实正直，实事求是，敢于担当救治风险。有效沟通，使患者知晓医疗风险，不因其他因素隐瞒或诱导患者，保守患者私密。

4．精进审慎

积极创新，探索促进健康与防治疾病的理论和方法。宽厚包容，博采众长，发扬协作与团队精神。严格遵循临床诊疗规范，审慎行医，避免疏忽和草率。

5．廉洁公正

保持清正廉洁，勿用非礼之心，不取不义之财。正确处理各种利益关系，努力消除不利于医疗公平的各种障碍。充分利用有限的医疗资源，为患者提供有效适宜的医疗保健服务。

6．终生学习

持续追踪现代医学进展，不断更新医学知识和理念，努力提高医疗质量。保证医学知识的科学性和医疗技术应用的合理性，反对伪科学，积极向社会传播正确的健康知识。

守护健康、促进和谐，是中国医师担负的神圣使命。我们不仅收获职业的成功，还将收获职业的幸福。我们坚信，我们的承诺将铸就医学职业的崇高与至善，确保人类的尊严与安康。

——2011 年 6 月 26 日，中国医师协会正式公布

第二节　如何在爱心护理院里做医生

2005 年 3 月 3 日，在全国政协十届三次会议上，中国老龄事业发展基金会李宝库

会长等 46 位委员联名向大会提交了一项提案，建议在全国兴建为高龄老年人提供专业护理和临终关怀服务的"爱心护理院"。提案得到温家宝总理、回良玉副总理的高度重视。于 2006 年被列入国家"十一五"规划，规划明确提出要在全国"实施爱心护理工程"。

"中国爱心护理工程"的实施，是贯彻党的亲民爱民政策，落实科学发展观，坚持以人为本的具体体现；是构建社会主义和谐社会的重要内容；是社会文明进步的重要标志；对发展中国老龄产业具有积极深远的意义。

爱心护理院是落实"中国爱心护理工程"的重要实施机构，如何在爱心护理院里做医生，特殊的工作性质对爱心护理院医生提出了更高的要求。

一、胸怀慈悲之心，善待老年人

在医院里，我们每天面对的病人有男男女女、老老少少、各行各业、各种文化背景、各种脾气性格的人。但是，他们大多行动方便、思维清楚，在医生的面前一坐，可以非常详细地讲述自己的病史；可以在治疗问题上提出自己的建议；医生对他尊重，他会表示感激；医生对他冷漠，他会抵制。

在爱心护理院里，医生的病人都是老年人，而且大都是用担架抬来的，高龄的、失智的、失能的老年病人，他们多数因病致残、长期卧床，患有多种难以治愈的终末期疾病和并发症。有的因为痴呆甚至连自己的儿女都不认识；有的已经进入临终状态，呼吸困难、消化道出血、高热、昏迷……这些老年人需要吸氧、吸痰、鼻饲、导尿、输液、止痛、抗炎、换药、抗心力衰竭、抗肾衰竭、抗呼吸衰竭等基本治疗，更需要精神上的关怀和生活上的照料。他们有可能生存数年、数月，也很可能很快死去。他们在这里生活，在这里医疗，在这里送终。

此刻的老年人已丧失了思考和判断的能力，他们中的大多数人已经不可能像到医院里看门诊或住院一样，尽情地向大夫叙述自己的病情和要求。医生关心他，他讲不出感谢的语言；医生忽视他，他也喊不出他的请求。他只能静静地躺在病床上，等待着老年护理院医生来查房，来观察，来发现他们的病情变化，来缓解他们的痛苦。

因为久病和反复治疗无果，老年人和他们的家属已经放弃了要求治愈的愿望，也会同意或拒绝接受某些治疗。他们把治疗或不治疗以及如何治疗的决定权，都交给了爱心护理院的医生，唯一的要求就是希望能够缓解老年人的疾病折磨，提高老年人的生存质量，让老年人生命的最后一刻能够安详地度过。

可以讲，爱心护理院的医生，肩负着老年人生命相系、性命相托的重任；肩负着老年人的家属对老年人的关心；肩负着维护老年人生命最后尊严的神圣职责。

尽管，现代医学对这些老年人所患的终末期慢性疾病，已经无能为力，但是加强生活上的照料，保证必要的营养；进行心理上的疏导，给予精神安抚；及时对症处理，减轻疾病带来的痛苦，都非常重要。

为了让老年人能在爱心护理院里安详地度过生命的最后一程，作为爱心护理院里的医生，首先要热爱老年医疗工作，胸怀慈悲之心，心系怜爱之情，善待老年人。

二、以医德为灵魂，努力为老年人服务

从事任何职业都应该遵守相应的职业道德。

医生的职业道德也就是通常所说的医德。什么是医德？简单来说，医生应该做到的主要有两个方面：一个是尽最大力量担负救死扶伤的责任；另一个是尽最大努力想病人所想、急病人所急。

对于医德这个概念，被誉为"药王"的唐代名医孙思邈在《千金要方·大医精诚》中有过相当精辟的论述："凡大医治病，必当安神定志，无欲无求，先发大慈恻隐之心，誓愿普救含灵之苦。……见彼苦恼，若己有之，深心凄怆，勿避崄巇①、昼夜、寒暑、饥渴、疲劳，一心赴救，……""夫为医之法，不得多语调笑，谈谑喧哗，道说是非，议论人物，炫耀声名，訾毁诸医，自矜己德。"孙思邈的这些论述，被后世奉为悬壶济世的圭臬。古往今来，医生皆以救死扶伤为宗旨，以济世活人为天职，赢得了全社会普遍的敬重与拥戴。《宋史》载，名医庞安时，为人治病，十愈八九。对上门求诊者，专设病房，供其居住，且亲自照料饮食、药物，待完全治愈，才让病人离开。有的病人确实无法治好，亦必实言相告，从不敷衍。庞大夫行医数十年，"活人无数，病家持金来谢，不尽取也。"

古代医学名家的言行作为，对现代的医生来说，仍然是榜样，是警示。

爱心护理院的医生应该以古代名家为榜样，以医德为灵魂，担负起救死扶伤的责任，努力想老年人所想，急老年人所急，完成为老年人进行医疗服务的工作任务。

爱心护理院医生的医德还表现在尊重同行，团结护理院的所有工作人员。有任务，大家共同努力完成；有成绩，大伙共同分享成果；与老年人及其家属发生冲突，爱心护理院医生要勇于主动承担化解冲突的义务，从专业角度出发，用专业知识解决矛盾。严禁事不关己，高高挂起，甚至推诿、推卸责任。

三、以文明礼仪塑造形象，赢得尊重

因为爱心护理院医生面对的病人比较特殊，与老年人及其家属之间持续的关系比较长久，所以，业务工作能否顺利进行，与老年人及其家属的信任有着非常重要的关系。而这种信任的建立，与医生的形象至关重要。

子曰：人无礼，无以立。什么是礼仪呢？简单地说，礼仪是敬人和律己的行为规范；是对他人尊重和理解的手段；是人内在素质和外在形象的具体表现；是促进人际关系和谐的基础；是各项工作顺利开展的关键。

文明礼仪，不仅是个人素质和教养的体现，也是个人道德和社会公德的体现。对一个人来说，礼仪是一个人的思想道德水平、文化修养、交际能力的外在表现；对一个社会来说，礼仪是一个国家社会文明程度、道德风尚和生活习惯的反映。

文明礼仪，强调的是"尊重为本"，强调的是人格的尊严。

爱心护理院医生文明礼仪主要规范是：整洁清爽、端庄大方、亲切和气、修饰得

---

① 崄巇：艰险崎岖。崄，同"险"；巇：音 xī。

体，着装与发型和本人身份及工作性质相适宜；交谈时态度诚恳，表情自然；行走时抬头挺胸，脚步轻稳；坐站之间，流露出文雅；服务时刻，保持微笑。

文明礼仪能滋润人的心灵，沟通人的感情，化解人的矛盾，使人与人之间能彼此关注，相互理解。

爱心护理院医生的文明礼仪，不仅会让老年人及其家属觉得你外表容光亮丽，讨人喜欢，而且还能体会到你善良祥和的内心和高贵优雅的气质。

"作为决定地位，文明赢得尊重"。文明礼仪会成就爱心护理院医生的尊严；也会塑造爱心护理院医生的形象，良好的形象不仅能赢得老年人和家属的尊重，还能赢得老年人和家属的配合，为爱心护理院医生拥有一个宽松和谐的医患氛围，打下一个坚实的基础。

四、德才兼备，做德艺双馨好医生

自古以来，在医生的头上总有一个神圣的光环。随着时代的变迁，这个光环被赋予不同的涵义，如"救死扶伤"、"治病救人"、"普救苍生"、"人道主义"、"悬壶济世、造福苍生"等。这些闪光的词句曾经激励着一代又一代的医务工作者，忘我地工作，无私地付出。

实际上，从事任何工作都是一个如何做人的问题。对爱心护理院的医生来说，如何做人可能具有更大的重要性。可以说，不是每个好人都能做成一个好医生，但是，要想做一个好医生首先必须要先做一个好人。

好人的基本标准是："勿以善小而不为，勿以恶小而为之！"

而在爱心护理院里做好医生所具备的基本标准应该有多项特征。

（一）努力提高业务技术水平

一位哲人曾说："智者，才也；圣者，德也。智圣合一就是精与诚、才与德集于一身，就是学问与品行的完美统一，就是人格升华的圣洁之境。"

没有医德的医生是现实主义的、危险的；没有医术的医生是盲目的，同样也是危险的。

拥有高尚的医德对一个医生来说是非常重要的。但是，只有医德而无精湛的医术，不能称为称职的医生。医生的天职是救死扶伤，减轻病人的痛苦，挽救病人的生命。一个没有扎实专业技术知识的医生，可能会使他为病人服务的良好愿望无法落实，因为他不具备为病人解除痛苦的技能。而且稍一不慎，还会因为自己知识技术的欠缺，给工作带来不良的后果。

爱心护理院的医生，应该是全科医生，全科医学在整个医疗保健事业中占有非常重要的地位，尽管全科医生不一定像专科医生那样，在某一个领域内能达到高、精、尖的水平，但是他要适应"生物—心理—社会"医学模式；要更重视疾病的本质；更重视疾病的治疗不能单凭药物和手术；更重视病人在饮食、生活、心理等方面对健康的影响；更重视对病人进行全方位的关怀和指导。

从知识结构上讲，全科医生应该比专科医生更广博、更全面。

从知识总量上讲，全科医生应该比专科医生更多、更丰富。

从爱心护理院和医院工作环境相比较上讲，爱心护理院的诊疗条件和设备要比医院里差很多，需要爱心护理院的医生更认真、更仔细、更谨慎，有更扎实的基本功。

医生所从事的职业是需要终生学习的职业，只有努力学习，不断提高业务技术水平，才能促进病人健康，减轻病人痛苦。所以做爱心护理院的医生要善于更新和拓宽知识面，要努力学习专业知识，还要努力学习有关的人文科学知识，如心理学、社会学、伦理学、美学、行为学等，并有机地运用到临床实践中，更好地为老年人服务。

（二）坚守诚实守信的做人标准

诚实守信是做人的基本准则，也是社会道德和职业道德的一个基本规范。在中国传统儒家伦理中，诚实守信被视为"立政之本"、"立人之本"、"进德修业之本"。孔子曾说："民无信不立。"他把"信"摆到了关系国家兴亡的重要位置，认为国家的朝政得不到人民的信任是立不住脚的。

诚实就是真实无欺，既不自欺，也不欺人。对自己，要真心诚意地为善去恶，光明磊落；对他人，要开诚布公，不隐瞒，不欺骗。一句话，诚实就是表里如一，说老实话，办老实事，做老实人。守信就是信守诺言，讲信誉，重信用，忠实履行自己承担的义务。

爱心护理院医生每天都要与许多人打交道，除了老年人，还有老年人背后许许多多的家属、亲戚、朋友、邻居等。他们会因为对老年人的关心、对自己内心的焦虑、对护理服务的不放心、对费用支出情况的担心等问题，向你提出各种意见和要求。

做为爱心护理院医生，在处理承诺的时候，一定要深思熟虑，三思而后行。要做到"言顾行，行顾言；""言必信、行必果"。做不到的一定要明说，能做到的一定要答应，答应下来的一定要落实，落实不了的尽快向老年人或家属解释清楚原因，或者请其他人帮助解决；千万不要明明能办到的事情就是不去办，明明办不到的事情反而口出狂言，答应下的问题不去解决又不了了之。

如果你的行为让人觉得"自食其言"、"面诺背违"，就会引起老年人或家属的反感，使医患之间的交往无法进行；让正常医疗业务无法开展。所以爱心护理院医生一定要坚守诚实守信的做人标准，做到"一诺千金，一言九鼎"。

（三）自觉培养"慎独"精神

爱心护理院医生单独工作的机会很多，一个诚实守信的好医生必须培养"慎独"精神。

"慎独"是诚信的一个方面，也是加强爱心护理院医生职业道德修养的良好方式。古人云："君子慎独，三省吾身。"所谓"慎独"就是人们在独处之际，仍能保持道德的操守，独善其身。就是说，在独立工作之时，在无人监督之时，在做错了事情也难以被发现之时，仍能坚持自己的道德信念，依据一定的道德原则行事，不浮于表面，不作于人前，不因为环境的改变而改变，坚决不做任何有损他人、有损社会的事情。"慎独"，既是一种道德修养，又是一种很高的道德境界。

老年爱心护理院医生非常需要这种品质，应该时时处处自觉地运用"慎独"精神严格要求自己。比如，在问诊时能不厌其烦，耐心倾听；收集病史时能做到全面系统，重点深入；体格检查时能认真细致，不遗漏重要体征；开医嘱时能考虑如何最有效地解决老年人存在的问题；发现医嘱不恰当时要勇于及时纠正；进行诊治处理时皮肤消毒要执行无菌规范；减轻老年人痛苦时要注意操作的准确性；巡视时要一丝不苟，不走过场搞形式；发现重大病情改变时，要考虑对策并及时向上级医师报告；遇到危重老年人抢救时，要自觉地积极参与；在做心肺复苏时要真正把每个动作都做得确实到位；在诊断或治疗存在疑问时，能够虚心向其他医生请教。所有这些不仅仅是技术问题，更是诚信问题和对爱心护理院医生医德水平的检验。

爱心护理院医生的诚实守信还表现在要善于为老年人算好经济账。人老了、病了，挣钱的机会减少，花钱的机会增多。在为老年人保证医疗护理质量的基础上，爱心护理院医生在诊疗中要自觉地、尽量地体贴老年人的难处，做一个既会为老年人治病又能为老年人省钱的医生。这样做的目的，从微观上说，是为老年人节约开支，减轻老年人家庭的经济负担。从宏观上说，是让社会的医疗资源得到充分利用，以发挥更大的作用。能做到既为老年人负责，又为老年人家庭负责，还为社会的医疗资源负责，这是爱心护理院医生医德的最高境界。

（四）摆正医生与老年人关系

在医院里工作，医生和病人的关系是临时的、短暂的，和其亲属的交往是小范围的。在爱心护理院里工作，医生和老年人的关系往往是持久的、长期的，和其亲属的交往是广范围的。

我们做医生的，可能都有这样的体会，凡是到大医院里就医的病人，大多数都是得了急病或者病情加重，才会急急忙忙去找医生。一旦病情好转或治愈，不等医患之间彼此熟悉，病人已经离院了。一旦离院，如果没有医疗事故纠纷，大部分病人从此与医生分道扬镳，各不相干。所以说，在短暂的接触中，即便是有一点小烦恼，也会随着病人的出院而烟消云散。但是在爱心护理院里的情况却完全不同。

随着我国老龄化程度的日益严峻和人们养老理念的转变，很多老年人把爱心护理院作为人生最后的归宿，从老年人入住爱心护理院开始，爱心护理院医生就要做好陪伴老年人走完人生最后旅程的准备。这种医患关系可以保持几个月、几年。在漫长的接触中，医生不仅了解老年人的情况，也了解老年人的家庭。同样，老年人和他们的家属也熟悉了医生的情况，熟悉了医生的家庭。

如果能够和谐相处，爱心护理院医生不仅可以获得老年人及其家属的信赖，而且还会成为他们亲密的朋友和令人尊敬的健康保护神。反之，一旦受到老年人和他背后任何一个家属的排斥，就会让爱心护理院的医生陷入一个非常尴尬的境地。所以，爱心护理院的医生一定要摆正自己和老年人的关系，时刻严于律己，保持良好形象。在诊断、治疗和所有服务上要做到严肃认真，千方百计；在金钱上、物质上和人际交往上，要坚决保持距离，廉洁行医。

尽管爱心护理院医生在与老年人及其家属的长期接触中，建立了比较密切的关系，但依旧是契约关系和法律关系。爱心护理院医生一定要始终保持清醒的头脑，经受住各种考验，模范地遵守职业道德，让自己的工作既顺利又安全。

（五）以谨慎真诚化解冲突

社会上有形形色色的人群，爱心护理院里的老年人或他们的家属也形形色色。他们受教育的程度不同，经历不同，社会地位不同，经济状况不同，所表现出来的精神风貌和待人接物的方式也不相同，其中有的是和蔼可亲、受人尊敬的慈爱者；也有品位低下、刁蛮强势的无理之人。有的时候，爱心护理院医生认为自己做得很好了，但是老年人或家属还是不满意，横挑鼻子竖挑眼的现象时有发生。在这种复杂的情况下，爱心护理院医生首先要不忘使命，始终恪守自己治病救人的基本原则。但是，要善于排解冲突，保护自己。

面对与老年人或家属的冲突，爱心护理院医生首先要分析冲突的原因，他们是因为对护理服务的不满，还是医疗费用负担太重？是因为疾病痛苦的困扰，还是对医务人员工作的不理解？如何处理与老年人或家属的冲突，是对爱心护理院医生医德的挑战。是否处理的圆满，不仅折射出爱心护理院医生的素质，而且还反映了爱心护理院医生的智慧。

处理冲突与人沟通的方式有五种。

1．讨好的方式　当老年人或家属与爱心护理院医生发生了冲突时，或者提出了不合理的要求时，医生为了避免事态扩大，常采取委曲求全、讨好别人的做法。这种做法忽视了自己的价值，把决定权交给了对方，把一切错误都归咎了自己。

2．指责的方式　当老年人或家属与爱心护理院医生发生了冲突时，爱心护理院医生只在意自己要解决的问题，不尊重对方，认为任何矛盾的出现，对的总是自己，错误都是人家的，从而采取一种气势汹汹、咄咄逼人的做法，对人家一通职责。

3．超理智的方式　当老年人或家属与爱心护理院医生发生冲突时，爱心护理院医生只重视数据和逻辑，不重视人际关系，常常采取说教的方式，把"你应该这样！""你应该那样！"挂在嘴上，并且，表情僵硬，态度傲慢，和周围人员关系疏远，让人不愿意接近。

4．打岔的方式　当老年人或家属与爱心护理院医生发生冲突时，爱心护理院医生表面表现得很灵活、很幽默，或者很安静、很怕事；与人谈话时常常改变话题或离题；对有关个人和情绪方面的问题刻意回避；指东说西，不能专心致志讲一件事或做一件事。

5．一致的方式　当老年人或家属与爱心护理院医生发生冲突时，爱心护理院医生能坦诚地回答别人的问题，对出现的矛盾不会反应激烈地质问"你什么意思？""你想干什么？"能聆听别人的不同意见，能尊重别人的不同想法，不假装自己什么都明白，不认为只有自己才是正确的，能以灵活的态度面对和处理任何矛盾，可以诚实地说"是"或者"不"，并且对自己应对问题的方式能心平气和地欣赏和接受。

解决与老年人或其家属的冲突，用第一种方式会让自己觉得很压抑，让老年人或家属觉的爱心护理院医生不重要；用第二种方式会让自己觉得很孤单，让老年人或家属觉得爱心护理院医生非常粗鲁和野蛮；用第三方式常常让自己觉得很累，让老年人或家属觉得养老护理员无情和冷漠；用第四种方式又会让自己内心敏感脆弱，没有信心，没有归属感，让老年人或家属觉得爱心护理院医生油滑无信、不真诚；而第五种方式却会让自己觉得很淡定，很自信，让老年人或家属觉得爱心护理院医生既大方稳重又亲切睿智，还有很强的工作能力。

任何一种解决冲突的方式都不是一个人的性格，仅仅是一个人面对冲突所形成的压力时的行为反应而已。每一种应对方式也不是单独存在的，在与老年人或家属解决冲突时，爱心护理院医生有可能同时使用两种方式，也可能以其中一种作为主要应对方式，而另一种作为辅助。应对方式是学来的，也是在实践的教训中得来的。在冲突面前，如果是你的错误，要虚心接受，立即改正，以赢得老年人或家属的理解；不是你的错误，不要随便讲"对不起，我错了"。最好用复合的方式去面对，做到既不低声下气，也不傲慢自大，要不卑不亢，平静处理。以自己真诚、乐观和善良的胸怀去抚平他们亢奋的情绪；以谦虚、谨慎和认真的工作态度去换取他们的信任；以高尚的医德和精湛的医疗技术使他们受到感动。

（六）摆正报酬与职业的关系

任何职业都可以给人以维持生活需要的机会。医生工作也是一种职业。但是这个职业对人的要求更高、更严格。它要求医生做人要诚实、要正直、要忠厚、要严谨、要兢兢业业、要任劳任怨、要对病人富有同情心、要对自己不计较得失、要时刻想到病人的需要，而不能只盯着报酬。

但是，医生也要生活，也要对家庭负责。另外，医生还是一个高劳动强度、高风险的职业，每天的工作既劳心又劳力，非常辛苦。按常理讲，医生应该得到相应的福利待遇。

"君子爱财，取之有道。"爱心护理院医生的报酬必须永远建立在全心全意为老年人服务的神圣职责和道德标准之上。如果爱心护理医生和老年人之间只剩下一个赤裸裸的金钱和生命的交易，那将是对医学的背叛！是对医生的亵渎！

生命是宝贵的、无价的。能在爱心护理院医生的精心治疗下，让一位病重的老年人转危为安；能在爱心护理院医生的细心呵护下，让一个无法挽回的生命带着"爱"安详离去，这些，都是难得的"赠人玫瑰"的机会，那是局外人无法享受到的快乐和幸福；那也是用再贵重的东西也换不来的自豪感和成就感。

（七）理解爱心护理工作的意义

在爱心护理院里，爱心护理院医生和老年人之间，在社会地位上、在人格上是平等的，但是在身体健康状况上是不一样的，尽管爱心护理院医生也有体力不支的时候，也有生病不舒服的时候，但是只要还能坚持工作，就必须承认，身体状况总体上说要比老年人好。老年人是带着衰老、带着疾病来到护理院的，因此，仅从起码的人情上看，老年人在爱心护理院医生面前，永远是弱势群体，爱心护理院医生应当体谅老年人的痛苦，照顾老年人的身体。体贴照顾老年人不但不会降低自己的身份，反而是展现了爱心护理院医生崇高的道德素养，树立了医务工作者的光辉形象。

当然，爱心护理院医生也是人，和所有人一样有着自己的喜怒哀乐。在竞争激烈的社会上生存，也有身体不适、情绪不佳，生活上有困难、精神上有压力的时候；也有对某些社会现象不满的时候。尤其是因为特殊的工作性质，天天面对衰老、疾病和死亡，心中的压抑在所难免。但是，所有这些都不应该带到工作中去。

爱心护理院医生的职业是救死扶伤，是维护老年人生命最后的尊严。躺在我们面前的老年人，和我们一样，也曾有过可爱的童真、美丽的青春。他们的青壮年献给了共和国的建设，献给了社会的发展。我们现在享受到的繁荣昌盛，无一不存在着他们当年的贡献。如今，他们老了、病了、残了，孤独地躺在病床上，对疾病的折磨不能表达，对死亡的恐惧难以描述，只有苦苦地等待着爱心护理院医生来缓解他们的痛苦。

面对一双双渴望的眼神，面对这些即将离开人世的生命，做为爱心护理院的医生，还能想什么呢？唯一能做的就是：只要进了爱心护理院，就要把所有的烦恼留在门外；只要穿上白大衣，就必须抛弃一切私心杂念。带着净化的心灵，带着微笑的面容，全身心地投入工作，尽己所能，急老年人所急，想老年人所想，全心全意为老年人服务。

天地间没有什么会永远，作为医务工作者的我们，作为爱心护理院医生的我们，早晚有一天也会成为病人，也会成为老年人。今天我们为老年人进行爱心护理，明天我们将接受爱心护理。家家有老人，人人都会老，关爱今天的老人，就是关爱明天的自己！

五、明确责任，摆正医生、护士、护理员三者关系

在医院里，医生和护士是医疗战线上的两支队伍，他们共同的对手是患者的疾病，主要工作是针对疾病的诊疗。医生主要负责疾病的诊断、治疗方案的确定；护士则要不折不扣地执行医嘱，进行分级护理，治疗操作，病情观察，并及时向医生汇报。医护之间，分工明确，责任不一。

而护理员要么是医院聘来的清洁工，要么则是家属聘来的陪护，主要任务是按照家属的要求解决病人的生活问题。护理员的工作与医生、护士没有直接和特别的联系。

在爱心护理院里，医生、护士和养老护理员是一个"战壕"里的战友，他们共同面对的是老年人，共同承担的工作是为长期卧床老年人服务。即不仅要满足老年人的衣、食、住、行等基本生活需求，还要满足老年人医疗、保健、预防、康复、精神心理支持的需求，以达到提高老年人的生活品质，维护老年人生命最后尊严的目的。

要做到满足老年人的各种需求，需要爱心护理院里的医生、护士和养老护理员共同努力才能完成。

爱心护理院医生的职责和医院里一样，也是负责疾病的诊断和治疗方案的确定。不同的是，主要的医疗工作是缓解症状、减轻痛苦、心理支持、基础康复等。同时还要对家属、对爱心养老护理员进行健康教育和健康指导。为了观察老年人病情变化，必要时还要亲自参加老年人的生活护理。

护士的职责也和医院里一样，也要不折不扣地执行医嘱，进行分级护理，治疗操作，病情观察等。不同的是，除了及时将上述工作向医生汇报外，同时还要向养老护理员通报老年人的病情变化，提出护理注意事项，要求养老护理员调整生活照料计划，并与养老护理员一起进行危重老年人的生活护理。

而养老护理员的职责，则是在医生、护士的指导下为老年人进行生活照料。老年人的吃、喝、拉、撒、睡、着衣、翻身、摆放体位、清洁卫生等工作，都是养老护理员时刻要完成的任务。与医院里的陪护不同的是，她所做的一切服务必须服从医嘱，例如：按生活照料计划，老年人今天需要洗澡，但是因为病情不允许，医生不同意，养老护理员就不能私自进行；老年人在某个阶段进餐何种饮食？进餐量是多少？采取

什么体位？什么时候可以进行康复锻炼？是否需要人工排便？……，都必须根据爱心护理院医生的决定进行。

然而医生的决定，除了医生自己的观察以外，其许多根据又来源于护士和养老护理员在为老年人服务时所获取的第一手资料。

总之，在爱心护理院里，医生、护士和养老护理员，既和医院里一样，是分工明确，责任不一。又和医院里不一样，是分工不分家，我中有你，你中有我，分工中有合作，配合中有职责，共同对老年人提供一种全人、全员、全程的爱心护理服务。

在爱心护理院里，医生、护士和养老护理员之间，工作上没有高低贵贱之分；职责上没有主要次要之分。不存在由谁发号施令，由谁机械执行的关系。三方的关系应该是：言行一致，配合默契；相互尊重，真诚合作；互相关照，共同促进。

但是，有一点要明确的是，在整个爱心护理的全过程中，爱心护理院医生在工作上始终处于主导地位。

（一）医生要把好入院关

爱心护理院的工作性质应该是以护理为主，医疗为辅。在进行老年人入院审查时，不要把在医院里还有治疗价值的老年人误收进来，以免延误病情，给病人带来损失；不要家属对医疗期望值非常大的老年人收进来，以免落差太大，引来纠纷。不要把服了有关药物，暂时安静的狂躁型精神病老年人收进来，以免造成伤害；不要把患有传染病的老年人收进来，以免造成传染病的传播等。

（二）医生要把好诊断治疗关

这是爱心护理院医生的主要职责，要每天查房、下医嘱、写病历、开处方，进行特殊诊疗技术操作；随时观察老年人用药后的反应；及时调整医疗方案；对有思想顾虑的老年人进行解释、安慰和心理疏导等。

（三）医生要把好教育关

诊疗工作进行的同时，为了让老年人得到准确有效的服务，爱心护理院医生还要随时或定期对爱心养老护理员进行医学常识和护理操作技能的培训等。

（四）医生要把好与家属建立和谐关系关

在爱心护理院里，医生承担着为护士和养老护理员做后盾的重要作用。除了日常诊疗工作职责以外，最主要的责任是以自己的专业知识做好与家属的沟通工作。在老年人新入院时，要仔细查体，认真填写"压疮风险"表格和"跌倒风险"表格等，把老年人明显的病情和潜在的风险告知家属，让家属做到心中有数，避免家属因为没有思想准备而发生纠纷；在老年人住院期间，要及时通知家属老年人的病情变化及转归情况，提出自己的治疗意见与家属商榷；当老年人病情加重时，要及时向家属下达病重或病危通知书，征求家属是否需要转院的意见；要对家属进行健康教育和相关护理知识宣教，改变家属对老年人出于好心、但是不利的照顾方法；要做到既为老年人治病，还要为家属节约医疗开支等。

（五）医生要把好预防差错事故关

所有医疗护理活动中，任何一种医疗护理差错都会给老年人带来心、身健康的损害，也会威胁到爱心护理院的生存。在爱心护理院里，所有老年人的医疗护理计划和生活照料计划，大多来源于爱心护理院医生的第一指令。因此，爱心护理院医生在第一次接触到老年人时，在每天的查房时，在每下一个医嘱时，在每开一张处方时，在和每一位家属交流时……都要仔细、认真、严谨。为了预防和杜绝医疗护理差错的发生，医生要主动加强与护士和爱心养老护理员之间的交流和沟通，做到既要互相协作、又要互相制约；既要互相促进、还要互相监督。一旦发现差错，要做到不护短、不隐瞒，及时纠正，尽快处理。使之不致于铸成大错。

（六）医生要把好与护士、护理员的团结协作关

医生要尊重护士的配合，要理解养老护理员的辛勤。除了要对护士和养老护理员进行指挥、指导和培训，更要爱护和帮助，使爱心护理院全体人员建立友谊、创造和谐。

（七）医生要把好诚信行医关

对大多数爱心护理院来说，能够维持正常运转，依赖于政府有关政策的支持，尤其是医疗保险政策的支持。爱心护理院医生在完成医疗任务的同时，一定要严格执行医疗保险政策，掌握医疗费用的使用情况，注意合理检查、合理用药，让有限的医疗资源发挥最大的作用，更好地为老年病人服务。

六、为"中国爱心护理工程"的发展做贡献

老年是人生最后一个生命阶段，广大老年人是共和国奠基、建设和发展的实践者，社会的现在和将来，无一不渗透着老年人当年的贡献。关注老年人的长期照料问题，不断提高老年人的生活品质，让老年人在晚年有尊严地度过人生的最后阶段，不仅仅是个人和家庭的现实问题，也是一个重大的社会问题；是一个涉及千家万户和亿万老年人最现实、最突出的民生问题；是人类社会文明进步的一个重要标志；是全社会义不容辞的责任。

"中国爱心护理工程"是为高龄老年人养老送终的公益事业。作为政府公共服务的重要内涵，它对中国基本公共服务的发展做出了有益的实践与探索。

"中国爱心护理工程"的实施，得到了党中央、国务院的大力支持；受到了社会各界和广大人民群众的交口称赞；为全国老龄服务事业的发展树立了榜样。

做为一名爱心护理院的医生，能为实施"中国爱心护理工程"而工作；为实现"中国爱心护理工程"宗旨："帮天下儿女尽孝，给世上父母解难，为党和政府分忧"而奋斗，这是医生的骄傲和光荣。

做为医生，既然选择了这个职业，那么职业性质就决定了你的一生需要在不停的实践，不停的学习，不停的教育，不停的探索中度过。你每天要接诊，要看病，这就是实践；你每天都要接触不同的病人，要不断扩展自己的知识面，以便更好地为病人服务，这就是学习；很多疾病与不良生活习惯有关，很多病人对诊断、治疗存在误区，为了对病人负责，你要对病人进行健康指导，这就是教育；你在不同级别的医院，面对不同病人的不同服务需求，你要不断调整自己的工作思路和工作方式，这就是探索。所以合格的医生、成功的医生，他的一生应该是自强不息，锲而不舍，精益求精，持之以恒，不随波逐流，不轻易改变追求的不断成长的过程。

"爱心护理工程"前途广阔，任重而道远。作为爱心护理院的医生，除了一份爱心，还需要不停地实践，不停地学习，不停地教育，不停地探索。让我们在爱心护理这条道路上以医生的本分、医生的良知、医生的追求、医生的真诚，脚踏实地，做一名合格的医生、成功的医生，为"中国爱心护理工程"的不断发展，为中国老龄事业的不断发展做出新的贡献。

思考题

1. 医疗机构从业人员的基本行为规范有哪些？
2. 爱心护理院里做好医生所具备的基本标准应该具有哪些特征？
3. 在爱心护理院的医生工作中如何体现"慎独"精神？
4. 在爱心护理院里，如何树立医生、护士和养老护理员之间的正确关系？
5. 在面对与老年人或家属的冲突时，爱心护理院的医生应该如何解决？

第二章　爱心护理院医生岗位职责及制度

本章重点概述

岗位职责是爱心护理院实施标准化管理的基本制度，它明确了岗位的主要工作内容和基本要求，系统化、规范化、针对性强的岗位职责是爱心护理院实施标准化管理的基础和前提。本章根据卫生行政机关的相关要求，阐述了爱心护理院的各级医师职责及各项医疗工作制度，以供参考。

第一节　爱心护理院医师职责

一、科主任岗位职责

1. 在院长的领导下，负责本科医疗、护理、预防、教学、科研和行政管理工作。负责组织本科业务技术建设规划、年度工作计划和医疗护理质量监测控制方案的制订、实施、检查和总结。

2. 领导本科人员开展老年爱心护理工作，完成老年爱心护理任务。

3. 每天查房，对新入院老年人重点检查，随时巡视危重老年人，把好诊断、治疗关。审签特殊检查、麻醉药品和出（转）院病历等医疗文书。确定医师值班、轮班和出诊。解决本科复杂、疑难技术问题。

4. 负责组织本科业务学习、人才培养和技术考核。负责安排进修、实习人员的培训，并担任教学。

5. 组织学习运用国内外先进医学科学技术，开展新业务，学习、使用新技术，总结经验，撰写学术论文。

6. 督促检查本科人员履行职责，认真执行各项规章制度和技术操作常规，进行安全教育，预防事故、差错和医院感染。

7. 负责本科医德医风建设。掌握所有人员思想、业务能力和工作表现，提出考核、晋升、奖惩和培养使用意见。

（副主任在主任的领导下，按工作要求履行主任职责的相应部分。）

二、主任医师岗位职责

1. 在科主任领导下，把好本科的质量关。指导下级医师的诊断、处理、手术和其他技术操作，帮助解决难题，提高下级医师的诊治和操作水平。若长期不能承担相应的指导任务，即不能再担任相应的职务。

2. 负责门诊、病房、出诊、会诊、值班、查体等医疗、预防任务。亲自参加或主持对危重病人的抢救。主任医师和担任科主任或业务副主任的副主任医师，每月至少查房或重点查房一次，并随时解决疑难病例的诊断和治疗问题，指导病房医疗工作的改进。

3．督促下级医师贯彻包括处方、入院、分科、会诊、医嘱、病案书写、医疗统计、首诊负责、传染病报告等在内的各项制度和医疗操作规程。本人在这些方面应成为下级医师的楷模。

4．决定疑难病例的转诊。充分利用本院现有的设备和技术力量，尽量为病人做好诊疗工作。

5．从事并指导本科的临床研究。本人每年至少完成一篇有质量的论文。

6．在本院医生较少的情况下，要兼做一部分下级医师的工作。

（副主任医师履行主任医师同等职责。）

三、主治医师岗位职责

1．在科主任领导下和主任医师/副主任医师指导下，负责本科一定范围的医疗、教学、科研、预防工作。

2．按时查房，具体参加和指导住院医师进行诊断、治疗及特殊诊疗操作。

3．掌握病人的病情变化，病人发生病危、死亡、医疗事故或其他重要问题时，应及时处理，并向科主任汇报。

4．参加值班、门诊、会诊、出诊工作。

5．主持病房的临床病例讨论及会诊，检查、修改下级医师书写的医疗文件，决定病人出院，审签出（转）院病历。

6．认真执行各项规章制度和技术操作常规，检查本病房的医疗护理质量，严防差错事故。协助护士长搞好病房管理。

7．组织本组医师学习与运用国内先进医学科学技术，开展新技术、新疗法，进行科研工作，做好资料积累，及时总结经验。

8．担任临床教学，指导进修、实习医师工作。

四、医师岗位职责

1．在科主任领导下和上级医师指导下，负责护理院临床医疗工作。

2．遵守入院、转院、医嘱、处方、病案书写、医疗统计、首诊负责、传染病报告等在内的各项制度和医疗操作规程。

3．在门诊工作时，认真进行问诊和物理检查，准确记载病历，写明诊断意见，采用确切有效的治疗方法，合理用药，合理检查，尽量减少病人的经济负担和医疗保险费用支出。

4．对诊治有困难的病人应及时向上级医师和科主任汇报。

5．在病房工作时，全面负责分管病人。按制度的要求和规定的时间，书写住院病历、病程记录和出院病人的病历首页。

6．每日上午查房，下午至少巡诊一次。科主任和上级医师查房时应汇报病情和诊治意见。

7．在值班时，不仅要处理分管病区的病人，还要兼管其他病区，不得以任何理由推诿病人。

8．危重而当时不宜转院的病人，应就地抢救，但要向家属讲明利害关系，征得家属的理解和配合。

9．限于条件及家属要求不能在本院解决者，有权求助"120"将病人转往上级医院。转诊前必须向科主任报告。

10．必须参加护理院的定期业务考核，并努力争取完成一篇医疗护理论文。

（执业助理医师在科主任领导和执业医师的指导下，按工作要求分管医疗工作，实行24小时负责制。）

五、临床实习医生岗位职责

1．在上级医师指导下，负责管理分管的病床的医疗工作。要经常深入了解病人的病情变化、饮食和思想情况，以及护理工作执行的情况，并根据病情变化及时向上级医师报告，争取尽快作出处理。

2．每日应提前20分钟进入病房，巡视检查自己所管的病人，了解患者夜间病情变化及已做的处理，做好查房前的准备工作及完成换药任务。随上级医师查房时，应主动向上级医师扼要报告所管病人的病史、体检和各种化验结果，提出诊断和处理意见，听取上级医师对病情的分析和处理要求。

3．下午下班前与上级医师一起查房，报告和了解病人一天的病情变化、医嘱执行情况；在上级医师指导下，安排必要的夜间医嘱和处理，进行夜间交班，对新入院病人、重危及病情可能发生严重变化的病人，做重点交班，并填写交班本。

4．接到所管的新病人后，在上级医师指导下，及时询问病史，进行体格检查，根据病情需要开有关化验单及检查申请单，提出诊断和治疗意见，协助上级医师处理诊疗工作。

5．对急症、垂危病人应随时观察病情变化。遇本病区病人的病情突变，应及时向上级医师汇报请示，同时应进行适当的初步抢救工作。

6．所管病人请他科会诊时，应陪同会诊医师诊视病人；病人赴他科检查或治疗时，亦应陪同病人前往。

7．遵守和执行保护性医疗制度，遇病人及其家属对诊断、治疗或预后有所询问时，应按照上级医师意见解答，对预后不良或其他严重合并症等不得自行向患者或家属透露。

8．在完成医疗工作的同时，要配合护理人员做好护理和治疗工作。

9．在接收新病人后，一般应在次日查房前写好完整病历。对夜间入院病人的完整病历经上级医师同意后可在24小时内完成。

10．实习医生交班前，将所管病人的病情演变（重要病史、体征、化验结果、治疗结果和目前存在的问题以及处理意见等）写成交班记录，并向接班人做口头交代。

11．对自己经管的病人，须按要求书写病程记录（包括病情观察、诊疗分析、查房、病例讨论和术前小结等内容），手术后负责协助填写好手术记录，危重病人应及时观察和记录病情变化。要管理好病历，贴好各种报告单，填写病人的出院记录、入院卡、使病史资料保持整洁完整，并应在24小时内填写好病历封面（诊断除外），请上级医师检查、修改、补充和签名。患者死亡后则应立即写好死亡记录。

12．在实习期间，严格执行医院上、下班制度，上班或值班时间不离开医院所在科室。暂时离开病房时须经上级医师同意后方可离开。

13．值夜班者按所在医院规定休息。如医疗工作需要，须在完成任务后休息。星期六、星期天（或节假日）不值班者，亦应于上午查房完毕做好一般处理后，方能离开医院。假日值班不补休，不得在假日期间相互代班。

14．实习医生可单独签发一般化验申请单，其中血型鉴定以及交叉配型试验应由上级医师签名。住院证、出院通知单、疾病诊断书、死亡诊断书、体检证明书，病危通知单、传染病卡片、病理检查申请单、影像学检查申请单、会诊请求单、输血证明等，实习医生不得私自签发。但在上级医师指导或同意下，可由实习医生填写，再请上级医师签名。实习医生经过上级医师指导后，可酌情独立开常规医嘱。

实习医生必须在上级医师指导或同意下，开重要治疗或特殊处理医嘱，开后应交上级医师检查及签名。

15．实习医生应严格执行上述规定，若因不遵从上级医师医嘱，不负责任，粗枝大叶的工作作风而造成差错或事故，实习生应承担责任，并视其情节轻重和态度好坏给予批评或纪律处分。

第二节　爱心护理院医师工作制度

一、住院病历书写制度

1．病历用蓝黑墨水或碳素墨水书写，力求通顺、完整、简练、准确，字迹清楚、整洁，不得删改、涂黑、剪贴。医师应签全名。

2．病历一律用中文书写，无正式译名的病名，以及药品等可以例外。诊断应按照疾病分类名称填写。

3．病人入院后24小时内要完成病历，住院病历由分管医师或值班医师书写，科主任应检查，提出修改意见。上级医师修改与签名均用红色钢笔书写。

4．病程记录：包括病情变化、查体、鉴别诊断、上级医师对病情的分析及诊疗意见、治疗过程和效果。凡施行特殊处理时要写明施行方法和时间。病程记录一般三天记录一次，重危病员和骤然恶化病员应随时记录。病程记录由分管医师负责记载，科主任及上级医师应认真进行检查，提出修改意见，对实习、进修医师书写的病程记录由分管医师签名。

5．做好交接班记录、月结、病历讨论、转院记录、出院小结、死亡记录等病历的书写。

6．各种检查报告单应按顺序及要求仔细粘贴，务求整洁、统一。

附:【山东省卫生厅医疗护理文书规范】

（1）病历名称为住院病历、入院记录、表格式病历、再次入院病历和记录，如无特殊情况，要在24小时内完成。

（2）病程记录的首页起始行中间写病程记录，第二行写时间，而首次病程记录应写在×年×月×日×时之后。首次病程记录应在病人入院后6小时内由接诊医师完成。

（3）若入院诊断已明确应写"诊断"；若入院诊断不明确应写"初步诊断"，当明确诊断后，出院时用红笔及时写在"初步诊断"的左下方修正诊断，并由上级医师签字，注明日期。

（4）新入院病人，三日内必须有上级医师对病情的分析诊疗意见。对主任医师、主治医师及其他上级医师查房的分析意见应准确、详细、及时做好记录。

（5）病历排列顺序：体温单（逆序）、医嘱单（逆序）、住院病历、病程记录、病历讨论记录、会诊记录（逆序）、术前讨论记录、手术记录、麻醉记录、手术同意书、特殊治疗单、X线检查报告单、化验单、特殊检查单、出院记录单、死亡讨论记录、门诊病历。

（6）手术记录应在手术后24小时内由手术者书写，或第一助手书写，术者审查签字，以示负责。

二、处方制度

1．医师、医士处方权，可由各科主任提出，院长批准登记备案，并将签字留样于药剂科；进修医师须经院长批准给予处方权，于药剂科备案后方可开处方；实习医生须经带教医师审核签字方可发药，医师离职或调离后要注销处方权。

2．药剂科不得擅自修改处方，如处方有错误，应通知医师更改后配发。凡处方不合规定者，药剂科有权拒绝调配。

3．有关毒、麻、精神药品处方，应遵照"毒性药品管理方法"和"精神药品管理办法"及国家有关麻醉药品的管理规定执行。

4．一般处方以三日量为宜，七日量为限。对于某些慢性病或特殊情况可酌情适当延长。剧毒药品或限剧毒药不得超过二日量，麻醉药品用麻醉药处方。

5．处方内容应包括以下几项：医院全称、年、月、日、科别、病员姓名、性别、年龄、医师签全名、配方人签名、检查发药人签字、药价。

6．处方用蓝黑墨水或碳素墨水书写，字迹要清楚，不得涂改。如有涂改医师必须在涂改处签字。

7．药品及制剂名称、使用剂量，应以《中华人民共和国药典》及卫生部、省（市）卫生厅（局）颁发的药品标准为准。如医疗需要，必须超过剂量时，医师需在剂量旁重加签字方可调配。未有规定之药品可采用通用名。

8．处方上药品数量一律用阿拉伯数字书写。药品用量单位以克（g）、毫克（mg）、毫升（ml）、国际单位（IU）或单位（U）计算；片剂、丸剂、胶囊剂，以片、丸、粒为单位；注射剂以支、瓶为单位，并注明含量。

9．一般处方保存一年，到期登记后由院长、副院长批准销毁。

10．对违反规定、乱开处方、滥用药品的情况，药剂科有权拒绝调配，情节严重者应报告院长检查处理。

11．药剂师（药剂士）有权监督医师科学用药，合理用药。

三、医嘱制度

医嘱是医师为老年人制订的各种检查、治疗、护理等具体措施的指令，由医护人员共同执行。

1．医嘱一般在上午10时前开出，要求层次分明，内容清楚。转抄和整理必须明确，不得涂改。如需要更换或撤销时，应用红笔填写"DC"或作废字样并签名，临时医嘱应向护士交待清楚。医嘱要按时执行。开写、执行或取销医嘱必须签名并注明时间。

2．医师写出医嘱后，要复查一遍，护士对可疑医嘱必须查清后方可执行。

3．除抢救或手术中不得下达口头医嘱，下达口头医嘱，护士需复诵一遍，经医师查对药物后执行。医师要及时补记医嘱。每项医嘱一般只能包括一个内容，严禁不看病人开医嘱。

4．护士要及时查对医嘱，夜班查对当日医嘱，每周由护士长组织检查一次。

凡需要下一班执行的临时医嘱要交待清楚，并在护士值班记录上注明。

5．医师无医嘱时，护士一般不得给老年人做出对症处理，但遇抢救危重老年人的紧急情况下，医师不在，护士可针对病情临时给予必要的处理，但应做好记录，及时向经治医师报告。

6．其他对医嘱本、医嘱单的有关要求按照省级卫生厅（局）颁发的医疗护理文书规范执行。

四、分级护理制度

分级护理是根据老年人病情轻重和需要，规定临床护理要求。分级护理制度可使护理工作主次分明、重点突出，目标明确，有效地发挥各级护理人员的作用，提高护理质量。住院老年人可由医师根据病情决定护理等级。护理等级可分为特级护理及一级、二级、三级护理。

（一）特级护理

病情危重，需随时抢救的老年人，派专人昼夜守护，严密观察病情变化；备齐急救器材、药品，随时准备急救；制定护理计划，预防并发症，及时准确地填写特护记录。

（二）一级护理

重症病员、大手术后及需严格卧床休息的老年人。护理内容：

（1）卧床休息，生活上给予精密照顾，必要时制定护理计划和做护理记录。

（2）密切观察病情变化，每30分钟巡视一次。

（3）认真做好晨、晚间护理，根据病情更换体位，擦澡、洗头、预防并发症。

（三）二级护理

病情较重、生活不能完全自理的老年人。护理内容：

（1）适当的做室内活动，生活上给予必要的协助。

（2）注意观察病情变化，每1～2小时巡视一次。

（四）三级护理

一般老年人，在医护人员指导下生活自理。护理内容：注意观察病情，老年人可根据病情参加室内、外活动。

五、值班、交接班制度

1．值班医师或护士必须严格按值班表进行，不得随意更换。

2．值班医师或护士接班时接受上一班医师或护士交办的医疗工作，交接班时应巡视病房，了解危重老年人情况并做好床前交接。

3．值班医师在下班前应将危重老年人的病情和处理事项做好交班。值班医师对危重老年人应做好病程记录和医疗措施记录。

4．值班医师的各项临时性医疗工作和病员临时情况的处理必须填写病历，若遇特殊情况，如抢救老年人未能书写住院病历者，必须将首次病程记录按正规要求书写完整，离岗前将病情和处理情况当面向接班医师交待清楚，由分管医师书写住院病历。

5．值班医师遇到有疑难问题时，应请教分管医师或上级医师处理。

6．值班医师夜间必须在值班室值班，不得擅自离开，不得留宿他人，护理人员呼叫时，应立即诊治病人。如有事离开时，必须向值班护士说明去向。

7．值班医师和分管医师在每日晨会时做好交班工作。

六、危重病人和死亡病人报告制度

1．遇有危重老年人，值班医师要迅速采取措施，及时进行抢救，并立即向上级医师或科主任报告，以便组织全院力量进行抢救。

2．主管医师在向上级医师报告的同时，填写"危重病人通知书"，通知病人家属。并及时通知科主任。

3．科主任接到通知后，应立即赶赴现场，协调有关医护人员，采取抢救措施。必要时报告院长。

4．病人经过全力抢救无效死亡后，应将死亡原因、抢救经过、死亡前的症状、表现、死亡时间、抢救人员，以及处理意见详细记录，并填写"死亡证明"。

5．危重老年人和死亡老年人报告制度，是加强危重老年人管理和死亡老年人处理的一项常规性医疗管理制度，各值班医师必须按照规定及时填报。科主任要负责检查落实该项制度的执行情况。

七、医患沟通制度

（一）医患沟通的内容

在医患沟通过程中，爱心护理院医生应向老年人及家属介绍所患疾病的诊断情况、主要治疗手段、重要检查目的及结果，病情的转归及其预后，某些治疗可能引起的严重后果、药物不良反应、手术方式、手术的并发症及防范措施，医药费用使用等内容。并听取老年人及其家属的意见和建议，回答其所要了解的问题。

（二）"医患沟通"的三个层面

1．普通疾病老年人　由分管医生将病情、预后、治疗方案，详细地与患者家属进行沟通。

2．危重病老年人　由科主任、主管医生和护士长直接与老年人的家属进行沟通。

3．临终关怀老年人　由医疗部主任、生活部主任、护士长及分管医生一起召集家属开会，集中进行沟通。

（三）医患沟通的主要形式和要求

1．首次沟通　一般疾病，要求分管医师查房结束时，及时将病情、初步诊断、治疗方案，与老年人家属进行沟通交流，沟通内容要做记录，并请家属签字。护士在老年人入院12小时内要介绍医院及科室概况、住院须知，安慰老年人卧床休息、注意饮食营养，并做记录。

2．住院期间沟通　老年人住院期间，分管医生必须对老年人所患疾病的诊断情况、主要治疗手段、重要检查目的及结果，某些治疗可能引起的严重后果、药物不良反应、手术方式、手术并发症及防范措施，以及费用等内容进行经常性的沟通，并将沟通内容记载在病程记录和护理记录上。每周至少有一次沟通记录。

3．临终关怀沟通　老年人进入临终期，医疗部主任、生活部主任、分管医师和护士长要一起召集老年人家属，集中对该病的预后情况如实进行沟通，病危通知书及时送达家属，要求家属做好后事准备。沟通内容记录在座谈记录本上，并请家属签字。

（四）医患沟通的技巧

1．基本要求　尊重、诚信、同情、耐心。

（1）一个技巧：倾听——请多听老年人或家属说几句；介绍——请多向家属说几句。

（2）两个掌握：掌握病情、治疗情况和检查结果；掌握医疗费用的使用情况。

（3）三个留意：留意对方的情绪状态、受教育程度以及对沟通的感受；留意对方对病情的认知程度和对交流的期望值；留意自身的情绪反应，学会自我控制。

（4）四个避免：避免强求对方接受事实；避免使用易刺激对方情绪的词语和语气；避免过多使用对方听不懂的专业词汇；避免刻意改变和压抑对方的情绪。

2．基本方法

（1）预防为主的沟通：在医疗活动过程中，只要发现可能出现问题的苗头，即把此问题作为重点沟通内容，有针对性的进行沟通。在晨会交班中，可把前一天值班中发现的不满问题作为常规内容进行交班，使下一班医护人员提前作好沟通工作准备。

（2）交换沟通对象：如果某医生与病人或家属出现沟通困难时，可另换一位医生或主任与其进行沟通。

（3）书面沟通：对丧失语言能力的老年人或家属可用书面沟通。

（4）先请示后沟通：当下级医生对某种疾病的解释不肯定时，先请示上级医生或科主任后，再去沟通。

（5）协调统一沟通：对诊断不明的或恶化的疾病，在沟通前，医生和医生之间、医生和护士之间、护士和护士之间要相互讨论，统一认识后，由上级医师或科主任对家属进行解释，以避免各自的解释矛盾引起家属产生不信任和疑虑的心理。

（6）科主任和护士长负责医患沟通的监督、检查。随时了解医患沟通的实际情况，并加以评价，提出改进措施或意见，纳入爱心护理院的考评，向院长提出奖罚建议。

思考题

1. 爱心护理院医师的工作职责是什么？
2. 爱心护理院住院病历书写制度的内容有哪些？
3. 住院老人病情危重时，爱心护理院医师需要做哪些工作？
4. 爱心护理院医患沟通的技巧有哪些基本方法？
5. 爱心护理院医患沟通的主要形式和要求是什么？

第三章　人体基础结构与功能

本章重点概述

　　爱心护理院的服务对象主要是患有多种慢性疾病的老年人，要为他们提供恰到好处的医疗服务，首先需要掌握老年人的患病特点。在此之前，了解正常人体的生理及心理特点则成为做好爱心护理院医疗工作的前提和基础。本章简要介绍正常人体的基本生理结构、功能及心理健康等基础医疗知识。

第一节　人体基本结构和功能

一、细胞

　　人体结构的基本单位是细胞。细胞分为三部分：细胞膜、细胞质和细胞核。

　　1. 细胞膜　主要由蛋白质、脂类和糖类构成，有保护细胞，维持细胞内部的稳定性，控制细胞内外的物质交换的作用。

　　2. 细胞质　是细胞新陈代谢的中心，主要由水、蛋白质、核糖核酸、酶、电解质等组成。

　　3. 细胞核　由核膜围成，其内有核仁和染色质。染色质含有核酸和蛋白质。核酸是控制生物遗传的物质。

　　4. 细胞间质　细胞与细胞之间存在着细胞间质。细胞间质是由细胞产生的不具有细胞形态和结构的物质，包括纤维、基质和流体物质，如组织液、淋巴液、血浆等。细胞间质对细胞起着支持、保护、连结和营养作用，是人体细胞所生活的液体环境。

二、组织

　　人体在胚胎发生的早期，所有细胞的形态结构基本相似，随着胚胎的发育长大，细胞的形态结构和功能逐渐出现差异，在结构和功能上基本相同的细胞和细胞间质结合在一起构成组织。人体组织分为：上皮组织、结缔组织、肌肉组织、神经组织四种基本组织。

　　1. 上皮组织　由上皮细胞和少量细胞间质互相连接而成，覆盖于身体表面和体内各种管道及囊腔的内面。上皮组织内没有血管，其营养供应靠深层结缔组织中的血管渗透，有丰富的神经末梢，感觉灵敏。

　　2. 结缔组织　在人体分布很广，纤维组织、肌腱、骨、软骨、脂肪等都属结缔组织，起联系、支持、保护、营养、缓冲、修补、修复等作用。

　　3. 肌肉组织　包括平滑肌、骨骼肌和心肌。平滑肌主要分布于内脏器官和血管壁内，不能随意运动。骨骼肌附着在骨上，能随意运动。

4．神经组织　是构成神经系统的基本成分，由神经细胞和神经胶质细胞组成。神经细胞是神经组织的主要成分，具有接受刺激和传导神经冲动的能力。神经胶质细胞在神经组织内起支持、联系、保护、营养、修补作用。

三、器官与系统

为了完成一定的生理功能，几种组织结合在一起构成一定的形态，称为器官。

为了共同完成一定功能的器官和组织，又构成了一个系统。人体系统分为：运动系统、呼吸系统、循环系统、消化系统、泌尿系统、生殖系统、神经系统、内分泌系统、感觉系统、免疫系统等。

四、人体外观

人体从外观上看，分为头部、颈部、胸部、腹部、躯干、四肢等几部分。

1．头部　分颅部和面部。颅部内有大脑。面部有眼、耳、鼻、口腔等器官。

2．颈部　前方有呼吸道、消化道、甲状腺，两侧有大血管、神经节、淋巴结，后方有颈椎。

3．胸部　前方有胸骨，后方有胸椎，两侧是肋骨，共同构成胸廓，胸腔内有心脏、肺、气管、支气管、食管、进出心脏的大动脉和大静脉等。

4．腹部　腹腔内有腹膜、消化器官、泌尿器官、生殖器官。

（1）消化器官：胃、十二指肠、小肠、结肠、直肠、阑尾，肝、胆囊、脾、胰腺。

（2）泌尿器官：肾、输尿管、膀胱、尿道。

（3）生殖器官：女性的子宫、卵巢、输卵管、阴道。男性的睾丸和会阴部的阴囊、阴茎、输精管。

5．躯干　躯干骨由脊柱、胸骨和12对肋骨组成。

6．四肢　与躯干相连。上肢的关节灵活，手不但是重要的劳动器官，而且还是重要的感觉器官。下肢骨骼粗大，肌肉发达，关节面宽，稳定性强，承重力强，具有支撑体重和运动的功能。

五、各系统基本结构和功能

（一）运动系统

运动系统主要由骨、骨连接和骨骼肌三种器官组成。它们占人体体重的大部分，并构成人体的轮廓。

【结构】

1．骨骼

（1）骨：人体骨有206块，借关节、韧带、软骨连结其中。构成骨骼形成了人体体形的基础，并为肌肉提供了广阔的附着点。肌肉是运动系统的主动动力，在神经支配下，肌肉收缩，牵拉其所附着的骨，以可动的骨连接为枢纽，产生杠杆运动。

（2）骨的连结：基本上分为直接连结和间接连结。直接连结包括颅顶各骨之间的膜性连结（缝）、椎体间的软骨连结、骶椎间的骨性连结。间接连结又称关节。尽管人体的关节有多种多样，但其基本结构均有关节面、关节囊和关节腔。各骨相互接触处的光滑面叫关节面。关节面为一层软骨复盖称关节软骨。关节囊由结缔组织组成，它附着于关节面周围的骨面上。关节腔就是关节软骨和关节囊间所密闭的窄隙。

（3）颅骨：包括脑颅骨8块，面颅骨15块，听骨6块。

（4）躯干骨：包括脊柱骨26块，肋骨24块，胸骨1块。这些骨互相连接构成脊柱和胸廓。脊柱由24块椎骨（其中颈椎7块、胸椎12块、腰椎5块）、1块骶骨和1块尾骨相迭而成。胸廓由胸椎、肋骨、肋软骨和胸骨组成。肋骨共12对，左右对称，肋骨前端借肋软骨与胸骨连结构成胸肋关节，后端与胸椎连结构成肋椎关节，第八至第十肋的前端不接胸骨，各与上位的肋软骨连结形成肋弓。第十一、十二肋骨的前端不与上位肋软骨相连，称为浮肋。胸骨居胸前正中部。

（5）四肢骨：包括上肢骨64块，下肢骨62块。

上肢骨包括锁骨、肩胛骨、上臂的肱骨、前臂的尺骨及桡骨和手的8块腕骨、5个掌骨和14节指骨。

下肢骨包括髋骨、大腿的股骨、小腿的胫骨及腓骨以及足骨。

1）腕骨可分为两排：近侧排由拇指侧向小指侧，有舟骨、月骨、三角骨和豆骨；远侧排依次为大多角骨、小多角骨、头状骨和钩骨。

2）掌骨由拇指向小指依次称第一、二、三、四、五掌骨。

3）指骨除拇指为2节，其余各指为3节，共计14节。指骨由肢体近端到远端，分别称第一（近）、第二（中）和第三（远）指节。

4）肩关节由关节囊包围肱骨头与肩胛骨的关节盂而成。因肱骨头的关节面大，呈半球形，肩胛骨关节盂小而且浅，加上关节囊松而薄，所以，肩关节活动灵活，是全身易脱位的关节之一。

5）肘关节是一个复关节，由三个关节共居同一关节囊而成。

肱尺关节是肘关节的主关节，由肱骨滑车与尺骨滑车切迹构成。可展伸140°。

肱桡关节：由肱骨小头和桡骨的关节凹构成。只能作屈伸和回旋运动。

桡尺近侧关节：由桡骨环状关节面与尺骨上端的桡切迹构成。伸肱时前臂与上臂不在一条直线上，前臂与上臂之间形成一开向外侧的角度，这个角叫提携角：男性约为165°，女性约为135°。

6）桡腕关节：由桡骨的腕关节面与舟骨、月骨和三角骨构成，可做屈伸、内收、外展和环转运动。桡腕关节与腕间关节共同活动的范围是：屈最大约90°，伸45°，内收40°，外展20°，环转度极小。

7）腕掌关节：由下排腕骨与掌骨构成。除拇指腕掌、小指拇掌关节能作屈伸、收展、对掌及环转（仅拇指腕掌关节有）等运动外，其余3个腕掌关节基本不动。

8）足骨分为跗、跖、趾骨。

跗骨：7块，分别叫做距骨、跟骨、足舟骨、骰骨和楔骨。跗骨位于足的后半部，内侧是距骨，它与胫腓骨构成踝关节；距骨下方是跟骨，形成足跟；距骨前内是足舟骨；跟骨前外是骰骨；骰骨内侧依次排有外侧、中间和内侧楔骨。3块楔骨与第一、二、三跗骨形成第一、二、三跗跖关节。骰骨与第四、五跖骨形成第四、五跗跖关节。

跖骨：5块，与趾骨一起构成足的前半部。近端与跗骨相关节，远端与趾骨相关节。

趾骨：14块，姆趾2节，余均3节。第一跖趾关节附近常见有一对籽骨。

9）骨盆：由两块髋骨与骶、尾骨连结而成。两块髋骨的前部借软骨连结在一起称耻骨联合。该联合仅在女性分娩时有一定的活动性。

10）髋关节：由髋臼和股骨头组成。由于髋臼较深能容纳股骨头的2/3，而且髋关节囊及其周围的肌肉又比较强厚，因此，稳固性比肩关节大。髋关节脱位也仅次于肘关节和肩关节。

11）膝关节：由股骨下端的关节面、胫骨上端的关节面和髌骨关节面构成。滑膜腔被两条交叉韧带分割。前、后两条交叉韧带尚有防止胫骨前、后移位的作用。膝关节内有月牙状的关节盘，叫半月板，其内侧大，外侧小。当膝关节半屈于内旋或外旋位时，突然的强力伸膝运动，可使半月板损伤。膝关节囊坚韧，关节囊的前壁有髌骨和髌韧带；两侧有胫、腓侧副韧带；后方有斜韧带加强。

12）踝关节：由胫骨下端及内踝、腓骨外踝与距骨构成，属于滑车关节。踝关节负重最大，关节面较小，但踝关节囊有韧带加强，内侧韧带从内侧将内踝、足舟骨、距骨和跟骨连结起来；在外侧有距腓前、后韧带和跟腓韧带连结腓骨、距骨和跟骨。因踝关节周围韧带强而有力，以致在踝扭伤时，即使内外踝发生了骨折，韧带尚未受损。

2．肌肉

根据结构和功能的不同，人体肌肉可分为骨骼肌（又叫横纹肌）、平滑肌、心肌三种。按是否可以随人的意志而收缩，分成随意肌和不随意肌。骨骼肌是随意肌，心肌、平滑肌是不随意肌。

运动系统所讲的肌肉属于骨骼肌。在神经的支配下，肌肉收缩产生运动。肌肉的形态多种多样，可概括为长肌、短肌、阔肌和轮匝肌。四肢肌多为长肌，收缩力强，活动幅度大。短肌多分布于各椎骨之间。腹部多为阔肌，对内脏起支持和保护作用。轮匝肌由环形肌纤维构成，分布于眼、口、肛门周围，收缩时关闭各孔裂。

【功能】

1．运动　运动系统首要的功能是运动。人的运动是复杂的，包括简单的移位和高级活动，如语言、书写等，都是在神经系统支配下，肌肉收缩而实现的。即使一个简单的运动往往也有多数肌肉参加，一些肌肉收缩，承担完成运动预期目的角色，而另一些肌肉则予以协同配合，甚或有些处于对抗地位的肌肉此时则适度放松并保持一定的紧张度，以使动作平稳、准确，起着相辅相成的作用。

2．支持　运动系统的第二个功能是支持，包括构成人体体形、支撑体重和内部器官以及维持体姿。人体姿势的维持除了骨和骨连接的支架作用外，主要靠肌肉的紧张度来维持。骨骼肌经常处于不随意的紧张状态中，即通过神经系统反射性地维持一定的紧张度，在静止姿态，需要互相对抗的肌群各自保持一定的紧张度所取得的动态平衡。

3．保护　人的躯干形成了几个体腔，颅腔保护和支持着脑髓和感觉器官；胸腔保护和支持着心脏、大血管、肺等重要脏器；腹腔和盆腔保护和支持着消化、泌尿、生殖系统的众多脏器。这些体腔由骨和骨连接构成完整的壁或大部分骨性壁；肌肉也构成某些体腔壁的一部分，如腹前外侧壁、胸廓的肋间隙等，或围在骨性体腔壁的周围，形成颇具弹性和韧度的保护层，当受外力冲击时，肌肉反射性地收缩，起着缓冲打击和震荡的重要作用。

（二）消化系统

人体在整个生命活动中，必须从外界摄取营养物质作为生命活动能量的来源，以满足人体发育、生长、生殖、组织修补等一系列新陈代谢活动的需要。消化系统在人体消化与吸收方面起着重要作用。

【结构】

消化系统的组成有两部分，即消化管和消化腺。

1. 消化管　消化管是一条肌性管道，包括口腔、咽、食管、胃、小肠（十二指肠、空肠、回肠）、大肠（盲肠、结肠、直肠）、肛门等部分。

2. 消化腺　消化腺有小消化腺和大消化腺两种。小消化腺散在于消化管各部的管壁内，大消化腺有 3 对唾液腺（腮腺、下颌下腺、舌下腺）、肝和胰腺，它们借助导管，将分泌的消化液排入消化管内帮助消化。

3. 上、下消化道区分　临床上常把十二指肠以上的消化道称为上消化道，十二指肠以下的消化道称为下消化道。

（1）上消化道的器官和功能：上消化道由口腔、咽、食管、胃、十二指肠组成。

1）口腔：由口唇、颊、腭、牙、舌和口腔腺组成。食物进入口腔后，口腔内腺体即分泌唾液，嚼碎后的食物与唾液搅和，借唾液的滑润作用通过食管，唾液中的淀粉酶能分解部分糖类。

2）咽：是呼吸道和消化道的共同通道，咽依据与鼻腔、口腔和喉的通路，可分为鼻咽部、口咽部、喉咽部三部。咽的主要功能是完成吞咽的反射动作。

3）食管：食管是一长条形的肌性管道，全长 25 ~ 30cm。食管的三个狭窄部易滞留异物，也是食管癌的好发部位。食管的主要功能是运送食物入胃以及阻止胃内容物逆流入食管。

4）胃：分胃贲门、胃底、胃体和胃窦四部分，胃的总容量为 1000 ~ 3000ml。胃壁黏膜中含大量腺体，可以分泌胃液，胃液呈酸性，主要成分有盐酸、钠、钾的氯化物、消化酶、黏蛋白等，胃液的主要作用是消化食物，杀灭食物中的细菌，保护胃黏膜以及润滑食物，使食物经过胃的机械性消化和化学性消化后形成食糜，再将食糜借助胃的运动逐次被排入十二指肠。

5）十二指肠：为小肠的起始段。长度 25 ~ 30cm。呈 C 型弯曲，包绕胰头，分为上部、降部、下部和升部四部分。主要功能是分泌黏液、刺激胰消化酶和胆汁的分泌，是蛋白质的重要消化场所等。

（2）下消化道的器官和功能：下消化道由空肠、回肠和大肠组成。

1）空肠、回肠：空肠起自十二指肠空肠曲，下连回肠，回肠连接盲肠。空肠、回肠无明显界限，空肠的长度占全长的 2/5，回肠占 3/5，两者均属小肠。主要功能是消化和吸收食物。

2）大肠：为消化道的下段，包括盲肠、阑尾、结肠和直肠四部分。成人大肠全长

1.5米，起自回肠，全程形似方框，围绕在空肠、回肠的周围。大肠的主要功能是进一步吸收水分和电解质，形成、贮存和排泄粪便。

4．食物在胃肠内的消化

（1）食物的消化从口腔开始，食物在口腔内以机械性消化为主（食物被磨碎）。

（2）食物从食管进入胃后，受到胃壁肌肉的机械性消化和胃液的化学性消化后，其中的蛋白质被胃液中的胃蛋白酶初步分解，胃内容物变成粥样的食糜，小量地多次通过幽门向十二指肠推送。

（3）食糜由胃进入十二指肠后，开始了小肠内的消化。

（4）小肠是消化、吸收的主要场所。食物在小肠内受到胰液、胆汁和小肠液的化学性消化以及小肠的机械性消化，各种营养成分逐渐被分解为简单的可吸收的小分子物质在小肠内被吸收。因此，食物通过小肠后，消化过程已基本完成。

（5）难于消化的食物残渣从小肠进入大肠，大肠无消化作用仅具有一定的吸收功能。

5．消化过程　消化过程包括机械性消化和化学性消化两种形式：

（1）机械性消化：食物经过口腔的咀嚼、磨碎、搅拌、吞咽，胃肠肌肉的活动，将大块的食物变成碎小的，使消化液充分混合的食团或食糜，并推动食团或食糜从口腔下移到肛门，这种消化过程叫机械性消化或物理性消化。

（2）化学性消化：指消化腺分泌的消化液对食物进行化学分解。由消化腺所分泌的各种消化液，将复杂的多种营养物质分解为肠壁可以吸收的简单化合物，如糖类分解为单糖，蛋白质分解为氨基酸，脂类分解为甘油及脂肪酸。然后这些分解后的营养物质被小肠（主要是空肠）吸收进入体内，进入血液和淋巴液。这种过程叫化学性消化。

机械性消化和化学性消化两功能同时进行，共同完成消化过程。

【功能】

消化系统的基本功能是食物的消化、吸收和排泄。

1．消化　食物中的营养物质除维生素、水和无机盐可以被直接吸收利用外，蛋白质、脂肪和糖类等物质均不能被机体直接吸收利用，需在消化管内被分解为结构简单的小分子物质，才能被吸收利用。食物在消化管内被分解成结构简单、可被吸收的小分子物质的过程称为消化。

2．吸收　被分解的小分子物质透过消化管黏膜上皮细胞进入血液和淋巴液的过程叫吸收。

3．排泄　未被吸收的食物残渣部分，被消化道通过大肠以粪便形式排出体外叫排泄。

（三）呼吸系统

机体在新陈代谢过程中要不断消耗氧气，产生二氧化碳。机体与外界环境进行气体交换的过程称为呼吸。外界与呼吸器官肺的气体交换，称肺呼吸或外呼吸。血液和组织液与机体组织、细胞之间进行的气体交换称内呼吸。由呼吸道（鼻腔、咽、喉、气管、支气管）和肺组成的呼吸系统的主要功能是完成外呼吸。

【结构】

1．鼻　是气体进出的门户，也是嗅觉器官，包括外鼻、鼻腔和开口于鼻腔的鼻旁窦三部分。鼻腔内表面的黏膜可以分泌黏液，能使吸入的空气清洁并变得湿润；黏膜中还分布着丰富的毛细血管，可以温暖空气。鼻腔对吸入的空气起到了清洁、温暖、湿润的作用。

2．喉　喉是上呼吸道的组成部分，又是发音器官，喉上方接咽，下与气管相连。

3．气管及支气管　气管位于颈前正中，食管之前，上与喉的环状软骨相连，向下进入胸腔，在平胸骨角的高度分为左、右支气管。支气管经肺门进入左、右肺。气管内衬有黏膜，其上皮为假复层柱状纤毛上皮。夹有杯状细胞，纤毛细胞顶部的纤毛平时向咽部颤动，以清除尘埃和异物，使空气保持清洁，杯状细胞是具有分泌蛋白质功能的细胞，分泌液可以黏附进入气管内的尘埃和异物形成痰，通过咳嗽把痰排出，可保持呼吸道自洁和通畅。

4．肺　肺是最主要的呼吸器官，位于胸腔内，左右各一个，是进行气体交换的场所。左肺由斜裂分为上、下二个肺叶，右肺除斜裂外，还有一水平裂将其分为上、中、下三个肺叶。肺内气管是以支气管反复分支形成的支气管树为基础构成的。左、右支气管在肺门分成第二级支气管，第二级支气管及其分支所辖的范围构成一个肺叶；每支第二级支气管又分出第三级支气管，每支第三级支气管及其分支所辖的范围构成一个肺段；支气管在肺内反复分支可达23～25级，最后形成肺泡。肺主要由反复分支的支气管及其最小分支末端膨大形成的肺泡共同构成，肺泡是人体与外界不断进行气体交换的主要部位，数目很多，外面缠绕着丰富的毛细血管和弹性纤维。肺泡壁和毛细血管壁都很薄，各由一层上皮细胞组成。这些都有利于进行气体交换。气体进入肺泡内，在此与肺泡周围的毛细血管内的血液进行气体交换。从空气中吸入的氧气，透过肺泡进入毛细血管，通过血液循环，输送到全身各组织器官，各组织器官代谢产生的 CO_2，再经过血液循环运送到肺，然后经呼吸道呼出体外。通过肺泡内的气体交换，血液由含氧气少而二氧化碳多的静脉血变成含氧气多而二氧化碳少的动脉血。

5．胸膜　胸膜是平滑的浆膜，覆盖在肺表面的部分，称为胸膜脏层；覆盖在胸壁内面和膈肌上面等处的部分，称为胸膜壁层。脏、壁层间的狭窄间隙叫做胸膜腔，腔内含有极少量液体，以减少呼吸运动时两层胸膜之间的摩擦。胸部两侧的胸膜腔互不相通。

6．纵隔　纵隔是夹在两侧纵隔胸膜之间的器官及结缔组织总称。纵隔上部主要有胸腺、上腔静脉、主动脉弓及其分支、气管、食管、胸导管和迷走神经、膈神经等。纵隔中部主要有心包、心脏。后纵隔则包含有胸主动脉、奇静脉、主支气管、食管、胸导管等器官。

7．胸廓　肺的舒缩完全靠胸廓的运动。随着胸廓的扩张和回缩，空气经呼吸道进出肺。胸廓扩张时，将肺向外方牵引，空气入肺，称为吸气运动。胸廓回缩时，肺内空气被排出体外，称为呼气运动。由于呼吸运动的不断进行，便保证肺泡内气体成分的相对恒定，使血液与肺泡内气体间的气体交换得以不断进行。

8．呼吸肌　胸廓的运动依靠呼吸肌，参与呼吸的呼吸肌主要有肋间肌和膈肌。肋间肌和膈肌能够使胸廓扩大或缩小。当肋间肌和膈肌收缩时，胸廓体积增大，肺随之扩张，这时肺内气压就低于大气压，外界空气通过呼吸道进入肺，完成吸气。相反，当肋间肌和膈肌舒张时，胸腔体积缩小，肺随之回缩，这时肺内气压就高于大气压，肺内气体通过呼吸道排出体外，完成呼气。通过呼吸运动，肺实现了与外界环境的气体交换，使肺泡内的气体不断地得到更新。

【功能】

1. 呼吸功能　呼吸系统完成外呼吸的功能，即通过肺通气和肺换气完成与外界环境之间的气体交换过程。

2. 防御功能　呼吸系统的防御功能通过鼻部加温过滤、咳嗽、喷嚏、支气管收缩、纤毛运动等的物理机制；通过溶菌酶、乳铁蛋白、蛋白酶抑制剂、抗氧自由基的谷胱甘肽和超氧化物歧化酶等、肺泡巨噬细胞和多形核粒细胞的吞噬作用的化学机制；通过 B 细胞分泌抗体和介导迟发型超敏反应杀死微生物的免疫机制而得以实现。

3. 代谢功能　肺具有对于肺内生理活性物质、脂质、蛋白质及活性氧等物质的代谢功能。某些病理情况能导致肺循环的代谢异常，可能因此导致肺部疾病的恶化，或导致全身性疾病的发生。正常代谢情况下，可避免这些疾病发生。

4. 神经 - 内分泌功能　肺组织内存在一种具有神经 - 内分泌功能的细胞，称为神经 - 内分泌细胞或 K 细胞，与肠道的嗜银细胞相似，起源于该细胞的良性或恶性肿瘤临床上常表现出异常的神经 - 内分泌功能，如皮质醇增多症、肥大性骨病、抗利尿激素（ADH）分泌过多症和成年男性乳腺增生等。

5. 血液的气体运输功能　呼吸系统将肺吸入的氧经动脉血运送到全身各组织细胞，又将各组织细胞所产生的二氧化碳运送到肺部。因此，呼吸系统有血液的气体运输包括氧的运输和二氧化碳的运输。

（四）泌尿系统

泌尿系统包括肾、输尿管、膀胱和尿道等器官。肾是泌尿器官，其余为储尿和排尿器官。肾不断生成尿液，经输尿管运送到膀胱，在膀胱内暂时储存，达一定容量时，就从尿道排出体外。泌尿系统的主要功能为排泄，将机体代谢过程中所产生的各种不为机体所利用或者有害的物质输送到体外，被排出的物质一部分是营养物质的代谢产物，另一部分是衰老的细胞破坏时所形成的产物。此外，排泄物中还包括一些随食物摄入的多余物质，如多余的水和无机盐等。

【结构】

1. 肾　肾左右各一，位于腹腔上部脊柱两侧，在腹膜后面，紧贴腹后壁。左肾上端约对第十一胸椎，下端约平第二腰椎，后方有第十一、十二肋骨斜行跨过。右肾因上方有肝，故位置较左肾低一个椎体，后方有第十二肋斜行跨过。

2. 输尿管　输尿管、膀胱和尿道都是排尿器官，分别有输送、储存和排尿的作用。尿由肾生成后，便沿着输尿管流入膀胱储存，达一定量时，才能引起排尿反射，将尿液排出体外。

输尿管是一对细长的管道，起自肾盂，终于膀胱，全长约 30cm。输尿管壁具有较厚的平滑肌，平滑肌的蠕动将肾生成的尿液间断地输入膀胱。

3. 膀胱　膀胱是一个伸缩性很大的肌性贮尿囊，正常容量为 300 ~ 500ml。其形状、大小、位置随尿液充满程度与年龄而变化。膀胱位于骨盆部，分尖、体、底三部。尖朝腹前壁，底朝后。尖和底之间的部分为体。膀胱在盆腔内前贴耻骨联合，后邻精囊腺、输精管末端与直肠（男性）；或子宫和阴道（女性）。膀胱下面为前列腺（男）或尿生殖膈（女）。膀胱壁自内向外由黏膜、黏膜下层、肌层和外膜所构成。膀胱空虚时，内面黏膜形成很多皱襞。当膀胱充盈时皱襞即消失。膀胱的肌层很厚，肌层由平滑肌纤维构成，称为逼尿肌，逼尿肌收缩，可使膀胱内压升高，压迫尿液由尿道排出。

4. 尿道括约肌　在膀胱与尿道交界处有较厚的环形肌，形成尿道内括约肌。括约肌收缩能关闭尿道内口，防止尿液自膀胱漏出。尿道是从膀胱通向体外的管道。男性尿道细长，长约18cm，可分为前列腺部、膜部和阴茎海绵体部三部份，男性尿道兼有排尿和排精功能。男性尿道在尿道膜部有一环行横纹肌构成的括约肌，称为尿道外括约肌，由意识控制。女性尿道粗而短，长约5cm，起于尿道内口，经阴道前方，开口于阴道前庭。女性尿道在会阴穿过尿生殖膈时，有尿道阴道括约肌环绕，该肌为横纹肌，也受意志控制。

【功能】

1. 排泄代谢产物　肾的主要功能是形成尿液，排出代谢产物。肾在泌尿过程中，通过泌尿排泄代谢产物及进入机体的异物和过剩物质，同时可以随机体的不同状况改变尿的质和量来调节水、电解质的平衡和酸碱平衡，从而维持机体内环境的相对稳定。所以肾是最重要的排泄器官，又是机体内环境稳定的调节器官。

泌尿系统的功能是将人体代谢过程中产生的废物和毒物通过尿的形式排出体外，以维持机体内环境的相对稳定。

2. 调节机体功能　另外肾还通过分泌活性物质来调节机体功能，维持机体内环境稳态，例如近球细胞分泌的肾素在调节全身血量、血压及细胞外液成分的相对恒定中起重要作用。前列腺素在增加肾血流量、降低全身血压的方面发挥重要作用。活性维生素 D_3 起着调节钙、磷代谢的作用。

（五）生殖系统

生殖系统是生物体内的和生殖密切相关的器官的总称。其功能是产生生殖细胞，繁殖新个体，分泌性激素和维持副性征。人的生殖系统分男性生殖系统和女性生殖系统。

【结构】

1. 男性生殖系统　男性生殖系统由睾丸、附睾、输精管、精囊、前列腺、阴囊、尿道球腺、阴茎等组成。

睾丸是男性生殖腺，左右各一，呈卵圆形，由精索将其悬吊于阴囊内，主要功能是产生精子和分泌男性激素（睾丸酮）。前者与卵子结合而受精，是繁殖后代的重要物质基础，后者则是维持男性第二性征的重要物质。

附睾分泌一种哺育精子成熟的液体，称为附睾液。当附睾发生炎症或其他疾病时，可影响精子成熟的程度而不利于生育。

输精管具有很强的蠕动能力，主要功能是运输和排泄精子。

精囊的主要功能是分泌一种黏液，可促使精液在阴道内保持短暂凝固，增加受孕机会。

精索的主要功能是保护睾丸和附睾不受损伤，同时随着温度变化而收缩或松弛，使睾丸适应外在环境，保持精子产生的最佳条件。

33

尿道是尿液和精液的共同通道。阴茎的主要功能是排尿、排精液，是性行为的主要器官。

2．女性生殖系统　女性生殖系统由卵巢、输卵管、子宫、阴道、外阴等组成。

卵巢呈卵圆形，左右各一，位于盆腔内子宫的两侧，其主要功能是产生卵子和分泌女性激素（雌激素、孕激素）。卵子的成熟呈周期性。在一个月经周期中，卵巢内常有几个至十几个卵泡同时发育，但一般只有一个发育成熟的卵子排出。一般情况下，女子自青春期起，每隔28天左右排卵一次，通常每次只排出一个卵，排卵一般是在两次月经中间。女子一生中共有400～500个卵泡发育成为成熟的卵子。卵巢产生的雌激素的主要作用是促进女性生殖器官发育及机能活动，并激发女性第二性征的出现。

输卵管左右各一条，内侧端与子宫相连通，外侧呈漏斗状并游离，开口在卵巢附近，卵巢排出的卵子从这个开口进入输卵管。输卵管给卵子和精子提供结合的场所，并把受精卵送入子宫腔内。

子宫位于盆腔中央，呈倒置梨形。子宫腔壁上覆盖着子宫内膜。从青春期开始到围绝经期（更年期），子宫内膜受卵巢分泌激素的影响，发生周期性的脱落和出血，经阴道流出即形成月经。如果精子从阴道进入子宫到达输卵管，并与卵子结合为受精卵，子宫内膜就不再脱落和出血，等待受精卵的到来，使受精卵在这里着床并发育成胎儿。子宫的重要功能是产生月经和给胎儿提供生长发育的场所。

阴道介于尿道和直肠之间。正常情况下，阴道黏膜呈粉红色，能分泌少量液体，与子宫颈的一些分泌物共同构成"白带"，"白带"呈弱酸性，不但保持阴道湿润，还可以防止致病细菌在阴道内繁殖。阴道具有自净作用，长期使用各种洗液冲洗阴道，会杀死对身体有益的阴道杆菌，降低局部抵抗力，增加感染机会。

【功能】

人生殖系统的基本功能是产生生殖细胞，繁殖新个体，分泌性激素以维持男性和女性的第二副性征。

（六）内分泌系统

内分泌系统由内分泌腺和分布于其他器官的内分泌细胞组成。人体主要的内分泌腺有脑垂体（分为前部的腺垂体和后部的神经垂体）、甲状腺、甲状旁腺、胸腺、胰腺、肾上腺、性腺等。内分泌系统的主要功能是与神经系统相辅相成，共同调节机体的生长发育、各种代谢、控制生殖以及影响人的行为等，内分泌系统的相对稳定也是维持了人的机体整体内环境的相对稳定。

【结构与功能】

1．脑垂体　脑垂体是一个椭圆形的小体，重不足1g，位于颅底垂体窝内，分泌多种激素。

（1）生长激素：与骨的生长有关，在儿童期分泌过少，会影响生长，造成身材矮小，称为侏儒症。相反，分泌过多，会身材高大，成为巨人症。

（2）催乳素：可以催进乳腺增殖和乳汁生成及分泌。

（3）促性腺激素：可促进雄、雌激素的分泌，促进卵泡和精子的成熟。

（4）促肾上腺皮质激素：主要促使肾上腺皮质激素的分泌。促肾上腺皮质激素缺乏，会使肾上腺皮质功能减退，出现疲乏无力、体重减轻、食欲缺乏、恶心、呕吐、血压降低等症状。

（5）促甲状腺激素：作用于甲状腺，该激素缺乏，将引起怕冷、淡漠、心率减慢、面容水肿、精神失常等甲状腺功能低下的症状。

（6）抗利尿激素：作用于肾，促进水的重吸收，调节水的代谢。缺乏这种激素时，发生多尿，称为尿崩症。分泌增多时，能使血管收缩，血压升高，所以又称血管加压素。

（7）促黑激素：可促进黑色素细胞合成黑色素，使皮肤与毛发等的颜色加深。

（8）缩宫素：原称催产素，作用于子宫和乳腺，可促进子宫平滑肌收缩，在分娩时促使胎儿下降；分娩后参与排乳，促进乳汁排出，并维持乳腺泌乳的功能。

2．甲状腺　甲状腺位于气管上端的两侧，呈蝴蝶形，分左右两叶。正常人在吞咽时甲状腺随喉上下移动。甲状腺的生理功能主要是对代谢的影响。

（1）产热：促进新陈代谢，增加产热。

（2）参与三大营养物质代谢：

①促进蛋白质合成，但是甲状腺激素分泌过多，反而会使机体蛋白质大量分解，出现消瘦无力。

②促进糖的吸收和肝糖原的分解。

③促进外周组织对糖的利用，加速糖和脂肪的代谢，从而增加机体的耗氧量和产热量。

（3）促进生长发育：主要是在促进代谢的过程中，使人体正常生长和发育。如果儿童在生长时期甲状腺功能减退则会发育不全，智力迟钝，身体矮小，临床上称为呆小症。

（4）提高神经系统的兴奋性：甲状腺素有提高神经系统兴奋性的作用，特别是对交感神经系统的兴奋作用最为明显，甲状腺激素可直接作用于心肌，使心肌收缩力增强，心率加快。所以甲状腺功能亢进的病人常表现为容易激动、失眠、心动过速和多汗。

3．甲状旁腺　甲状旁腺位于甲状腺附近，呈圆形或椭圆形。甲状旁腺分泌的甲状旁腺素起调节机体钙磷代谢的作用，其正常分泌使血液中的钙不致过低，血磷不致过高，保持血液中钙与磷适宜的比例。

4．胸腺　胸腺位于胸腔前纵隔，在胚胎期是造血器官，在成年期可造淋巴细胞、浆细胞和髓细胞，有促进免疫功能的的作用。胸腺分泌胸腺素，能抑制神经肌肉传导，患胸腺瘤时，因为胸腺素增多，可导致重症肌无力。

5．胰腺　胰腺位于腹膜后，邻近胃、十二指肠、肝、胆。胰腺的胰岛细胞主要分泌胰岛素。胰岛素的主要作用是调节糖、脂肪及蛋白质的代谢。胰岛素缺乏时，糖不能被贮存利用，不仅引起糖尿病，而且还可引起脂肪代谢紊乱，出现血脂升高，动脉硬化，引起心血管系统发生严重疾病。

6．肾上腺　肾上腺位于肾的上方，左右各一。肾上腺分泌的糖皮质激素一方面促进蛋白质分解，另一方面又有对抗胰岛素的作用，抑制外周组织对葡萄糖的利用，使血糖升高。肾上腺皮质功能亢进或服用过量的糖皮质激素可出现满月脸、水牛背等"向心性肥胖"等体形特征。糖皮质激素还能增强骨髓造血功能，可以提高血管平滑肌对去甲肾上腺素的敏感性，另外还有降低毛细血管通透性的作用。当机体遇到创伤、感染、中毒等有害刺激时，糖皮质激素还具备增强机体的应激能力的作用。由于肾上腺糖皮质激素以上的种种作用和功能，已广泛用于抗炎、抗毒、抗休克和抗过敏等治疗。肾上腺盐皮质激素的主要作用是参与调节机体的水、盐代谢。

7．性腺　性腺主要指男性的睾丸、女性的卵巢。

（1）睾丸：分泌男性激素睾丸酮，其主要功能是促进性腺及其附属结构的发育以及副性征的出现，还有促进蛋白质合成的作用。

（2）卵巢：分泌卵泡素、孕酮、松弛素和女性激素等，其功能分别是：刺激子宫内膜增生，促使子宫增厚、乳腺变大和出现女性副性征等；促进子宫上皮和子宫腺的增生，保持体内水、钠、钙的含量；降低血糖，升高体温；促进子宫颈和耻骨联合韧带松弛，有利于分娩。

（七）免疫系统

人体免疫系统由免疫器官、免疫组织、免疫细胞和免疫分子组成，如骨髓、胸腺、脾、淋巴结、扁桃体、阑尾、免疫细胞、造血干细胞、淋巴细胞等。免疫系统是机体执行免疫功能的一个重要系统，是防卫病原体入侵人体最有效的武器，也能发现并清除异物和外来病原微生物引起身体内环境波动的因素。但如果其功能发生亢进，也会对机体自身器官或组织造成伤害。在很多自身免疫引起的疾病中，T细胞起着重要的作用。

【结构与功能】

免疫系统是机体保护自身的防御性结构，骨髓是主要的造血器官，是各类血细胞的发源地。胸腺是T细胞分化和成熟的场所，成熟T细胞通过血液循环到达淋巴结、脾和扁桃体等组织或器官，分别定居在固定的部位，成为机体的常驻警卫部队，若遇到病原体等抗原物质入侵，就能发生特异性免疫反应，产生免疫物质与病原体对抗。

免疫系统的主要功能是：

（1）防御功能：能有效地抵御细菌、病毒对机体的入侵，使身体保持健康状态。

（2）稳定功能：能不断地清除机体衰老和死亡的细胞，促使新细胞再生。

（3）监护功能：能及时发现异常细胞，并及时清除，预防人体发生肿瘤。

（八）循环系统

循环系统是人体的细胞外液，如血浆、淋巴和组织液和其借以循环流动的管道组成的系统。分心脏和血管两大部分，叫做心血管系统。循环系统是人体内的运输系统，它将消化道吸收的营养物质和由肺吸进的氧气输送到各组织器官并将各组织器官的代谢产物通过同样的途径输入血液，经肺和肾排出。循环系统还能输送热量到身体各组织、系统以保持体温；输送激素到靶器官以调节全身功能。

【结构】

血液循环系统由心脏、血液和血管组成。

1．心脏

（1）心脏位于胸腔内，左右两肺之间，收缩时如本人的拳头大小。心脏是人体最重要的器官之一，在整个生命活动中一直处于节律性搏动状态，心脏停止搏动，生命也就终止。

（2）心脏的前面邻胸骨和肋软骨；后面为食管和胸主动脉；下面紧贴膈肌。心脏的上面为进出心脏的上腔静脉、主动脉和肺动脉。

（3）心脏是一个中空器官，内部分为四个腔。上部两个为心房，由房中隔分为左心房和右心房；下部两个心室，由室中隔分为左心室和右心室。左右心房之间，左右心室之间互不相通，而心房与心室之间有房室口相通。心房与心室之间有瓣膜，这些瓣膜使血液只能由心房流入心室，而不能倒流。

（4）由于心脏的搏动，推动血液在血管内循环流动，为机体的细胞提供了各种赖以生存的营养物质和氧气，也带走细胞代谢所产生的二氧化碳和废物，同时将许多激素和其他物质也输送到达靶器官，以维持整个机体的生命活动。

2. 血管 血管是具有丰富的弹性纤维和平滑肌的管道，这使血管能被动地扩展和主动地收缩。动脉、静脉和毛细血管各有其结构特征。

（1）动脉：是由心室发出的血管。动脉在行径中不断分支，愈分愈细，小动脉最后移行为毛细血管。动脉管壁较厚，平滑肌较发达，弹力纤维较多，管腔断面呈圆形，具有舒缩性和一定的弹性，可随心脏的收缩、血压的高低而明显地搏动。动脉管壁的功能是，心室射血时，管壁扩张；心室舒张时，管壁回缩，促使血液继续向前流动。中小动脉在神经支配下收缩、舒张，以改变管腔的大小，从而影响局部血流量和血液阻力，维持和调节血压。

（2）静脉：静脉是循环系统中使血液流回到心脏的血管，体循环的静脉携带的血液含氧量较低，而二氧化碳含量较高，它们把血从身体各组织送回到心脏。肺循环的静脉和脐静脉中的血液中氧含量最高，而二氧化碳含量最低。与同级动脉相比，静脉的管壁较薄，弹性小，管腔大，管内血流速度较慢。一些静脉管腔中有瓣膜，可以防止血液倒流。有些静脉与动脉伴行，分布在身体的深处，有些位置较浅，在体表可以看到，如手臂上的"青筋"。

（3）毛细血管：毛细血管是极细微的血管，平均管径为 6～9μm，连接于动脉和静脉之间，互相连接成网状。毛细血管数量很多，除了软骨、角膜、毛发、上皮和牙釉质外，遍布全身各组织器官。毛细血管壁仅有一层上皮细胞构成，管壁极薄，管腔极小，红细胞只能单行通过。由于血流速度很慢，通透性很大，这些特点有利于血液与组织之间充分地进行物质交换。

3. 体循环 人体的血液循环分为体循环和肺循环两部分。体循环开始于左心室，血液从左心室搏出后，经主动脉及其若干动脉分支，到达相应的器官。动脉再经多次分支，管径逐渐变细，血管数目逐渐增多，最终到达毛细血管，通过细胞间液同组织细胞进行物质交换。血液中的氧和营养物质被组织吸收，而组织中的二氧化碳和其他代谢产物进入血液，使动脉血变为静脉血。静脉管径逐渐变粗，数目逐渐减少，直到最后所有静脉都汇集到上腔静脉和下腔静脉，血液通过上、下腔静脉回到右心房，从右心房再到右心室，从而完成了体循环过程。

（体循环模式：左心室→主动脉→各级动脉→全身毛细血管→各级静脉→上下腔静脉→右心房→右心室）

4．肺循环　肺循环开始于右心室。静脉血被右心室搏出，经肺动脉到达肺泡周围的毛细血管网，在此排出二氧化碳，吸收新鲜氧气，变静脉血为动脉血，然后再经肺静脉回到左心房。左心房的血再入左心室，又经体循环遍布全身。这样血液通过体循环和肺循环不断地运转，完成了血液循环的重要任务。

（肺循环模式：右心室→肺动脉→肺各个毛细血管→肺静脉→左心房→左心室）

【功能】

1．提供营养和氧气，带走代谢产物和二氧化碳

由心脏不停的搏动、提供动力推动血液在血管内周而复始地循环流动，为机体的各组织细胞提供了赖以生存的物质，包括营养物质和氧气，也带走细胞代谢所产生的代谢产物和二氧化碳。

2．通过血液循环运输激素到靶器官协调机体功能

循环系统通过血液的运输把许多激素和其他物质送达其靶器官，以协调整个机体的功能。

维持血液循环系统有良好的工作状态，是人体得以生存的基本条件，而其中的核心就是将血压维持在正常水平。

【小知识】

主动脉分支：主动脉弓上缘发出三大分支，即无名动脉、左颈总动脉、左锁骨下动脉。一般右上肢血压高于左上肢。因右侧肱动脉来自主动脉弓的第一大分支无名动脉，左侧肱动脉来自动脉弓的第三大分支左锁骨下动脉，由于能量稍有消耗，故测得压力稍低2～4mmHg。下肢血压比上肢高20～40mmHg，因股动脉的管径较肱动脉粗，血流量多，故在正常情况下，下肢血压比上肢高。

（九）神经系统

神经系统由脑、脊髓、周围神经组成。脑和脊髓称为中枢神经。脑包括大脑、脑干、小脑和间脑。周围神经包括12对脑神经、31对脊神经和自主神经系统。

【结构】

1．脑

（1）大脑：大脑是中枢神经的最高级部分，是思维、意识的器官，分左右两个半球，中间由胼胝体相连，半球内的腔隙叫侧脑室。大脑半球的表面有许多深浅不同的沟裂，沟裂之间的隆起叫做脑回。

大脑半球的内部结构：灰质——在大脑表面，是神经元细胞体集中的地方，具有分析、综合的功能。白质——在灰质深面，由三种神经纤维组成，联系左右半球的称连和纤维，联系同侧半球各叶各回之间的称联络纤维。联系大脑皮质与脑干和脊髓上、下行纤维称投射纤维。白质内有灰质核，靠近脑底，称基底核，核内主要为纹状体，主要功能是辅助大脑皮质调节肌肉活动，维持肌紧张。胼胝体是最大的联合纤维。内

囊由上、下行投射纤维组成，一侧内囊出血可出现对侧半身运动和感觉障碍。

大脑皮层分额叶、顶叶、颞叶、枕叶、边缘系统。

额叶是运动中枢，主管随意运动、言语及精神活动，发生病变会出现单侧或双侧肢体瘫痪、运动性失语、失写症、记忆力和注意力减退、表情淡漠、反应迟钝、痴呆、人格改变、欣快或易怒、强握或摸索等。

顶叶有感觉中枢、阅读中枢、运用中枢，发生病变会出现精细感觉障碍（形体觉、两点鉴别觉和皮肤定位觉）、计算不能、手指失认、左右侧认识不能、书写不能、失读、自体认识不能、两侧运动不能、病觉缺失、触觉忽略等。

颞叶有嗅觉中枢、味觉中枢、听觉语言中枢，发生病变会出现嗅幻觉、味幻觉（表现为舔舌、咀嚼）、错觉、自动症、情感异常、精神异常、内脏症状、抽搐、感觉性失语、命名性失语等。

枕叶是视觉中枢，病变主要引起视觉障碍，发生同向偏盲或象限盲，因不成形视幻觉发作可引起癫痫发作等。

边缘系统由大脑的边缘叶和有关的皮质下结构组成，包括杏仁核、尾状核、丘脑和丘脑下部、丘脑下部的一些核群，是比较复杂的调节躯体和内脏活动的整合中枢，参与情绪、记忆和内脏活动，损害时出现精神症状、记忆丧失、意识障碍、幻觉、行为异常、智能减退等。

近代生理学家认为左侧大脑半球在语言、逻辑思维、分析能力、计算方面起决定性作用，而右侧大脑半球有高级认识中枢，主要在音乐、美术、空间、形状的识别、短暂的视觉记忆、认识不同面容等方面起重要作用。

【大脑半球主要功能】

1. 左大脑半球主要功能

（1）控制右侧身体活动；

（2）主管右侧身体感觉；

（3）主管右半侧视野的视觉；

（4）支配用右手99%的人和用左手60%的人的讲话能力和理解能力。

2. 右侧大脑半球主要功能

（1）控制左侧身体活动；

（2）主管左侧身体感觉；

（3）主管左半侧视野的视觉；

（4）支配用右手1%的人和用左手40%的人的讲话能力。

（2）脑干：

1）脑干由延髓、脑桥和中脑组成，为节段性结构，也有反射与传导两种功能。脑干也由灰质、白质构成，灰质成团、索状分散于白质内，称为神经核，接受脑神经感觉纤维的称脑神经感觉核，发出脑神经运动纤维的称脑神经运动核。所发出的神经包括了 12 对脑神经中的 10 对，即：Ⅲ动眼神经、Ⅳ滑车神经、Ⅴ三叉神经、Ⅵ展神经、Ⅶ面神经、Ⅷ听神经、Ⅸ舌咽神经、Ⅹ迷走神经、Ⅺ副神经、Ⅻ舌下神经。

2）动眼、滑车、展神经支配眼球外展运动，如损害可引起眼球运动不能、复视、或眼外肌瘫痪，眼球固定不动。

3）三叉神经支配头面、鼻黏膜、舌、口腔黏膜的感觉和咀嚼肌、颞肌、翼状肌的运动。

4）舌咽神经损害可引起舌后 1/3 味觉和咽部感觉障碍、咽肌瘫痪。

5）迷走神经麻痹可出现声音嘶哑、鼻音、吞咽困难、心动过速等。

6）副神经麻痹产生胸锁乳突肌和斜方肌瘫痪，导致头颈部不能旋转和耸肩。舌下神经损伤可引起对侧舌肌瘫痪。

7）脑干是连接大脑、小脑、脊髓的中间枢纽，主管传递进出脑部的信息，密切联系意识之间的关系及生命的重要活动，发生损害时可发生眼球活动障碍、视力下降、听力减退、眩晕、呕吐、口眼歪斜、构音不清、声音嘶哑、吞咽困难、饮水呛咳、震颤、反射亢进，情绪激动、强哭、强笑，出现原始反射：强握、掌颌反射等。脑干的延髓网状结构内有调节呼吸、循环、消化等重要的反射中枢，又称为"生命中枢"，这个部位受损，将危及病人生命。

（3）小脑：小脑是平衡、共济运动、肌张力反射器官，主要控制身体的平衡及协调动作，受损后可引起共济运动失调——随意运动失去准确性。肌张力减弱或肌张力增强——身体平衡失调，走路容易跌到，动作时震颤。

（4）间脑：包括丘脑和丘脑下部，位于两侧大脑半球中间，散有数个神经核。

1）丘脑是将一切感受系统的刺激传向大脑的结构，如嗅觉、听觉、视觉、浅感觉、深感觉等，疼痛、冷热、接触等感觉在丘脑形成意识，发生损伤引起感受功能失调，如病变对侧半身自发性疼痛、痛觉过度、深浅感觉和复合感觉障碍，其特点是上肢较下肢明显，肢体的远端较近端明显。

2）丘脑下部与水代谢、食量调节、体温调节、睡眠和觉醒调节、性功能调节有关，出现病变可发生尿崩症，贪食或厌食，中枢性高热或体温过低，嗜睡、意识不清或意识丧失，性腺萎缩或性功能亢进。

3）由于脑部的各部分都各司其职并且相互紧密配合，所以任何部分出现损伤都会使病人的正常功能受到影响。

2．脊髓

（1）脊髓位于椎管内，分 31 个节段：颈髓 8 个、胸髓 12 个、腰髓 5 个、骶髓 5 个、尾髓 1 个，呈圆柱形。

（2）脊髓前后两侧各发出一排神经，前根是传出神经，后根是传入神经，前根和后根在椎间孔处合并成脊神经，脊神经左右成对分布，共 31 对。

（3）脊神经含有感觉与运动两种神经纤维，为混合性神经。

（4）脊髓是中枢神经最低级部分，功能有两方面：一为感觉与运动的传导，使躯体、内脏与脑联系起来。二为完成某些基本的反射活动，如腱反射，也能完成排尿、排便反射，但在正常情况下由高级中枢控制下进行。

3．周围神经

（1）周围神经包括脑神经、脊神经和自主神经。

（2）脑神经有 12 对，从脑出发，主要分布于头部。

（3）脊神经有 31 对，从脊髓出发，分布于躯干和四肢。

（4）自主神经分为交感神经和副交感神经，从脑干和脊髓出发，是分布于平滑肌、心肌、腺体的传出神经，主要功能是调节内脏、心血管的运动及腺体的分泌，控制体内的物质代谢活动，保证各种生命活动的顺利进行。为了适应机体的需要，机体运动时，交感神经占优势，表现为心率加快、血压升高、支气管扩张、消化管活动抑制等。机体安静或睡眠时，副交感神经占优势，表现为心率减慢、血压降低、支气管收缩、消化管活动增强等。对于一个器官来说，交感神经的作用超过了副交感神经作用，所表现出来的就是交感神经的作用；反之，所表现出来的就是副交感神经的作用。正常情况下，这两类神经在中枢神经的统一管理下，维持着相对平衡的状态。

4．锥体外系　锥体外系是运动系统的一个组成部分，包括锥体系以外的运动神经核和运动传导束，由基底神经节（新纹状体——尾状核、壳核，旧绞状体——苍白球、黑质）和丘脑底核、红核、网状结构等组成，主要调节肌张力、肌肉的调节运动和平衡。锥体外系损害，可出现肌张力的改变，不自主多动，如帕金森综合征、舞蹈症、舞蹈样手足抽动症和扭转性痉挛等。

5．神经系统活动　神经系统活动的基本形式是反射。

（1）反射：是指机体接受内外刺激后，在神经系统的参与下作出反应的整个活动过程。例如：光线进入眼睛后瞳孔会缩小，扣击髌韧带小腿会踢起等。反射活动必须有完整的神经通路才能完成，这条通路叫"反射弧"。

（2）反射弧：由 5 个基本环节组成。

1）感受器：是感觉神经末梢在各个组织器官内形成的结构。如眼睛的感受器感受光，皮肤的感受器感受疼痛、冷热、压力等。

2）感觉神经元：将感觉从外周传向中枢。

3）联络神经元：位于中枢内，起联络作用。

4）运动神经元：将冲动从中枢传到效应器。

5）效应器：是传出神经末梢所支配的肌肉和腺体。

6）反射弧模式：感受器→感觉神经元→联络神经元→运动神经元→效应器。

【功能】

1．调节功能　神经系统通过调节和控制其他各系统的功能活动，使人的机体成为一个完整的统一体。

2．活动功能　神经系统通过调整机体所有系统功能活动，使人的机体适应不断变化的外界环境，以维持机体与外界环境的平衡。

3．发展功能　人类在长期的进化发展过程中，神经系统也在不断发展，特别是大脑皮质得到了高度的发展，产生了语言和思维，人类不仅能被动地适应外界环境的变化，而且能主动地认识客观世界，改造客观世界，使自然界更好地为人类服务，这是人类神经系统最重要的特点和功能。

（十）感觉系统

感觉系统是神经系统中处理感觉信息的一部分，包括感受器、神经通路以及大脑中与感觉和知觉有关的部分。通常感觉系统包括那些和视觉、听觉、触觉、味觉以及嗅觉相关的系统。总之，感觉系统就是物理世界与内心感受之间的变换器。人体的感觉系统器官，主要由眼、耳、鼻、舌和皮肤组成。

【结构】

感觉系统由感受器及其附属器构成。根据感受器的部位和接受刺激的来源，把感受器分为三类：

1. 外感受器　分布在皮肤、嗅黏膜、味蕾、视器和前庭蜗器等处，接受来自外界环境的刺激，如触、压、痛、温度、光、声、嗅、味等刺激。

2. 内感受器　分布在内脏和血管等处，接受来自内脏和血管的刺激，如压力、渗透压、温度和化合物浓度等刺激。

3. 本体感受器　分布在肌肉、肌腱、关节和前庭器等处，接受运动和平衡时产生的刺激。

眼、耳、鼻、舌、皮肤等，是接受内外刺激的感觉器官。

【功能】

感受器的功能是接受刺激，并将刺激转为神经冲动，该冲动经过感觉神经和中枢神经系的传导通路，传导至大脑皮质，从而产生相应的感觉。

1. 眼　具有视觉功能。

2. 耳　具有听觉和保持身体平衡的功能。

3. 鼻　具有嗅觉功能。

4. 舌　具有味觉、痛觉和冷热感觉。

5. 皮肤　皮肤覆盖在人体的表面，由表皮层和真皮层组成，是人体的一个重要器官，具有保护、排泄、吸收、调节体温、感觉等功能。

第二节　人体心理学基本知识

一、心理学简介

心理学是研究人和动物心理活动和行为表现的一门科学。

人在生活实践中与外界事物相互作用，必然要产生这样或那样的主观活动和行为表现，这就是人的心理活动，简称心理。

外界事物作用于人的感官，经过中枢神经系统的信息加工，就产生了对事物的感觉、知觉、记忆和表象，进而进行分析和思考就产生了态度，形成了情绪和意志。这种感觉、知觉、思维、情绪和意志都是人的心理活动。

任何心理活动都是一个不断变化的动态过程，称为心理过程。人的心理过程因人而异，表现出的差异既与各人的先天素质有关，也与各人的生活经验和学习程度有关，这就是常说的人格或个性。

心理过程和人格都是心理学研究的重要对象。心理学还研究人的正常和异常的行为表现。总之，心理学是人类为了认识自己而研究自己的一门基础科学。

心理学研究范围包括认识过程、情绪、意识、人格、社会适应等。其中认识过程又包括：感觉与知觉、学习与记忆、思维与想象等。

（一）认识过程

1．感觉与知觉　感觉是人的大脑对直接作用于感觉器官的事物个别属性的反应。直觉是人的大脑对直接作用于感觉器官的事物的整体反应。

2．学习与记忆　学习是人通过练习和经验促使行为发生持久改变的过程。记忆是人的大脑对过去的经历发生信息的输入、编码、储存和提取的反应，分感觉记忆、短时记忆和长时记忆三个系统。感觉记忆为瞬间记忆最长不超过 1 秒钟；短时记忆保持时间为 20 秒；长时记忆是永久和半永久的，可保持几周、几个月、几年，甚至终身。长时记忆的储存有动态变化，遗忘是记忆过程中常见的现象。

3．思维与想象　思维是人的大脑间接的概括的对客观事物的反应，是人类特有的高级认识过程。思维的主要类别有：动作思维、形象思维、抽象思维；求同思维和求异思维；习惯性思维和创造性思维。

想象是大脑对已有的表象进行加工改造并形成新的形象的过程，人类的发明创造、科学艺术都离不开想象。

（二）情绪

情绪是人受到情景刺激时，经过是否符合自己需要的判断后，所产生的生理变化、行为变化和对事物态度的主观体验。情绪的表达通过面部表情、身段表情和语言表情进行表现。根据发生的强度、速度、紧张度和持续性，将情绪的状态分为心境、激情和应急。

（三）意志

意志是人在确定目的后，克服困难，支配自己的行动，努力实现目的的心理过程。意志的品质包括：自觉性、果断性、自制力和坚韧性。

（四）人格

奥地利医生兼心理学家、哲学家、精神分析学家西格蒙德·弗洛伊德认为，人格是一个整体结构，由本我、自我、超我组成。

1．本我　是一个与生俱来的生物性本能所支配的我。

2．自我　是一个按现实原则来调节"本我"的我。

3．超我　是按社会规范、道德标准行事的我。

"本我"和"超我"的冲突不可避免，而健全的"自我"可以用一种方式把人的内心冲突降到最低限度，维持心理健康。

（五）社会适应

需要是人产生动机的基础，动机直接支配人的行为。如果需要和动机顺利实现，可以使人满足，从而使人增强对社会的适应。但是，当人的需要和动机不能顺利实现，会使人产生挫折，出现痛苦、紧张、焦虑或愤怒的情绪。挫折可以引发应对措施，而应对措施是否恰当，对人的身心健康影响极大，也影响人的社会适应能力。

人的需要结构很复杂，美国心理学家马斯洛把需求分成生理的需要、安全的需要、爱与归属的需要、尊重的需要和自我实现的需要等五类，依次由较低层次到较高层次。

1. 生理的需要 人对食物、水、空气和住房等需求都是生理的需要，这类需求的级别最低，人们在转向较高层次的需求之前，总是尽力满足这类需求。

2. 安全的需要 人对人身安全、生活稳定和免遭疾病威胁的需求都是安全的需要。和生理的需要一样，在安全需要没有得到满足之前，人们唯一关心的就是这种需要。

3. 爱与归属的需要 友谊、爱情的需求都是爱与归属的需要。当生理需要和安全需要得到满足后，爱与归属的需要就会凸显出来。

4. 尊重的需要 对成就或自我价值的个人感觉，他人对自己的认可与尊重，都是尊重的需要。有尊重需要的人希望别人能接受他们，认为他们有能力，能胜任工作，他们关心的是成就、名声、地位和晋升机会。

5. 自我实现的需要 自我实现需要的目标是自我实现或者是发挥潜能。达到自我实现境界的人，能接受自己也能接受他人，解决问题能力强，自觉性高，善于独立处理事情，运用最富于创造性和建设性的技巧，尽量发挥自己的才能。

在特定时间内，人可能受到各种需要的激励。任何人的需要层次都会受到个人差异的影响，并且会随时间的推移而发生变化；但是马斯洛认为，人们总是优先满足生理需求，最难以满足的是自我实现的需要，而自我价值的实现只有在社会活动中才能体验到。

二、心理健康的标准

什么是健康？世界卫生组织的定义是：健康不仅仅是没有疾病，而是包括三个方面，即：身体健康、心理健康和社会功能良好。这三方面都健康，才是全面的健康。三者互相促进、互相影响。心理健康促进身体健康，身体健康促进心理健康。心理卫生对心理健康标准的定义可以归纳为以下六个方面：

1. 认知健全适应 个体能正确认识自己，对自己的智力结构、兴趣爱好、人格和在集体中的地位有客观、正确和全面的估价，以便扬长避短；能正确认识他人、为人际关系的发展奠定良好的基础；具有健全的认知过程，如良好的感知与记忆能力、灵活的思维、丰富的想象力和流畅的语言等。

2. 情感饱满适度 健康的情感应热情饱满而非消极滞钝；反应适度而非喜怒无常；并有乐观愉快的主导心境。另外，情绪的表现强度和持续时间应能为社会所接受。

3．意志坚强可控　健康的意志应该具有目的性。在指定和执行计划时，意志对行为的调控应符合意志的自觉性、坚韧性、果断性、自制性品质。

4．人格的和谐统一　健康的人格表现在个体对他人、对自己、对社会的态度及具备的信念、理想、世界观上。胸怀理想、充满信心、谦虚谨慎、待人热情、认真负责、富于创新是人格和谐统一的表现。

5．人际关系和谐　健康的人际关系表现在乐于交往，接触他人时持积极态度，能够理解和接受别人的思想情感，并善于表达自己的思想和情感；在人际交往中，既能悦纳他人，又能愉悦自己；在集体中，既有知己，又有广泛的朋友。

6．杜绝心理异常　预防并杜绝人格障碍、性心理障碍、成瘾及吸烟等不良行为；杜绝有超越社会规范的行为和常人难以接受的情绪等。

思考题

1．人体主要包括哪些系统？其基本结构和基本功能有哪些？

2．体循环和肺循环的模式分别是什么？

3．人的心理活动包括哪些？

4．心理学研究范围包括哪些方面？

5．美国心理学家马斯洛把人的需求分成哪几个方面？

第四章　老年人衰老表现的基本知识

本章重点概述

衰老是人在生命过程中，生长发育达到成熟期以后，机体的形态结构和生理功能出现的一系列退行性变化，这是一个正常的生理变化过程，其过程是逐渐发展的。而老年人的各种生理活动的变化和衰退，或多或少地影响老年人的心理活动。本章从老年人的生理及心理改变方面进行重点阐述。

第一节　老年人的生理改变

一、老年期的划分

人的衰老是一个逐渐演变的过程，在医学上分生理年龄和历法年龄。

（一）生理年龄

是根据人的生理功能变化的水平来计算人的年龄，也就是人的自然寿命。

（二）历法年龄

是目前通用的从出生之日算起，活多少年就算多少岁的年龄，这个年龄只能代表人体存活的时间。

（三）根据历法年龄划分的时期

1．发育期　从出生到 20 岁，人体内各组织器官日益成长完善。

2．成熟期　为 20～40 岁，人体内各组织器官生长缓慢或停止生长，基本维持在相对恒定的水平上。

3．渐衰期（衰老前期）　为 40～60 岁，人体内各组织器官的功能逐渐转向退行性变，免疫功能逐渐降低，许多老年病在此期开始发生。

4．衰老期（老年期）　60 岁或 65 岁以后，人体的衰老变化更为明显。

5．老年期的开始时间　西方有些学者将老年期定为始自 70 岁，日本提出从 75 岁开始，俄罗斯提出定为 75 岁，我国及联合国老龄问题世界大会仍定为 60 岁，也就是说目前国际上通用的是：60 岁以上为老年期。

二、人体衰老的时间表

见表 4-1。

表 4-1　人体衰老的时间与表现

组织器官	衰老时间	表现
皮肤	女性：19 岁 男性：35 岁	面部皮肤开始逐渐变粗糙
头发	女性：35 岁 男性：30 岁	开始变白
肌肉	30 岁	弹性下降
骨骼	35 岁	骨质中有机成分和蛋白质逐渐减少，逐渐出现骨质疏松，使骨的脆性增加
牙齿	40 岁	牙齿逐渐出现龋齿、松动，甚至脱落
肺活量	20 岁开始 40 岁加重	稍一走快出现气喘
大脑	20 岁开始 40 岁加重	40 岁后脑细胞以每天 1 万个的速度递减，从而影响大脑功能
心脏	40 岁开始	45 岁以上男性和 55 岁以上女性心脏功能开始下降，活动量稍大，出现心慌，患心脏病的概率增大
眼睛	从 40 岁开始	出现"老花眼"、"白内障"等
肾	从 50 岁开始	出现夜尿增多
前列腺	从 50 岁开始	引发了男性前列腺增生一系列问题
听力	从 55 岁开始	60 岁以上的人有半数会因为老化而导致听力下降
肠道	从 55 岁开始	人体消化功能下降，肠道疾病增多，发生便秘的概率增大
味觉和嗅觉	从 60 岁开始	令人食之无味
膀胱	从 65 岁开始	逐渐丧失了对排尿的控制，忽然间收缩，出现尿急，但是排尿很少。膀胱肌肉伸缩性下降，使得其中尿液不能彻底排空，容易发生尿路感染
肌腱	从 60 岁开始	容易发生肩周炎、腰酸、腿痛等疾病
肝	从 70 岁开始	是人体内唯一能挑战衰老进程的器官

三、衰老的整体表现

尽管人的衰老大约从 20 岁开始，但是，直到 40 ~ 59 岁的范围内，人衰老的特征还不能普遍表现出来。到 60 岁以后，衰老特征才会明显表现。可以说衰老是随着时间的流逝而表现出来的生命过程。

人的整体水平的衰老变化通过外表一目了然，如：头发变白、脱落；额头、眼角出现皱纹；上眼睑下垂，下眼睑水肿，眼裂变小；听力减弱，视力下降，嗅觉不敏感，

47

味觉降低；皮肤松弛，出现老年斑；脊柱弯曲，身高缩短，出现驼背；肌肉无力，出现步履蹒跚，行动迟缓，反应迟钝，逐渐达到老态龙钟的地步。

四、衰老的特点

1. 普遍性　人在大致相同的时间内都能表现出来的衰老表现。
2. 渐进性　人的衰老不是突然发生的，而是持续渐进的演变过程。
3. 内在性　衰老是人固有的特性，受环境的影响，但不是环境造成的。
4. 不可逆性　已经表现出来的衰老变化，是不会消失和恢复的。
5. 危害性　不断的衰老，使组织器官功能逐渐下降，直到丧失；人的机体越来越容易发生疾病，最终死亡。

五、人体组织器官的衰老

（一）运动系统衰老表现

1. 骨骼的衰老　人在中年以后，骨质中有机成分和蛋白质就会逐渐减少，出现骨质疏松。骨质疏松已成为困扰老年人群的主要疾病，其发病率紧随糖尿病、阿尔茨海默病（老年性痴呆），跃居老年疾病的第三位。

骨质疏松的常见症状和危害有：

（1）疼痛：疼痛是骨质疏松最常见的症状，以腰背痛多见，仰卧或坐位时减轻，直立时后伸或久立、久坐时加剧，日间疼痛轻，夜间和清晨醒来时加重，弯腰、肌肉运动、咳嗽、大便用力时加重。

（2）身高降低：发生骨质疏松后，脊椎容易压缩变形，使老人身高降低。

（3）骨折：骨质疏松症最常见和最严重的并发症是骨折。即使是在不大的外力作用下，也可悄然发生腰椎压缩性骨折、桡骨远端骨折、股骨近端和肢骨上端骨折。发病率为 27.5%～32.6%，许多患者因此致残，50% 的患者需全天候生活护理，20% 的患者需常年照顾。此外，尚有 15% 左右患者会因各种并发症而死亡，存活者也会因残疾致使生活质量降低，给家庭和社会带来沉重的负担。

（4）呼吸功能下降：因发生胸廓畸形，使肺活量和换气量明显降低，出现胸闷、气短、呼吸困难等症状。

2. 肌肉的衰老　随着年龄增长，骨骼肌逐渐萎缩，弹性下降，收缩力减弱，不但造成老年人手握力降低，背部肌无力，还很容易发生腰肌扭伤。

3. 关节的衰老　关节发生衰老性退化，好发骨关节病。骨关节病可发生于全身各个关节，但以膝关节、髋关节、脊柱、手指关节最多见，主要症状是有不同程度的疼痛，其疼痛的特点是：活动开始时明显，活动后减轻，负重和活动过多时又会加重。

（二）呼吸系统衰老表现

1. 鼻的衰老　老年人鼻腔黏膜变薄，腺体萎缩，分泌减少，对气流的加温和过滤功能降低，使呼吸通道的整体防御能力下降，容易患感冒。

2. 气管和支气管的衰老　随年龄增长，气管及支气管管壁黏膜发生萎缩和退化，

48

使黏膜的纤毛功能降低，保护性咳嗽反射的敏感性降低，小气道分泌物增多，黏度增大，造成细小支气管分泌物滞留，利于细菌、病毒繁殖，常反复发生呼吸道感染。

3．肺的衰老　肺组织中肺泡总数减少，肺泡壁变薄，肺泡弹性纤维变性，使肺泡扩张，肺泡内气体潴留，形成肺气肿。还表现在肺毛细血管数目减少，肺血流阻力增加，导致肺的换气能力降低。这些变化让老年人呼吸频率增快，出现呼吸急促，体力活动增大时更为明显。

4．胸廓的衰老　衰老使脊柱、胸骨、肋骨和肋间肌都会发生钙化变硬，造成脊柱后凸，胸骨前凸，形成桶状胸，导致胸廓和肺的扩张受限，呼吸动度缩小，肺活量降低，咳嗽能力下降、痰液排出不畅，另外伴有全身免疫力下降，老年人容易发生气管和肺部的炎症，甚至引发肺源性心脏病，严重威胁健康和生命。

（三）消化系统衰老表现

1．口腔的衰老　老年人牙齿松动甚至脱落，骨骼的结构和咀嚼肌退化，导致咀嚼功能减弱，食物不易嚼烂，出现吞咽困难。舌上味蕾减少萎缩，造成味觉减退，出现食之无味。

唾液腺萎缩，分泌唾液的能力下降，造成口干。很多老人因此在食物的选择上受到限制，只能进软食、精食，结果造成相应的营养素缺乏。

2．食管和胃的衰老　由于消化道平滑肌萎缩，导致胃的运动和紧张性减弱，使老年人食管和胃输送食物的功能均下降。食物在胃内停留时间延长，易发酵产气导致腹胀。

胃的黏液细胞分泌减少，使胃的屏障保护能力下降，胃黏膜很容易受到胃酸和胃蛋白酶的侵蚀，导致胃黏膜发生糜烂、溃疡、出血。

胃的腺细胞分泌减少，使胃的蛋白消化作用和胃酸的灭菌作用均降低，易发生胃肠炎症。

3．小肠的衰老　小肠上皮细胞减少，肠壁黏膜萎缩，各种消化酶分泌减少，老年人易发生消化功能不良。

小肠平滑肌变薄，肠蠕动减退，肠道血管硬化，肠壁血流量下降，老年人易发生吸收功能不良。

吸收功能不良主要表现在小肠对木糖、钙、铁、维生素 B_1、维生素 B_{12}、维生素 A、胡萝卜素、叶酸以及脂肪的吸收减少。因为脂肪吸收减少，老年人进食油腻食品易发生腹泻。

4．大肠的衰老　随着年龄增长，结肠的蠕动逐渐减弱，对扩张的感觉不敏感，对内容物的压力感觉降低，导致食物残渣在肠道内停留时间延长，老年人常出现排便无力或便秘。

5．肝的衰老　肝发生增龄性缩小，肝血流量也减少，60 岁时的肝内血流量比 20 岁时减少 40% ~ 50%。血流量的减少使肝吸收营养、代谢和清除毒素的能力也相应减弱，和青年人相比其代谢和解毒功能平均要下降 40% 以上，所以老年人的饮食和服药要严格控制，过量会发生代谢紊乱或中毒。

6. 胆囊的衰老　胆囊收缩功能减弱，胆汁在胆囊内过度浓缩，使胆固醇沉积，易引起胆石症和胆囊炎。

7. 胰腺的衰老　老年人胰腺细胞萎缩，胰岛细胞变性，如果胰岛素分泌减少，影响血液中葡萄糖的分解利用，易发生糖尿病。

（四）泌尿系统衰老表现

1. 肾的衰老　由于肾小动脉硬化，肾血流量减少，肾单位减少，肾萎缩，导致肾小球滤过率、肾小管和集合管的重吸收降低，使老年人容易发生脱水和电解质紊乱，以致影响心脏功能，导致心力衰竭。并且，肾对尿的浓缩能力也减弱，所以老年人易出现多尿、夜尿增多等症状。

2. 膀胱的衰老　由于膀胱肌萎缩、变薄，尿道纤维组织增生、变硬，括约肌萎缩，膀胱容量减少及神经调控功能的改变，老年人膀胱常发生不自主收缩，出现尿急、尿频、尿失禁等现象。

3. 尿道的衰老　由于尿道肌肉萎缩、变硬，出现排尿无力，尿流变细。

男性老人伴前列腺肥大，还会出现排尿淋漓不断，或者排尿困难，甚至尿潴留。尿潴留是泌尿道感染的重要因素。

女性老人因为尿道短而括约肌收缩不良，容易发生尿失禁和尿路感染。

（五）生殖系统衰老表现

1. 男性的衰老　男性在50岁以后，睾丸逐渐发生退行性变，使精子生成减少，活力降低，性功能逐渐减退。60岁时睾丸明显缩小，70岁时已经缩小到12岁的水平，性功能明显减弱或完全停止，并伴有不同程度的前列腺肥大或增生。男性在55～65岁进入"更年期"，会发生头晕、耳鸣、眼花、失眠、焦虑、易激动、记忆力减退、心悸、出汗、血压波动、肥胖、关节肌肉疼痛等表现，但是，症状没有女性明显。

2. 女性的衰老　由于性腺功能减退，女性一般在40岁后内分泌功能发生变化，卵巢排卵不规则，月经不调，直至排卵停止、闭经，失去生育能力。从壮年期到老年期有一个过渡期称为围绝经期（俗称更年期）。女性围绝经期一般在45～50岁，此期会有一系列生理功能改变，如头晕、耳鸣、眼花、失眠、焦虑、易激动、记忆力减退、心悸、出汗、血压波动、肥胖、关节肌肉疼痛等表现。女性性腺功能减退后，由于雌激素水平降低，会使骨骼的骨胶原、钙盐含量降低，导致骨质疏松，出现全身酸痛、乏力，易骨折。雌激素缺乏还降低了对冠状动脉硬化的抑制作用，增加了罹患冠心病的机会。

（六）内分泌系统衰老表现

1. 脑垂体的衰老　衰老使脑垂体实质细胞减少、结缔组织增生，对甲状腺、肾上腺、性腺的负反馈受体敏感性降低。

2. 甲状腺的衰老　衰老使甲状腺功能减退，甲状腺素合成分泌减少，导致机体的整体基础代谢率下降，使老年人常出现便秘、倦怠、怕冷、心率减慢、皮肤干燥等症状，还会使血中胆固醇含量增高，加重动脉硬化。

3. 甲状旁腺的衰老　衰老使甲状旁腺素分泌减少，引起血钙降低，影响骨的代谢，使老年人容易发生骨质疏松症。

4. 胸腺的衰老　胸腺衰老使老年人免疫功能降低，容易患自身免疫性疾病。如：

甲状腺功能亢进、糖尿病、重症肌无力、慢性溃疡性结肠炎、恶性贫血伴慢性萎缩性胃炎、肺出血、肾炎综合征、天疱疮、胆汁性肝硬变、多发性脑脊髓硬化症、系统性红斑狼疮、口眼干燥综合征、类风湿关节炎、强直性脊柱炎、硬皮病等。

5. 肾上腺的衰老 随着年龄增长，肾上腺皮质激素的分泌逐渐减少，使老年人对有害刺激的应激能力减弱，对细菌毒素的耐受能力下降，发生外伤或感染时，机体的抗炎、抗毒、抗休克能力均降低。

6. 胰腺的衰老 随着年龄增长，胰岛 β- 细胞功能降低，胰岛素分泌减少，造成老年人葡萄糖耐量降低，血糖水平增高，易发生糖尿病，还能引起脂肪代谢紊乱，出现血脂升高、动脉硬化，引起心血管系统发生严重病变。

7. 性腺的衰老 男性的睾丸、女性的卵巢的衰老，使老年人丧失生育能力。女性出现围绝经期综合征；男性老年人还会伴有前列腺肥大或增生；女性老年人易发生骨质疏松，冠心病的发病率也明显增高。

（七）免疫系统衰老的表现

骨髓、胸腺、脾、淋巴是免疫系统的主要器官。人到老年，骨髓含量减少，60 岁时仅为年轻人的一半。胸腺萎缩，40 岁时仅余 6% ~ 7%。免疫器官发生萎缩，使老年人的免疫防御功能、免疫稳定功能、免疫监护功能均降低，这是老年人容易发生感染性疾病和肿瘤的原因之一。有资料证明，99% 的疾病是因为免疫力的减退而造成的，而疾病会严重影响人的健康，导致死亡。

此外，老年人对异源性抗原的抗体反应下降，但对自体组织成分的抗体反应增强，会导致各种自身免疫性疾病，如：甲状腺功能亢进、糖尿病、重症肌无力、慢性溃疡性结肠炎、恶性贫血伴慢性萎缩性胃炎、肺出血、肾炎综合征、天疱疮、胆汁性肝硬变、多发性脑脊髓硬化症、系统性红斑狼疮、口眼干燥综合征、类风湿关节炎、强直性脊柱炎、硬皮病等。

由于免疫系统清除机体代谢产物能力降低，使一些淀粉样蛋白在许多器官里逐年沉淀，如大脑、心肌、主动脉、胰腺等，这也是衰老的一个指标。

（八）循环系统衰老表现

1. 心脏的衰老

衰老使老年人心肌顺应性降低，心输出量储备能力下降，心脏代偿功能减弱，耐受负荷的能力降低，突然过重的心脏负荷，很容易引起心力衰竭。

心肌和心脏瓣膜出现退行性改变，使心肌自律性和传导性降低，容易发生心律失常，如：房性期前收缩（早搏）、室性期前收缩（早搏）、心房颤动等。

65 岁老年人的心输出量仅为青年人的 60% ~ 70%。由于心搏出量减少，易导致全身各组织器官血液供应不足，如发生脑缺血，出现眩晕、嗜睡、无力等症状。

2. 血管的衰老

血管的衰老表现为血管硬化。冠状动脉硬化使冠状动脉管腔变窄，发生冠心病。大动脉管壁硬化，弹性减退，使老年人收缩压增高，若同时伴有小动脉硬化，舒张压也会增高。无论收缩压增高还是舒张压增高都是高血压病的表现。

脑动脉硬化随年龄增长而加重，资料显示，65 岁以上老年人约有 50% 发生脑缺血病灶。

血管的衰老还表现为静脉血管壁弹性减退，使血液反流缓慢，导致老年人容易发生静脉淤血，表现为皮下淤血、痔疮，下肢水肿、血栓等。

由于老年人颈动脉窦、主动脉弓压力感受器敏感性降低，血压易受体位改变的影响，从卧位突然转变为直立位时，可发生直立性低血压，出现站立不稳，视力模糊，头晕目眩，软弱无力，大小便失禁，严重时发生晕厥等。

（九）神经系统衰老表现

1. 大脑的衰老　资料显示：人体储备的脑细胞大约有 150 亿个，50 岁后每天约有 10 万个脑细胞发生变性、死亡，使脑组织萎缩，脑重量减轻，脑室和蛛网膜下隙扩大。脑细胞中的脂褐素增加，形成神经系统内的"老年斑"，严重影响脑细胞的正常功能。

脑老化的主要表现是健忘、感知觉减退、思维敏捷性降低、学习和语言能力下降、情绪不稳定，表现为感情脆弱，易激惹、爱唠叨、对事物的兴趣范围变小，常有孤独感和自卑感，行为和思维刻板，发生多疑、焦虑、恐惧、抑郁，甚至痴呆。

2. 脊髓的衰老　脊髓的衰老主要表现在运动神经细胞减少、变性，使老年人出现运动障碍，如：运动起始缓慢，力量减弱，精确度降低。

3. 周围神经的衰老　周围神经的衰老变化主要是神经束内结缔组织增生，神经纤维变性，表现为睡眠时相变化，出现晚上不睡，白天迷糊，使睡眠质量下降，产生抑郁，对新鲜事物不敏感，想象力减弱，近期记忆力明显衰退。

4. 传导通路的衰老　衰老使神经系统的各种感受器、效应器发生退变，神经纤维传导速度减慢，中枢神经调控功能降低，使机体的自稳态和适应环境的能力减弱，出现反应迟钝、行动迟缓、运动震颤、平衡失调等。

（十）感觉器官衰老表现

1. 眼睛的衰老　老年人眼眶内脂肪减少，眼球松弛内陷，眼裂变小；角膜失去光泽和透明度，边沿处出现老年环；结膜脂肪浸润，"白眼球"变的浑浊；晶状体弹性降低或硬化，出现老花眼或白内障；玻璃体浑浊，眼前漂浮小黑影，虽不影响视力，但干扰视线；视网膜对强光的耐受性下降；泪腺分泌减少，眼睛感觉干燥。

2. 耳朵的衰老　内耳、耳蜗和大脑颞叶的听觉细胞减少，中耳的听骨、鼓膜发生退行性变，有关肌纤维萎缩，导致听力下降乃至耳聋。

3. 鼻的衰老　嗅觉退化，对气味的敏感性降低，对周围出现的有害气体不敏感，容易发生危险。

4. 舌的衰老　舌上的味觉细胞减少，对味道的感觉明显降低，觉得吃饭没味道。

5. 皮肤的衰老　因为新陈代谢降低，胶原蛋白合成减缓，皮下脂肪减少，皮肤变薄、松弛、弹性下降；真皮和表皮的嵌合度降低，导致皱纹增多，容易擦伤、起泡，受压部位容易发生压疮；皮肤表面小动脉硬化，汗腺、皮脂腺、毛囊萎缩，使皮肤干燥、粗糙、脱屑、瘙痒，毛发变白、脱落；同时温度觉、运动位置觉、痛觉都有不同程度的减退。随年龄增长，以上改变越来越明显。

第二节　老年人的心理改变

一、老年人心理改变的因素

（一）身体因素

1. 衰老的因素　由于人的心理活动以神经系统和其他器官功能为基础，老年人因为机体功能下降心理也随之发生改变，具体表现如下：

（1）感觉与知觉衰退：表现为眼睛老化；听力下降；痛温觉迟钝；味觉不敏感；睡眠时间减少；对事物反应缓慢；动作不如从前灵活；性格由外向转为内向；深居简出，懒于交际。

（2）学习与记忆衰退：表现为兴趣爱好减少；对新鲜事物缺乏好奇心；不喜欢参加集体活动；害怕学习新知识；电话号码反复记不住；很多熟人的名字想不起来；读书看报记住的不如忘记的多；刚说过的话一转身就忘了；常常记不起随手放的东西。

（3）思维与想象衰退：表现为语言表达能力下降，讲话变得啰嗦缓慢；幻想越来越少，理想逐渐丧失；不容易集中注意力，思考问题迟钝，概念形成缓慢；习惯心理巩固，不接受新鲜事物。

（4）情绪改变：表现为情感不稳定，常有莫名其妙的焦虑；看不惯年轻人的言行，对喧闹感到烦躁；有时候对刺激趋向冷漠，对喜怒哀乐反应强度降低；有时候对刺激反应强烈，情绪难以抑制，变得敏感多疑，对捕风捉影、似是而非的事往往很认真，常把听错、看错的事当作对他的伤害而感到伤心不已；常回忆已故亲友，联想自己悲悲戚戚；还会因为体弱多病、居住条件差、医疗条件差、经济拮据、家庭矛盾多、子女不关心、缺乏亲友照顾，而变得自卑、暴躁、易怒、忧郁、不安、孤僻、古怪，甚至不近人情。

（5）意志衰退：表现为丧失探索精神、做事犹豫不决、缺乏毅力和韧性；对下决心要做的事情拖拖拉拉，迟迟不行动，进而放弃；害怕困难，喜欢凭老经验办事；遇到挫折，悲观失望，丧失勇气。

（6）人格改变：前面讲过人格由本我、自我和超我组成。本我是人格最原始的部分，是无意识的，是与生俱来的本能的冲动，主要是性的生物本能和攻击破坏欲望的本能。自我是人格的执行部门，通过自我调节，既可以满足本能的冲动，又要考虑外界的现实环境，以保护个体的安全。而超我却是人格的指挥中心和监督自我的监管者，是最文明的人格部分。超我以在长期接受教育的过程中所形成的学识、教养、良心、道德和社会行为规范不断塑造个体的行为。

人格的三部分平衡协调使个体形成稳定的人格品质，一旦平衡失调，就会导致心理变态，又叫心理障碍。老年人因为衰老造成神经系统和器官的功能下降，导致本我、自我、超我三者关系失去平衡，引起了人格发生改变。

神经系统功能衰老的特点是后形成的能力先消失。最文明的人格部分——"超我"是在人的成长过程中后形成的。衰老让"超我"的作用减退乃至逐渐消失，使原始的

"本我"表现突出，让老年人随着增龄而发生了不同程度的自私、多疑、适应性差，甚至无视道德标准和社会行为规范而随心所欲的人格变化。

（7）社会适应改变：前面讲过马斯洛的需要学说，学说中提出人有五种需要。其中自我实现的需要，只有在社会活动中才能体验。

老人们在过去的长期工作生活中形成了自己的信念，用以指导自己的行为。他们多数经验丰富、阅历广泛，所形成的信念持久稳定，不容易被说服，衰老后，他们退出了社会发展的主阵地，成为社会的赡养群体。这种改变影响了他们的需要。使他们觉得过去努力了一辈子，如今老了，没有用了，要求自我实现的理想破灭了，使得自尊与被尊重的愿望淡漠了，而产生失落、悲观，导致易激惹，他们常常不赞成别人的意见和看法，顽固地坚持着自己的观点和习惯，表现得固执己见、刚愎自用，使自己一步步地越来越不适应社会，甚至对社会产生对抗心理。

2．疾病的因素　近年来，医学界越来越重视心理与疾病的关系。研究证明，强烈的、持久的不良情绪，可影响机体各个系统的正常生理功能，如果这种影响持续时间过长，这些生理功能的障碍会进一步加重和发展，导致出现病理性变化，成为心身疾病。老年人常见的心身疾病主要有高血压、冠心病、糖尿病、支气管哮喘等。此外，心理、情绪对癌症的发生、发展，以及对精神疾病的发生、发展都有着密切的关系。而所有的躯体疾病和精神疾病，同时也影响着老年人的心理健康。如脑动脉硬化症、高血压病，轻则会削弱老年人的记忆力和工作、生活能力，严重的则可引起智能减退和痴呆，长期卧床不起、生活不能自理的老年人，更容易产生抑郁、焦虑、怀疑、孤独、依赖和消极的心理。

3．对死亡恐惧的因素　人们对于死亡的原始反应就是恐惧。即便在今天这样文明的时代，人类仍然害怕面对死亡。

Elisabeth Kubler-Ross 博士是一位瑞士心理学家。她的研究发现，每个病人面对死亡时都要经过一个痛苦周期。这项研究成果在心理学方面树立了一个里程碑。

（1）第一个阶段的反应是震惊。病人对听到"死亡宣判"的第一个普遍反应是"不可能"。

（2）第二个阶段的反应是拒绝。开始常常会听到病人说"这不可能发生在我身上"的陈述。

（3）第三个阶段的反应是气愤。这种气愤往往针对上帝、针对老天爷，或者针对运气等。

（4）第四个阶段的反应是讨价还价。病人往往寄希望于老天或医生能够延长他们的生命，并常常许愿以改变某种行为为代价。

（5）第五个阶段的反应是悲伤。这个时期延续的时间最长。这个时候的病人主要特点是沮丧、抑郁和性格改变。

（6）第六阶段也是最后一个阶段的反应是接受。一旦到达这个阶段，病人往往会尽可能地完成未达成的夙愿。这时他们的心理活动已经趋向平静，并且对死亡不再恐惧。

（二）社会因素

1．从职业角色转变为闲暇角色的因素　老年人一旦退休，从几十年有规律、有责任的职业角色，突然一下子转变为无所约束、自由自在的闲暇角色，会因心理不适应而产生失落、惆怅、空荡、寂寞的情绪，易诱发心身疾病或加重原有的心脑血管病。

2．从主体角色退化为配角引起的因素　尽管政府提倡并制定了各项政策，让老年人"老有所养，老有所医，老有所学，老有所教，老有所乐，老有所为"等，但是，老年人离退休后，存在政治地位下降，社会活动范围变窄，权力和晋升机会丧失，经济收入减少，从社会发展的主要力量变为社会的赡养群体等问题。面对这种落差，如果没有一个良好的心态，就会不习惯、受不了，心理失去平衡，产生悲观、失望情绪，生出许多烦恼。

这些烦恼也会诱发心身疾病或加重原有的心脑血管病。

（三）家庭因素

1．家庭经济状况的因素　老年人离退休以后，经济地位也在下降。对于离休的老人，尽管党和政府采取了"基本政治待遇不变，生活待遇略为从优"的政策，工资收入不仅没有改变，而且还根据其参加工作的不同时期增发了补贴，但是与在位时相比，除了工资以外，补贴和奖金则会明显减少。对于退休的老人，退休后不但补贴和奖金被取消，工资也要按折扣发放。老年人挣钱的机会减少，花钱的地方却增多，如：自己看病吃药，子女结婚买房，儿孙上大学，养育第三代等都可能引发家庭经济危机。家庭经济状况不良，会让老年人产生受苦受累一辈子，前景黯淡的想法，引发悲观失望的心理障碍。

2．家庭人际关系的因素　老年人在离退休前，为了工作，早出晚归，和家人接触不多，很少产生矛盾。老年人退休后，自以为享清福，过自由自在的生活，早上睡懒觉，晚上看电视，三餐无规律，夜里不休息，使得儿女、孙子不得安宁。一家人的和睦气氛出现阴影，有时引发争吵，老年人不会找自己的原因，反而对子女失望、埋怨、敌对、愤愤不平，影响老人心身健康。此外，老年夫妻关系的角色也有变化。由于老年妇女身体健康的往往要比老年男性多一些，因此，老年妻子对丈夫的照顾比过去多了，从以前受丈夫保护转为保护丈夫，在家庭中的管理权和发言权比过去多了。而退休后的老年丈夫社会活动减少，家中承担的事务增多，不自觉地在某种程度上变得婆婆妈妈。从性别角色上看，男性和女性的差别在日益缩小，气质上开始趋于中性。

3．空巢的因素　空巢老年人在失去了社会角色、职业角色之后，常常把精力都集中在对子女的关心照顾上，子女的离去使老人失去了服务的对象和生活的目标，破坏了原有的忙碌而有节律的生活规律，老年人会因为精神空虚，无所事事，而产生失落感、孤独感、衰老感、抑郁症和焦虑症。

4．丧偶的因素　生老病死是不可抗拒的自然规律，随着年龄的增长，老年人夫妻双方突然有一位病故，会引发丧偶老年人的心理障碍。丧偶老年人的心理变化通常比较剧烈，其心理活动可分为五个阶段：

（1）第一阶段是震惊阶段。老年人把所有的心理活动集中在死者。许多老年人痛不欲生，到了欲死不能的地步，他们整天啼哭，甚至拒绝将死者火化或下葬。

（2）第二阶段是情绪波动阶段。老年人对逝者和其他人发怒或带有敌意。恨老伴撇下自己孤苦伶仃，埋怨子女亲友不理解自己，常常对着老伴的照片生闷气，并且迁怒于其他人，无缘无故地和人争吵、赌气。

（3）第三阶段是孤独感产生阶段。老年人失去老伴，旧的依恋关系不复存在，悲伤的情绪开始向他人发泄，像祥林嫂一样，常常不顾别人是否愿意听，对所有人诉说自己的不幸，希望得到别人的同情、支持和帮助。

（4）第四阶段是宽慰自我阶段。老年人已经清楚地意识到，老伴永远地失去了，正常的生活已彻底打乱了，整个心被绝望占据。

（5）第五阶段是重建新模式阶段。老年人开始从绝望中撤退，向往正常的生活并开始重新组建新的生活。这一阶段，他们把自己的情感转移到其他人或其他事上去，主动地压抑悲痛的情绪，从表面上看，情绪好像恢复正常。

以上各阶段的时间长短，因人而异。总的来说，丧偶老年人的心理是消极的。长期孤独生活的老年人，如果再伴有躯体疾病，常可产生抑郁、绝望的情绪，甚至出现自杀企图或行为。

二、老年人常见的心理问题

1．失落　由于社会角色的转变，老年人容易产生无价值感和不被重视的失落心理，常常表现出两种情绪：一种是沉默寡言，表情淡漠，情绪低落，凡事无动于衷；一种是急躁易怒，牢骚满腹，对周围事物看不惯。

2．孤独　由于社会及家庭地位的改变，疾病导致的行动不方便，老年人社会活动减少，人际交往变少，容易产生空虚寂寞、孤独绝望的心理，表现的烦躁无聊，自卑，不愿意出门，怕见熟人，整天待在家里与世隔绝。

3．抑郁　有的老人在职时前呼后拥，人来人往，一旦离职，门可罗雀，产生孤单寂寞感觉；有的老年人从退休前有明确工作时间、明确工作任务、较多人际交往的社会环境中，突然退到狭小的家庭圈子里不适应，觉得生活单调；还有的老年人因为失去配偶或家庭不和，产生焦虑；以上原因都会让老年人产生抑郁情绪。

4．恐惧　有些老人因为体力较差，生活能力降低，需要他人帮助，但又怕增加儿女负担，害怕家人嫌弃；有些久病卧床的老年人对疾病痊愈缺乏信心，认为自己成了家人的麻烦和累赘，产生厌世的心理。还有些老年人总是怀疑自己有病，思想上疑虑重重，对死亡充满了恐惧。

5．健忘　随着年龄逐渐增大，身体日趋衰老，老年人的智力水平也会随之下降，表现为远期记忆增强，近期记忆减退。对自己的过去，唠叨不休。对眼前发生的事情转身就忘。离家忘记关门；手里拿着东西，还东找西找；刚刚吃过饭说没吃，刚刚喝了水说没喝；才把朋友送出门，就忘记了谁来看过他，这些都是老年人十分常见的健忘现象。

三、老年人与心理问题有关的常见疾病

1．头痛　根据研究，有99%的头痛病人患的是"神经性头痛"。有些老年人敏感多疑，固执己见，不愿与人交往，而且胆小怕事，谨小慎微，爱钻牛角尖，遇到不称心如意的事想不开，眉头紧锁，造成额部、头部和颈部的肌肉收缩，时间长了就产生

了"紧张性头痛"。

2．高血压 血压的形成需要有三个因素参与：心脏的收缩力、血管的弹性和血液的容量。人在紧张、忧虑、恐惧、愤怒的情绪下会使心肌收缩力加强，血管痉挛，血管腔变窄，导致血压增高，久而久之，会引起人体神经-内分泌系统对血压的调节机制发生改变，形成高血压病。

3．冠心病 心脏是循环系统的动力中心，它的血液供应依靠冠状动脉，如果长期性情急躁，容易激动，好与人争，不易满足，可能引起神经-内分泌的改变，引起脂肪代谢紊乱，造成血液中胆固醇增高。一些脂类物质沉积于冠状动脉管壁，发生冠状动脉粥样硬化，引起冠状动脉缺血，引起心绞痛，导致冠心病，甚至心肌梗死。

4．胃、十二指溃疡 情绪对消化系统的影响最明显。只要心情不好，首先影响食欲，再好的饭吃到嘴里也味同嚼蜡，腹部不适，所谓"愁得茶饭不思""急得五脏俱焚""悲伤得肝肠寸断"，都说明了胃肠是最能表达情绪的地方。不良的情绪会影响胃液的正常分泌和胃的正常运动，使胃酸分泌过多，发生胃、十二指溃疡。出现泛酸、嗳气、上腹部饥饿性疼痛等症状。

5．溃疡性结肠炎 结肠的主要功能是吸收水分，长期紧张、焦虑、愤怒、恐惧可使神经-内分泌系统失调刺激肠蠕动，使结肠持续性收缩，造成肠腔变窄，肠黏膜分泌增多，肠黏膜血管变脆，导致结肠下端和直肠的黏膜发生溃疡、化脓、出血，形成溃疡性结肠炎，表现为腹痛，大量脓血便。

6．癌症 统计表明，3/5的病人在得癌症前都受过情绪上的打击，有专家认为："情绪可能是癌细胞的促活剂"。调查显示：癌症患者往往是两种极端性格的人。要么性格急躁，缺乏修养，争强好胜，咄咄逼人。要么性格郁闷，感情矛盾，沉默寡言，孤僻离群。长期的不良情绪会使人的免疫力降低，诱发癌症。

7．阿尔茨海默病（老年性痴呆） 目前，阿尔茨海默病的发病原因不明，但是，中医"喜伤心，怒伤肝，思伤脾，悲、忧伤肺，惊、恐伤肾"的七情论述，说明了心理活动和躯体的生理活动密切相关。突然强烈或长期的情志刺激，超过人体调节的适应范围，使人体功能失调，造成大脑组织功能损害，是诱发阿尔茨海默病的一个重要因素。

思考题

1．人体何时进入老年期？

2．人体衰老的特点是什么？

3．人体各系统的衰老表现在哪些方面？

4．老年人心理改变的因素包括哪些？

5．老年人常见的心理问题有哪些？

第五章　问诊与体格检查

本章重点概述

问诊是病史采集的主要手段，病史的完整性和准确性对疾病的诊断和治疗有很大的影响，这是每个临床医生必须掌握的基本功。体格检查是了解和评估病人身体状况的最基本的检查方法，许多疾病通过体格检查再结合病史就可以做出临床诊断。在爱心护理院工作的医生，针对老年人群如何开展问诊和体格检查工作，本章在此做一简要阐述。

第一节　问　诊

问诊是爱心护理院医生通过询问老年人或家属，以了解老年人疾病的历史和现状。这是认识疾病的开始，也是诊断疾病的重要方法。

一、问诊的技巧

爱心护理院医生问诊的过程，是爱心护理院医生与老年人或家属之间交流和沟通的过程。医患之间有效的沟通不仅能全面、准确地获取老年人的病情资料，也是爱心护理院医生取得老年人和家属好感和信任的重要工作。爱心护理院医生能通过问诊来提高患者对他们的满意度，不仅要有坚实的医学专业知识和丰富的实践经验，还与爱心护理院医生本身的修养及问诊技巧有关。

二、问诊的注意事项

（一）仪表与礼节

爱心护理院医生是一个有尊严的职业，必须做到衣帽整齐，干净卫生。首先要礼貌地自我介绍，再耐心听取老年人或家属描述身体症状和内心痛苦，使他们感到温暖、亲切、理解，愿意主动陈述病情。这是发展良好医患关系的第一步。

（二）举止和态度

爱心护理院医生在问诊的过程中，举止要端庄大方。问诊时，要全神贯注，态度和蔼，语调适中，面部表情真诚，肢体语言适当，让老年人和家属感到友善，易于交流。

（三）关心与帮助

遇到老年人或家属叙述病情不够清楚、全面时，爱心护理院医生要给予关心和帮助。可适当给予老年人或家属有目的的询问或启发式的提问；遇到老年人或家属有难言之隐，对某些病情不便当众表述者，应消除他们的思想负担，或单独询问；问诊语言通俗易懂，忌用老年人或家属听不懂的医学术语；对于老年人的病情，切忌有悲观的语言、惊讶的表情，以免给老年人或家属增加思想负担。

（四）赞扬与鼓励

老年人因为衰老和疾病，无论身体还是心理都很痛苦。而他们的家属也正在承担着相应的苦难，精神上也遭受着严重的刺激与压力，所以往往会有悲观情绪或焦虑易激惹的表现，作为爱心护理院医生，要注意稳定情绪，妥善运用语言技巧，给予适当的赞扬和鼓励，努力激发老年人热爱生活、战胜疾病的信心，调节家属的心态，从而使老年人和家属能主动与爱心护理院医生配合，使爱心护理院医生能全面而准确地获取与老年人病情有关的资料。

（五）分析与归纳

问诊过程中，爱心护理院医生要随时分析、综合、归纳老年人所陈述的各种症状，分清主次、去伪存真，从中辨别什么是主要症状或主诉。对与本病有关的重要内容要深入地询问清楚，并随时考虑将某些疾病排除。当老年人叙述曾患过某种疾病时，应详细询问当时的主要症状、治疗经过及其反应，以推测其正确性。对于急性或危重疾病的老年人，应抓住主症扼要询问，重点检查，以便争取时机，迅速治疗、抢救，待病情缓解后，再进行详细询问。切不可机械地苛求完整记录而延误治疗和抢救时机，给老年人造成不良后果。切勿诱导老年人提供合乎医生主观印象所要求的资料，以致使病历记录失真，为今后的诊断造成困难。

（六）观察与思考

入住护理型养老机构的老年人，大多数高龄、失智、失能。他们常年卧床，身体各组织器官功能严重下降，存在衰老和疾病并存、发病急而快、症状不典型、综合征多见、疾病反复发作、病程长而恢复慢、易发生药物不良反应的发病特点，因为还合并意识障碍和心理障碍，经常导致他们不会叙述自己的病情，要缓解他们的痛苦，有的时候全凭爱心护理院医生的细心观察和认真思考才能作出正确判断，对他们提供合理的治疗。

三、问诊的内容

（一）一般项目

包括姓名、性别、年龄、籍贯、出生地、民族、婚姻、通讯地址、电话号码、工作单位、职业、入院日期、记录日期、病史陈述者及可靠程度等。若病史陈诉者不是本人，则应注明与患者的关系。记录年龄应填写具体年龄。

（二）主诉

1. 主诉是指患者入院就诊的主要症状、体征及其发生时间、性质或程度、部位等，根据主诉能产生第一诊断。主诉语言要简洁明了，一般以不超过20字为宜。

2. 不以诊断或检验结果为主诉内容（确无症状者例外）。主诉多于一项时，可按主次或发生时间的先后分别列出。

（三）现病史

是病史中的主体部分，主要记述老年人病后的全过程，即疾病的发生、发展、演变和诊治经过的全过程。

1. 起病情况　包括起病时间、发病急缓、原因或诱因等，均与疾病的诊断有关，如脑栓塞、心绞痛、急性肾盂肾炎等，均起病急骤，而肿瘤、风湿性心脏病等则较缓慢。不少疾病在发生前多有一定的原因或诱发因素，如激动或劳累可诱发心绞痛，进餐不洁饮食可引起急性胃肠炎等。

2．主要症状特点　同一症状可为不同疾病所共有。如上腹痛可为胃、十二指肠溃疡所有，也可为胃炎、胰腺炎所有。而慢性支气管炎、肺结核、支气管扩张同样以咳嗽为主要症状。故主要症状的特点应全面记述，包括出现的时间、部位、性质、持续时间和程度、缓解或加剧的因素。如腹泻、腹痛病人，细菌性痢疾为左下腹痛，大便为脓血便；又如消化性溃疡，其主要症状为上腹部疼痛，可持续数日或数周，在几年之中可以时而发作、时而缓解，与进食有一定关系，有秋末春初加重等特点。因此，弄清主要症状的特点，对诊断与鉴别诊断十分重要。

3．病因与诱因　尽可能了解疾病有无明显的病因和诱因。如急性肠胃炎、痢疾多有饮食不洁史，支气管哮喘可能与季节和过敏史有关；慢性支气管炎伴感染多以受凉为诱因，而情绪激动、饮酒则可能是心绞痛、脑血管意外的诱因之一。问清楚以上因素，有助于明确诊断与拟定治疗措施。

4．伴随症状　是指在主要症状的基础上又同时出现的一些其他症状，伴随症状常常是鉴别诊断的依据。如咯血可为多种病因所引起，单凭此症状则难于明确诊断，问清伴随的症状则诊断的方向会豁然明确。如大量咯血伴反复发热、咳嗽、吐脓臭痰，则可能为支气管扩张症；如咯血伴长期低热、盗汗、乏力、消瘦等是结核中毒症状，应考虑肺结核的可能；咯血伴心悸、呼吸困难、左房室瓣面容者，应考虑风湿性心脏病左房室瓣狭窄的可能。反之，按一般规律应出现的伴随症状实际上没有出现时，也应记录于现病史中，以备进一步观察，因为这种阴性表现往往具有重要的诊断意义。如急性病毒性肝炎的老年人巩膜无黄疸、肾炎病人无水肿等。一份好的病史不应放过任何一个主要症状之外的细小伴随症状，因为这往往是明确诊断的重要线索。

5．病情发展及演变　在疾病过程中，主要症状的变化或新症状的出现，都可视为病情的发展与演变。如慢性肾小球肾炎老年人出现严重贫血、恶心、呕吐、皮肤瘙痒等新症状时，可能是发生了慢性肾衰竭（尿毒症期）；心绞痛老年人突然转为心前区持续性压榨性疼痛时，则应考虑发生心肌梗死的可能；又如慢性支气管炎老年人，可进一步发展为肺气肿和肺心病，出现气促、心悸、双下肢水肿等。因此，问清楚疾病的发展与演变有助于诊断与鉴别诊断。

6．诊治经过　本次就诊前已经接受过的诊断检查及其结果，治疗所用药物的名称、剂量、给药途径、疗程及疗效，应记述清楚，以备制订诊断治疗方案时参考。

7．病程中的一般情况　发病后的精神情况、体力状态、饮食、睡眠与大小便情况等，对评价老年人的全身一般情况，采取何种辅助治疗也十分有用。

（四）既往史

包括老年人既往的健康状况和过去曾经患过的疾病（包括各种传染病）、外伤、手术、预防接种、过敏等，特别是与目前所患疾病有密切关系的情况。

（五）系统回顾

系统回顾由一系列直接提问组成，用以作为最后一遍搜集病史资料，避免问诊过程中老年人或医生所忽略或遗漏的内容。

1．呼吸系统　有无咳嗽及咳嗽的性质、发生和加剧的时间，咳嗽程度、频率与气候变化及体位改变的关系。有无咳痰及咳痰的特点、色、量、黏稠度、气味等。有无咯血及咯血的时间、量、颜色、诱因，以及咯血后有无头晕、心慌、休克等。有无呼吸困难及呼吸困难发生的时间、性质、程度。有无胸痛，胸痛的部位、性质，与呼吸、咳嗽、体位的关系。有无与结核病人接触史。吸烟情况，有无职业性或生活环境严重空气污染等。

2．循环系统　有无心悸，发生时间与诱因。有无心前区疼痛及其性质、程度，以及出现和持续的时间；有无放射及放射的部位，引起疼痛发作的诱因和缓解方法。有无呼吸困难及其发生的时间、性质和程度，发作时与体力活动和体位的关系。有无咳嗽、咯血、咳痰等；有无水肿及出现的部位和时间；尿量多少，有无腹水；有无突然黑蒙、晕厥等。既往有无风湿热、高血压病、动脉硬化等病史。女性病人在妊娠、分娩时有无水肿、心悸。

3．消化系统　有无腹痛及发生时间、部位、性质、程度、放射及与饮食和药物的关系；是否伴有腹胀、反酸、嗳气、恶心、呕吐、腹泻、呕血、便血、发热，以及皮肤、黏膜黄染等。腹部是否发现肿块，肿块部位及大小，有无疼痛与压痛。有无便秘或腹泻与便秘交替。有无恶心、呕吐及发生的时间、次数、与饮食的关系；有无呕血及其量和颜色，是否伴有食物及胃液；有无腹泻及其次数，粪便颜色，有无黏液、脓血及不消化的食物；有无黄染及是否间歇性或持续加重，小便颜色是否正常。

4．泌尿系统　有无腰痛、尿频、尿急、尿痛、血尿、脓尿、少尿，夜尿有无增加。有无水肿及其部位、程度、时间；是否有腹痛，疼痛的部位，有无放射痛及尿流中断。有无贫血及其表现。既往有无咽喉痛、高血压、出血等病史。

5．血液系统　有无头昏眼花、皮肤黏膜苍白、虚弱等。有无出血、瘀斑、皮肤黄染、水肿、发热、淋巴结肿大和肝、脾肿大等。有无药物中毒，过敏、放射性物质接触史和长期习惯性用药等情况。

6．代谢与内分泌系统　有无畏寒、怕热、多汗、乏力、心悸、多饮、多食、多尿、水肿等。有无肌肉震颤及痉挛。有无性器官发育、骨骼、甲状腺、体重、皮肤、毛发、性格、智力、体格的异常与改变。有无外伤、手术、产后大出血。亲属的健康状况。

7．运动系统　关节有无肿胀、疼痛、变形，活动是否受限。有无肌肉麻木、萎缩、骨折、脱位、先天缺陷等。有无经常咽痛、发热等。

8．神经系统　有无头痛及其部位、性质、时间，有无进行性加重。有无失眠、意识障碍、记忆力减退、晕厥、抽搐、痉挛、瘫痪、感觉异常、运动异常及性格改变。

（六）个人史

包括出生地、居住地和居留时间，特别是疫源地和地方病流行区；生活条件，工种、工作环境，特别是有无职业性危害；烟酒嗜好，有无冶游史及下疳、淋病等。

（七）婚姻史

包括未婚或已婚，结婚年龄，对方健康状况，夫妻关系，性生活，以及离异、丧偶等情况。

（八）月经与生育史

包括月经初潮年龄，月经周期和经期长短，月经量及颜色，经期症状，有无痛经与白带，末次月经日期或停经年龄。已婚女性老年人，询问妊娠次数，分娩胎数，有无人工或自然流产、早产、难产等。

对男性老年人应询问有无生殖系统疾病。

（九）家族史

询问父母、兄弟、姐妹、子女的健康与疾病情况，注意是否有与老年人同样的疾病，有无与遗传有关的疾病，如血友病、糖尿病、精神病等。有无传染病。对已死亡的直系亲属要问明死因与年龄。

（十）用药史

询问近期服用过何种药物。

第二节　体格检查

为了了解老年人的健康状况、疾病线索和健康隐患，在入院时和住院期间对老年人进行身体检查，称为体格检查。

一、基本要求

1．检查内容全面系统。

2．检查的顺序从头到足。

3．内容和顺序要形成自己的习惯模式。

4．具体病例应注意原则的灵活性。

5．边检查边思考，边询问边检查，补充核实，正确评价。

6．注意掌握检查的进度和时间。

二、全身体格检查项目

（一）生命体征

包括体温、呼吸、脉搏、血压。

1．**体温**　正常人24小时内体温波动一般相差不超过1℃，体温高于正常称为发热。正常人体温平均37℃（口测法：36.3～37.2℃）。

2．**脉搏**　一般检查桡动脉，检查时要注意脉率、节律、紧张度、强弱、大小、脉搏及与呼吸的关系等。

3．**呼吸**　检查者在触诊脉搏后手指仍放在被检查者腕部，而将视线移向其胸部，观察和测量被检查者的呼吸方式、节律和频率等。

体温、呼吸、脉搏三者之间有一定关系，正常成人在安静状态下呼吸频率为16～20次/分，脉搏为60～100次/分。呼吸与脉搏之比约为1：4，体温每升高1℃，脉搏增快10～20次/分，如体温升高，而脉搏不能随之相应增快，称为相对缓脉。在诊断疾病时有重要意义。

4．血压　血压通常指动脉血压或体循环血压，是重要的生命体征。

操作规程：受检者安静环境下休息 5 ~ 10 分钟，取仰卧或坐位。通常测右上肢血压，医生扪及肱动脉搏动后，将听诊器胸件置于搏动上（不能塞在气袖下）准备听诊。然后，向袖带内充气，边充气边听诊，待肱动脉搏动声消失，再升高 20 ~ 30mmHg 后，缓慢放气，双眼视线随汞柱下降，平视汞柱表面根据听诊结果读出血压值，当听到动脉搏动第一响为收缩压；当声音消失时的血压值即舒张压。收缩压与舒张压之差值为脉压。

根据 2013 年中国高血压防治指南（修订版），将高血压的诊断标准定在收缩压 ≥ 140mmHg 和（或）舒张压 ≥ 90mmHg，即血压达到或超过 140/90mmHg，或仅舒张压达到或超过标准，均可认定为高血压。而对于合并糖尿病的病人，血压应控制在 130/180mmHg 以下。凡血压低于 90/60mmHg 时称低血压。见于严重病症，如休克、心肌梗死、急性心脏压塞等。但也有些人一贯血压偏低，一般无症状。

（二）一般观察

包括发育、营养、意识精神、面容表情、语言、听力、体位、姿势、步态等。同时也要注意老年人服饰仪容、个人卫生、呼吸或身体气味，对周围环境中人和物的反应和全身状况及器官功能的综合评估。

1．发育和体型　发育通常以年龄、智力、身高、体重和第二性征之间关系来判断。

2．营养状况　通常是根据皮肤、皮下脂肪、毛发及肌肉发育情况等综合判断。临床上通常用良好、中等、不良三个等级来描述营养状况。

3．意识状态　意识状态即人对周围环境的知觉状态，它是大脑功能活动的综合表现。正常人意识清晰，思维敏锐，语言流畅，表达准确，对刺激的反应敏捷。如大脑及脑干受损害，即可出现各种不同的意识障碍。根据意识障碍程度不同分嗜睡、意识模糊、昏睡、昏迷和谵妄等。意识障碍检查方法一般通过问诊，即与被检查者谈话来了解其思维反应、情感活动、计算能力和定向力（对时间、空间、人物的分析能力），同时还要作痛觉检查、瞳孔反射及腱反射等以评估意识障碍程度。

4．语言语调　语言是思维和意识的表达形式，由语言中枢支配，当大脑半球受损可致失语。构音障碍为发声困难、发音不清，但对语言文字的理解正常，见于肌病、球麻痹、小脑病变、震颤麻痹等。

5．面容表情　正常人表情自然，神态安怡，当某些疾病困扰，或当疾病发展到一定程度时可出现某些特征性面部表情，称为面容，对某些疾病的诊断有重要价值。

6．体位　体位即病人所采取的位置与状态。通常以自主体位、被动体位、强迫体位三种描述体位。

7．姿势与步态　姿势指人的举止状态，步态指人行走时的姿态。当患某些疾病时，可使姿态发生改变，并具有一定特征性。

8．体味或呼吸气味　饮酒或酒精中毒者有酒味，糖尿病酮症酸中毒者有烂苹果味，尿毒症病人呼吸有尿味等。

（三）皮肤

1．颜色　皮肤颜色的改变包括：苍白、发红、发绀、黄染（主要见于黄疸）、色素沉着、色素脱失（白癜风、白斑、白化病）等。

2．湿度 皮肤湿度与汗腺分泌功能有关，出汗多皮肤湿润，出汗少则皮肤干燥。

3．弹性 检查皮肤弹性时常取被检查者手背或上臂内侧部位，检查者用示指和拇指将皮肤捏起，松手后正常人皱褶迅速平复，当弹性减退时皱褶平复缓慢。

4．毛发 毛发色泽、多少和分布对疾病有辅助诊断意义。

5．皮疹 发现皮疹时应仔细观察和记录其出现与消失的时间、发展顺序、分布部位、形态大小、颜色，压之是否褪色，平坦或隆起，有无瘙痒及脱屑等。

6．脱屑 正常皮肤表层不断角化和更新，可有皮肤脱屑。病理状态下可见大量皮肤脱屑，如银屑病。

7．皮下出血 病理状态下可出现皮肤下出血，根据其直径大小及伴随情况分为以下几种，小于2mm称为淤点，3～5mm称为紫癜，大于5mm称为瘀斑；片状出血并伴有皮肤显著隆起称为血肿。皮疹受压时一般可褪色或消失，淤点和小红痣受压后不褪色，但小红痣于触诊时可感到稍高于皮面，且表面光亮。

8．蜘蛛痣与肝掌 皮肤小动脉末端分支性扩张所形成的血管痣，形似蜘蛛，称为蜘蛛痣。检查时用棉签或火柴杆压迫蜘蛛痣的中心，其辐射状小血管网即消退。慢性肝病患者在手掌大、小鱼际处常发红，加压后褪色，称为肝掌。

9．水肿 凹陷性水肿局部受压后可出现凹陷，而黏液性水肿及象皮肿尽管组织肿胀明显，但受压后并无组织凹陷。根据水肿的轻重，可分为轻、中、重三度。

10．皮下结节 较大的皮下结节视诊即可发现，对较小的结节则必须触诊方能查及。无论大小结节均应触诊检查，注意其大小、硬度、部位、活动度、有无压痛等。

11．瘢痕 瘢痕指皮肤外伤或病变愈合后结缔组织增生形成的斑块。外伤、感染及手术均可在皮肤上遗留瘢痕，为曾患某些疾病的证据。

（四）表浅淋巴结检查

1．分布 表浅淋巴结呈组群分布，头颈部淋巴结主要分布于耳前、耳后、乳突区、枕骨下区、颈后三角、颈前三角、颏下，躯体的淋巴结主要分布于锁骨上、锁骨下及腋窝、滑车上、腹股沟等处。

2．检查方法 检查表浅淋巴结时，主要使用触诊，应按一定的顺序进行，以免发生遗漏。一般顺序为耳前、耳后、乳突区、枕骨下区、颈后三角、颈前三角、锁骨上窝、腋窝、滑车上、腹股沟等。发现淋巴结肿大时，应注意其部位、大小、硬度、压痛、活动度、有无粘连，局部皮肤有无红肿、瘢痕、瘘管等。同时注意寻找引起淋巴结肿大的原发病灶。对肿大淋巴结大小的描述可以用淋巴结径线表示，如1.5cm×3.0cm，亦可用形象化表示，如"蚕豆大小"、"核桃大小"、"鸡蛋大小"。

（五）头部

1．头颅 检查时注意头颅大小、外型、有无畸形与异常运动。

2．眼睛

（1）眼睑：应注意眼睑皮肤、形状和运动，尤其时上睑是否下垂，闭合有否障碍等。

（2）结膜与巩膜：正常结膜呈粉红色，检查时注意其颜色，有无充血、苍白、黄染、出血点等。正常巩膜为瓷白色，检查时注意有无黄染等。

（3）角膜：正常人角膜无色透明而有光泽。检查时用手电筒由角膜斜方照射进行视诊，观察角膜光泽、透明度，有无云翳、白斑、溃疡、软化及新生血管等。

（4）虹膜与瞳孔：注意观察虹膜的颜色、形状、纹理及清晰度，瞳孔检查非常重要，它可提供部分中枢神经的生命征象。在一般光线下，正常瞳孔直径为 3～4mm，两侧等大、正圆。< 2mm 为缩小，> 6mm 为瞳孔散大。当光源照射受检瞳孔时，瞳孔立即缩小，移去光源后迅速复原，称直接对光反射；当光源照射一侧瞳孔时，对侧未受照射瞳孔也立即缩小，称为间接对光反射。

（5）眼球运动：检查者与被检者面对面相距 50～60cm 而坐，嘱被检者头部固定，检查者以示指为目标让被检者在 6 个方向上凝视，一般顺序是左→左上→左下→右→右上→右下。

眼球震颤检查方法：检查者嘱被检者头部不动，眼球随离开眼约 30cm 的检查者手指所示方向垂直、水平运动数次，双侧眼球发生细小的有规律的来回摆动称为震颤。

（6）眼的功能检查：包括视力、视野、色觉检查等。

3．耳、鼻、口、舌、牙齿检查

（1）耳：听力，有无畸形、异常分泌物，乳突压痛。

（2）鼻：有无畸形、鼻翼扇动、异常分泌物、出血、阻塞、副鼻窦区压痛。

（3）口：口腔气味；唾液分泌；唇有无畸形、颜色、疱疹、皲裂、溃疡等；口角偏斜。牙有无龋齿、缺齿、义齿、残根等，以如下形式标明位置，如：龋齿 3+4；牙龈的色泽，有无肿胀、溢脓、出血、铅线等；黏膜有无出疹、溃疡、出血等；舌的形态、舌质、舌苔、溃疡、运动、震颤、偏斜等情况；扁桃体大小，有无充血、分泌物、假膜情况等；咽的色泽、分泌物、反射等，喉发音清晰或嘶哑、喘鸣及失音等。

（六）颈部

1．颈部血管　颈部血管检查主要是颈静脉和颈动脉，注意颈静脉有无显露、充盈或怒张，观察颈动脉、颈静脉有无搏动，并在颈部大血管区听诊有无杂音。

2．甲状腺检查

（1）视诊：观察甲状腺的大小和对称性，被检者头轻度后仰，然后喝口水或做吞咽动作，可见甲状腺随吞咽动作而向上移动。

（2）触诊：当视诊不能确定轮廓及性质时，可借助于触诊。甲状腺触诊方法有：从后方触诊甲状腺和从前面触诊甲状腺。当触及肿块时，嘱被检者咽口水，若肿块随吞咽上下移动，证实为甲状腺肿块。

（3）听诊：发现甲状腺肿大时，应以钟型听诊器置于甲状腺上进行听诊。甲状腺功能亢进时，由于甲状腺动脉血流加速，可听到连续性或收缩期血管杂音。

3．气管检查　被检者取端坐或仰卧位，头部摆正，两肩等高，使颈部处于自然正中位置。检查者将右手示指与环指分别置于两侧胸锁关节上，中指于胸骨上窝触到气管，观察中指与示指和环指间距离，正常人两侧距离相等，气管居中。

（七）胸部

1．胸廓

（1）正常：胸廓两侧基本对称，额状面呈椭圆形。双肩对称，锁骨前突，锁骨上下凹陷。成人胸廓前后径与左右径之比为1:1.5。

（2）异常：胸廓扁平：前后径不到左右径的一半。桶状胸：胸廓前后径增加，前后径与左右径几乎相等，或超过左右径，呈圆桶状。脊柱畸形引起的胸廓改变：由于脊柱严重前凸、后凹或侧凸，导致胸廓两侧不对称，肋间隙增宽或变窄。胸廓一侧变形或局部隆起见于一侧胸腔大量积液或主动脉瘤等，使胸廓局部膨隆。

2．肺和胸膜

（1）视诊：注意呼吸频率、呼吸深度、呼吸节律，并注意胸两侧呼吸运动是否对称。

（2）触诊：

1）语音震颤：是受检查者发出声音，声波沿气道传到肺泡，并通过胸壁使检查者的手掌感到震动，故又称为触觉语颤。检查方法为检查者将双手掌尺侧缘放在胸壁的对称部位，然后嘱受检查者重复发出"yi"的长音，或者发出"1、2、3"，比较两手掌感受的震颤。语音震颤的强弱受到发音的强弱、音调的高低、胸壁的厚薄以及气道通畅程度的影响。

2）胸膜摩擦感：正常人胸膜腔内有少量液体，起润滑作用，故呼吸时胸壁扪不到摩擦感。胸膜炎症使表面粗糙，当被检查者呼吸时检查者可用手掌触诊，若有皮革相互摩擦感觉，称为胸膜摩擦感。一般在胸廓前下侧部容易触及，因为该处胸廓活动度最大，深吸气末尤其明显。

（3）叩诊：正常肺部叩诊音为清音；心脏和肝的部位叩诊为浊音；肺气肿叩诊为过清音；气胸叩诊为鼓音；肺实变时叩诊为实音。

（4）听诊：

1）正常呼吸音：正常支气管呼吸音发出的"ha"的声音；正常肺泡呼吸音很像上齿咬下唇吸气时发出的"Fu"的声音，为一种柔软吹风样性质。

2）异常呼吸音：当支气管黏膜水肿或炎症时，呼吸音粗糙；当气道黏膜充血水肿、分泌物增加、平滑肌痉挛，管腔内有异物、肿瘤、肉芽肿，以及管壁外淋巴结或肿瘤压迫时，气流通过狭窄或部分阻塞的气道时，能听到干啰音。低音调的干啰音称为鼾音，如同熟睡中的鼾声，多发生于气管或主支气管；高音调的干啰音起源于较小的支气管或细支气管，类似于鸟叫、飞箭或哨笛音，通常称为哮鸣音。气道因分泌物黏着陷闭后，在吸气时重新张开时能听到湿啰音。湿啰音可分为大、中、小水泡音。大水泡音发生于气管、主支气管或空洞部位，多出现于吸气早期；中水泡音发生于中等大小支气管，多出现于吸气中期；小水泡音发生于小支气管，多在吸气后期出现。

3）胸膜摩擦音：当胸膜发生炎症时，由于纤维素渗出，表面粗糙，呼吸时可听到脏层和壁层胸膜摩擦的声音。胸膜摩擦音吸气和呼气时均可听到，以吸气末或呼气开始最为明显，屏气即消失。

3．心脏

（1）视诊：心脏明显增大可致心前区胸廓隆起称心前区隆起。正常人的心尖搏动一般位于左第五肋间锁骨中线内0.5～1cm处，范围2～2.5cm，但是有约1/3的正常人不能在体表上看到心尖搏动。

（2）触诊：当视诊看不到心尖搏动时可借触诊检查。检查者先用右手全掌开始检查，置于被检查者心前区，然后逐渐缩小到用手掌小鱼际以确定心尖搏动的准确位置、强度和有无抬举性。也可用单一食指指腹作最后确认心尖搏动位置。检查者用右手掌尺侧缘接触被检查者心前区胸壁时感到细而快的震动感，犹如用手触摸睡眠中猫胸部时的震颤感觉，故又称"猫喘"。

（3）叩诊：叩诊的目的在于确定心脏的大小、形状及其位置。

叩诊方法：以左手中指作为叩诊板指，平置于心前区拟叩诊的部位；以右手中指借右腕关节活动叩击板指，以听到声音由清变浊来确定心浊音界。

叩诊顺序：通常是先叩左界，后右界，由下而上，由外向内。

正常人的心脏相对浊音界范围见表5-1。

（4）听诊：

1）听诊区：传统的听诊区有5个，分别为：①二尖瓣区：位于心尖搏动最强点，又称心尖区；②肺动脉瓣区：在胸骨左缘第2肋间；③主动脉瓣区：位于胸骨右缘第2肋间；④主动脉瓣第二听诊区：在胸骨左缘第3肋间；⑤三尖瓣区：在胸骨下端左缘，即胸骨左缘第4、5肋间。

表5-1　正常人心脏相对浊音界范围

右界（cm）	肋间	左界（cm）
2～3	II	2～3
2～3	III	3.5～4.5
2～3	IV	5～6
	V	7～9
左锁骨中线距胸骨中线为8～10cm		

2）听诊步骤：一般从心尖搏动处开始听诊，逐渐移到胸骨下端左侧，再沿胸骨左侧逐一肋间向上听诊至左第2肋间后再移至胸骨右缘第2肋间。也可在心底部先听诊，此时听诊步骤与上述相反。或者按瓣膜病变好发部位的次序进行，即二尖瓣区、主动脉瓣第一听诊区、主动脉瓣第二听诊区、肺动脉瓣区、三尖瓣区。

3）听诊器的选择与使用：听诊器胸件包括钟型和膜型两种。钟型易听清低调的心音和杂音，如第三、四心音及二尖瓣狭窄时的杂音。膜型则易听清高调的杂音和肺部音。为避免遗漏低调的心音、杂音，听诊时最好先用钟型头听诊，再用胸件轻压胸壁听诊。

4）听诊内容：

①心率：正常人心率范围为60～100次/分，大多数在70～80次/分，老年人偏慢。

②心律：正常的心脏搏动节律是规整的，部分健康人尤其是儿童和青年有与呼吸相关的窦性心律不齐，一般无临床意义，表现为吸气时心率快而呼气时心率慢。

听诊所能发现的心律失常最常见的有期前收缩和心房颤动。期前收缩时可听到在规整心搏的基础上出现提早的心搏，此心搏的第一心音常增强，而其后的心搏间隙常延长。每次窦性心搏后都有一次期前收缩时听诊呈二联律；每两次窦性心搏后有一次期前收缩时，听诊则呈三联律。心房颤动时心律完全不规则，第一心音强弱不等，并常有脉率少于心率的现象。

③心音：正常一次心搏的心音，在心音图记录可有四个成分，依次为第一、二、三和第四心音，临床记录中用S1、S2、S3、S4表示。听诊时一般只能听到S1和S2，部分儿童和青少年有S3，通常听不到S4，如听到第四心音，多数属病理情况。

④异常心音：运动、情绪激动、发热、贫血时心音可变响；急性心肌梗死、重症心肌炎、心包积液等可使心音减弱；心脏外的因素常可使心音减低，如肥胖、肺气肿、左侧胸腔积液等。

⑤心脏杂音：

收缩期杂音：二尖瓣或三尖瓣关闭不全可听到收缩期吹风样杂音，分别为左心室或右心室扩大的体征。见于风湿性心脏病、特发性二尖瓣脱垂、乳头肌功能不全、左心室内扩大，右室衰竭、扩张等。

舒张期杂音：舒张期杂音几乎都提示为心脏病变。最常见的有主动脉瓣关闭不全的舒张早期递减型杂音、二尖瓣狭窄的舒张早或晚期隆隆样杂音。

⑥心包摩擦音：在心包炎症时，由于炎症渗出使心包的脏层、壁层粗糙，在心脏收缩和舒张时相互摩擦，产生一种音质粗糙的表浅的声音，称为心包摩擦音。

4．血管检查方法与主要内容

（1）脉搏：正常人的脉搏节律是规则的。

（2）异常脉搏：

1）水冲脉：脉搏骤起骤降、急促有力，多见于脉压增大的情况下。常见于主动脉瓣关闭不全、动脉导管未闭等疾病。

2）交替脉：为一种节律正常而强弱交替出现的脉搏，这是由于心室的收缩强弱交替所引起。常见于高血压性心脏病、急性心肌梗死等。

3）重搏脉：正常脉波在其下降期中有一重复上升的脉波，但较第一个波低，不能触及。常见于肥厚型梗阻性心肌病。

4）奇脉：指吸气时脉搏明显减弱或消失。常见于心脏压塞或严重心包缩窄等疾病。

（3）血管杂音：在主动脉瓣关闭不全、动脉导管未闭等脉压增大的情况下，可在股动脉和肱动脉处听到枪击音，加压时，可听到收缩期和舒张期听到双重杂音。在甲状腺功能亢进时可在甲状腺部位听到病理性动脉杂音；在动静脉瘘时，可在病变部位听到连续性血管杂音；主动脉瓣狭窄时，可在右侧颈动脉处听到收缩期血管杂音；肾动脉狭窄时，可在腹部脐周、腰背部听到收缩期血管杂音。

（八）腹部

1．视诊　进行腹部视诊前，嘱被检查者排空膀胱，取低枕仰卧位，两手自然置于身体两侧，充分暴露腹部，室内必须温暖，光线要充足，最好利用自然光线。腹部视诊的主要内容有腹部外形、呼吸运动、腹壁静脉和腹壁皮肤等。正常腹部外形称为腹部平坦。异常有腹部膨隆、腹凹陷等。腹部膨隆见于腹腔内脏器肿大、腹内肿瘤、炎性包块、胃或肠曲胀气、腹水、腹壁肿物等。

2．触诊　触诊是腹部检查的主要方法，为了达到满意的腹部触诊，被检查者应排尿后取低枕仰卧位，两手自然置于身体两侧，两腿屈起稍分开，以使腹肌松弛，作张口平静腹式呼吸，使膈下脏器随呼吸上下移动。检查者应位于被检查者右侧，检查时手掌应保持温暖。触诊一般先从健康部位或从左下腹部开始，循逆时针方向，由下而上，先左后右，逐步移向病变区域。并注意病变区与健康区进行比较，边检查边观察被检查者的反应与表情。对精神紧张或有痛苦者，应给以安慰和解释，亦可边触诊边与其交谈，转移其注意力而减少腹肌紧张以完成检查。

触诊内容：

（1）腹壁紧张度：正常人腹壁有一定张力，但触之柔软，较易压陷，称为腹壁柔软。腹部病变者，全腹腹壁紧张度增加或局部腹壁紧张度增加，甚至出现板样强直。

（2）腹壁静脉检查：检查腹壁静脉的血流方向应选择一段上下走行，没有分支的静脉，检查者将一手的示指和中指并拢紧压在该段静脉上，然后将一手指沿静脉向外推移，使两手指间一段血管缺血塌陷，至一定距离后，放松这一手指，另一指仍紧压不动，如这一段挤空静脉很快充盈，则血流方向是从放松的一端流向紧压手指一端。再同法，放松另一手指，看静脉充盈速度，即可看出血流方向。

（3）压痛和反跳痛：正常人腹部触压时不引起疼痛，重压时仅有一种压迫感。真正的压痛多来自腹壁和腹腔内病变。检查者用手触诊腹部出现压痛后，手指仍压于原处稍停片刻，使压痛感觉趋于稳定，然后迅速将手抬起，如此时被检查者感觉腹痛骤然加重，并常伴有痛苦的表情或呻吟，称为反跳痛。反跳痛是腹腔内脏器的炎症已累及腹膜壁层的征象，当突然抬手时腹膜被牵拉而引起剧烈疼痛。

（4）肝触诊：肝触诊的内容有肝的大小、质地、表面和边缘状况、压痛、搏动、摩擦感、震颤。正常成人的肝质地柔软，触之如噘起之口唇，表面光滑，边缘整齐且厚薄一致，无压痛、搏动、摩擦感和震颤等。

（5）脾触诊：正常情况下脾不能触及。内脏下垂或左侧胸腔积液、积气时膈下降，可使脾向下移位。除此以外能触到脾则提示脾肿大。

（6）胆囊触诊：检查者将左手拇指指腹勾压于被检查者右肋下胆囊点处，其余四指平放于右胸壁，然后嘱被检查者缓慢深吸气。在吸气过程中，发炎的胆囊下移时碰到用手按压的拇指，即可引起疼痛，此为胆囊触痛征阳性，如因剧烈疼痛而致吸气中止，称 Murphy 征阳性。

（7）肾触诊：检查肾一般采用双手触诊法，被检查者可取平卧位或立位。卧位时，触诊右肾，嘱其两腿屈曲，并做较深呼吸，检查者立于其右侧，以左手掌托住其右腰部，并向上推动，右手掌平放在上腹部腹直肌外缘，手指方向大致平行于右肋缘而稍横向。当被检查者吸气时，若能触到光滑圆钝的脏器可能为右肾下极。若用双手夹持肾下极，被检查者常有酸痛或类似恶心的不适感。触诊左肾时，左手越过被检查者前方而托住左腰部，右手掌平放于其左腹直肌外缘，依前法双手触诊左肾。如卧位未触及肾，还可让被检查者站立床旁，检查者位于其侧面作双手触诊。

（8）膀胱触诊：正常膀胱空虚时不易触及，只有当积尿、充盈胀大时才可能触及。检查时一般采用单手滑行触诊法。被检查者取仰卧屈膝位，检查者用右手自脐开始向耻骨方向触摸。

（9）腹部触诊：腹部可能触及一些包块。包括肿大或移位的脏器、炎症包块、囊肿、肿大淋巴结以及肿瘤肿块、肠内粪块等，应注意鉴别。鉴别时应注意其位置、大小、形态、质地、移动度和有无搏动。当腹腔有游离腹水在 1000ml 以上时，可叩及移动性浊音。

3．叩诊　腹部叩诊一般采用间接叩诊法较为可靠。正常情况下，腹部叩诊除肝、脾所在部位呈浊音或实音外，其余部位均呈鼓音。当腹腔有游离腹水在 1000ml 以上时，可叩及移动性浊音。

4．听诊　听诊时被检查者取平卧位，检查者将已温暖的听诊器的胸件置腹壁上，有步骤地在腹部进行全面听诊，听诊主要内容有肠鸣音、振水音、血管杂音、摩擦音等。正常情况下，肠鸣音每分钟 4～5 次。肠鸣音每分钟达 10 次以上，音调高亢响亮，称肠鸣音活跃或亢进，如肠鸣音高亢呈叮当金属声，见于机械性肠梗阻。若持续听诊 3～5 分钟内，未听到肠鸣音，称为肠鸣音消失。多见于麻痹性肠梗阻。将听诊器放在上腹部，医生用稍弯的手指在上腹部做连续迅速冲击动作，如果听到胃内气体与液体相撞发出的声音，称为振水音。表示胃内进食较多液体，否则表示胃内有液体潴留，常见于幽门梗阻、胃扩张和胃液分泌过多等。

（九）肛门、直肠、外生殖器

1．肛门、直肠　视诊正常肛门周围皮肤颜色较深，皱褶呈放射状。无血、脓、粪便、黏液、瘘口或肿块等。对肛门或直肠的触诊称直肠指诊。检查者戴好手套或指套，涂上润滑剂（如液状石蜡），用右手示指轻轻按摩肛缘，使肛门括约肌松弛，然后将示指慢慢转入直肠。检查肛管直肠的周壁有无触痛、肿块、狭窄，注意肿块大小、质地、表面光滑度、活动度。在直肠前壁男性可扪及前列腺，女性可扪到子宫颈。示指尖有时可触及盆底，注意有无肿大淋巴结。指套取出时，观察有否染上血迹或黏液。

2．外生殖器

（1）男性：阴毛分布，有无发育畸形、阴茎瘢痕、尿道分泌物，包皮，睾丸，附睾，精索，精索静脉曲张，鞘膜积液。

（2）女性：必要时请妇科检查。男医师检查必须有女医护人员陪同。

（十）脊柱、四肢及关节

1．脊柱　成人脊柱存在的颈曲、胸曲、腰曲和骶曲使脊柱成"S"形，称生理性弯曲。如出现异常说明脊柱存在侧弯。正常脊柱活动包括前屈、后伸、侧弯和旋转四种。正常脊柱无压痛，如发现压痛点，须反复三次加以确认，并根据解剖标志，确认压痛点位置。脊柱扣击痛的检查有两种方法。①直接叩击法：用手指尖或扣诊锤直接叩击各个脊椎棘突，常用于胸椎、腰椎病变的检查；②间接叩击法：检查者左手掌置于被检查者背部，右手握拳以尺侧缘叩击左手背，如被检者出现疼痛，称叩击痛阳性。

2．四肢与关节　四肢和关节的检查包括形态与运动功能二个方面。正常人左右两侧形态对称，无畸形，无红肿，关节活动不受限且无反常活动，检查时肢体处于功能位或手的休息位。

（十一）肌力、肌张力与反射

1．肌力　根据肌力的情况，一般将肌力分为六级：

（1）肌力 0 级：完全瘫痪，不能作任何自由运动。

（2）肌力Ⅰ级：可见肌肉轻微收缩。

（3）肌力Ⅱ级：肢体能在床上平行移动。

（4）肌力Ⅲ级：肢体可以克服地心吸收力，能抬离床面。

（5）肌力Ⅳ级：肢体能做对抗外界阻力的运动

（6）肌力Ⅴ级：肌力正常，运动自如。

2．肌张力

（1）正常肌张力（0级）：肌张力正常。

（2）肌张力略微增加（1级）：受累部分被动屈伸时，在关节活动范围之末时呈现最小的阻力，或出现突然卡住和突然释放。

（3）肌张力轻度增加（1+级）：在关节活动后50%范围内出现突然卡住，然后在关节活动范围后50%均呈现最小阻力。

（4）肌张力较明显地增加（2级）：通过关节活动范围的大部分时，肌张力均较明显地增加，但受累部分仍能较容易地被移动。

（5）肌张力严重增加（3级）：被动活动困难。

（6）僵直（4级）：受累部分被动屈伸时呈现僵直状态，不能活动。

3．生理反射

（1）浅反射：刺激不同部位的皮肤或黏膜引起的反射称浅反射。临床上常见的浅反射有角膜反射、腹壁反射、提睾反射、跖反射等。

（2）深反射：指以叩击骨膜或肌腱的方式而引起相应骨骼肌收缩的牵张反射，因通过肌梭等深部感受器传入而故名。深反射检查的记录方式一般为：(–) 无反应；(+) 迟钝或减弱；(++) 正常；(+++) 亢进；(++++) 阵挛。通常检查肱二头肌反射、肱三头肌反射、桡骨膜反射、膝反射、跟腱反射等。

腱反射减弱常见于周围神经病变，如：末梢神经炎、神经根炎、脊髓前角细胞病变等；当脑或脊髓急性病变存在脑或脊髓休克时，由于病灶损伤的超限抑制，可出现腱反射减弱或消失，但是，在休克期过后，则会出现腱反射增强及其他中枢神经症状。

（3）病理反射：指上运动神经元尤其是锥体束受损时，高级中枢对脑干和脊髓的抑制功能减弱，低级中枢功能过度释放而出现的异常反射。

1）霍夫曼征（Hoffmann）：检查者左手持被检者腕关节上方，右手以中、示指夹持被检查者中指，稍向上提，使被检查者腕部轻度过伸、掌指放松微屈，然后以右拇指迅速弹刮被检者中指甲背。阳性反应为除中指外的其余四指轻微掌屈，多见于颈髓病变。

2）巴宾斯基征（Babinski）：取位与检查跖反射一样，用竹签或钝针沿患者足底外侧缘，由后向前至小趾跟部并转向内侧，阳性反应为踇趾背伸，余趾呈扇形展开。

3）卡达克征（Chaddock）：用竹签或钝针在外踝下方足背外缘，由后向前划至趾跖关节处，阳性表现同Babinski征。

4）奥贲汉姆征（Oppenheim）：检查者用拇指及示指沿被检者胫骨前缘用力由上向下滑压，阳性表现同Babinski征。

5）戈尔登征（Gordon）：检查时用手以一定力量捏压腓肠肌，阳性表现同Babinski征。

以上5种体征临床意义相同，以巴宾斯基征价值最大。

4．脑膜刺激征　为脑膜受激惹的体征，见于脑膜炎、蛛网膜下隙出血和颅内压增高等病况。

（1）颈强直：被检者仰卧，颈部放松，检查者左手托被检者枕部，右手按于其胸前作屈颈动作检查。被动屈颈时如抵抗力增强，即为颈部阻力增高或颈强直。在除外颈椎或颈部肌肉局部病变后即可认为有脑膜刺激征。

（2）克尼格征（Kernig）：被检者仰卧，一侧髋关节屈成直角后，膝关节也在近乎直角状态时，检查者将被检者小腿抬高伸膝。正常人膝关节可伸达 135° 以上。如伸膝受阻且伴疼痛与屈肌痉挛，则为阳性。

（3）布鲁辛斯基征（Brudzinski）：被检查仰卧，下肢伸直，检查者一手托起被检者枕部，另一手按于其胸前。当头部前屈时，双髋与膝关节同时屈曲则为阳性。

（4）拉塞克征（Lasegue）：被检者仰卧，双下肢伸直。检查者将被检者伸直的下肢在髋关节处屈曲，又称直腿高举试验。正常人下肢可抬高 70° 以上，如不到 30° 即出现由上而下的疼痛即为阳性，见于神经根受刺激，如坐骨神经痛等。

思考题

1．爱心护理院医生在问诊时需要注意什么？

2．问诊的内容主要包括哪些？

3．体格检查有哪些基本要求？

4．如何进行全身体格检查？

5．心脏的检查方法是什么？

第六章 病历编写与书写

本章重点概述

病历既是爱心护理院医疗质量管理和业务水平的反映，也是信息管理的基础资料，是医务人员医疗服务质量和工作绩效的评价，具有法律效力，是涉及医疗纠纷和诉讼的重要依据。我国卫生部对病历书写做出了严格规范和要求。各级各类医师都必须以极端负责的精神和实事求是的态度，严格按照规定认真书写病历。

第一节 住院病历书写规范

一、入院病史的收集

（一）一般项目

姓名，性别，年龄，婚姻，民族，职业，出生地，现住址，工作单位，身份证号，邮政编码，电话，入院时间，记录时间，病史叙述者（注明可靠程度）。

填写要求：

（1）年龄要写明"岁"。

（2）职业应写明具体工作类别，如车工、待业、教师、工会干部等，不能笼统地写为工人、干部。

（3）地址：农村要写到乡、村，城市要写到街道门牌号码；工厂写到车间、班组，机关写明科室。

（4）入院时间、记录时间要注明几时几分。

（5）病史叙述者：成年患者由本人叙述；小儿或神志不清者要写明代诉人姓名及与患者的关系等。

（二）主诉

为病人感受最痛苦或最明显的症状，是本次就诊最主要的原因及持续的时间。主诉应简要概括，总共不超过 20 个字。

（三）现病史

其内容主要包括：

1．起病时间、缓急，可能的病因和诱因。

2．主要症状或体征出现的时间、部位、性质、程度及其演变过程。

3．伴随症状的特点及变化，说明有鉴别诊断意义的重要阳性和阴性症状或体征。

4．与本病有关的慢性病者或旧病复发者，要了解其初发时的情况和变化以及最近复发的情况。

5．发病以来曾在何处做过何种诊疗，包括诊疗日期，检查结果，用药名称及其剂量、用法，手术方式，疗效等。

6．发病以来的一般情况，如精神、食欲、食量、睡眠、大小便、体力和体重的变化等。

7．与本科疾病无关的、未愈的、仍需诊治的其他重要疾病，在既往史中叙述。

（四）既往史

1．既往一般健康状况；有无传染病、地方病和其他疾病，发病日期及诊疗情况。

2．对既往所患的疾病，诊断肯定者可用病名，但应加引号；对诊断不肯定者，简述其症状。

3．有无预防接种、外伤、手术史，以及药物、食物和其他接触物过敏史等。

（五）系统回顾

系统回顾可以帮助医师了解某个系统曾经发生过的疾病和本次主诉之间存在的因果关系。

1．呼吸系统　有无慢性咳嗽、咳痰、咯血、胸痛、气喘史等。

2．循环系统　有无心悸、气促、发绀、水肿、胸痛、昏厥、高血压等。

3．消化系统　有无食欲改变、嗳气、反酸、腹胀、腹痛、腹泻、便秘、呕血、黑便、黄疸等。

4．泌尿生殖系统　有无尿频、尿急、尿痛、血尿、排尿困难、腰痛、水肿史等。

5．造血系统　有无乏力、头晕、皮肤或黏膜出血点、瘀斑、反复鼻衄、牙龈出血史等。

6．内分泌系统及代谢　有无畏寒、怕热、多汗、食欲异常、消瘦、口干、多饮、多尿史，有无性格、体重、毛发和第二性征改变等。

7．神经系统　有无头痛、眩晕、失眠、嗜睡、意识障碍、抽搐、瘫痪、惊厥、性格改变、视力障碍、感觉异常史等。

8．肌肉骨骼系统　有无肢体肌肉麻木、疾病、痉挛、萎缩、瘫痪史，有无关节肿痛、运动障碍、外伤、骨折史等。

（六）个人史

1．出生、成长及居留的地点和时间，注意疫源地和地方病流行区，受教育程度和业余爱好等。

2．起居习惯、卫生习惯、饮食规律、烟酒嗜好、重大精神创伤、其他异嗜物和麻醉毒品摄入史。

3．有无与有毒有害物质接触史，注明接触时间和程度等。

4．有无冶游史，是否患过淋病等。

（七）婚姻、月经及生育史

1．结婚与否、结婚年龄、配偶健康情况，是否近亲结婚。若配偶死亡，应写明死亡原因及时间。

2．女性患者的月经情况，如初潮年龄、月经周期、行经天数、末次月经日期、闭经日期或绝经年龄等。

记录格式：

初潮年龄 行经期（天）/月经周期（天）末次月经时间（或绝经年龄）
经量、颜色、有无痛经、白带情况（多少及性状）等。

3．已婚女性妊娠胎次、分娩次数，有无流产、早产、死产、手术产、产褥热史，计划生育情况。男性患者有无生殖系统疾病等。

（八）家族史

1．父母、兄弟、姐妹及子女的健康情况，有无与患者同样的疾病，有无与遗传有关的疾病。死亡者应注明死因及时间。

2．对家族性遗传性疾病需问明两系Ⅲ级亲属的健康和疾病情况。

二、体格检查

（一）生命体征

体温（T：℃）、脉率（P：次/分）、呼吸（R：次/分）、血压（BP：mmHg）。

（二）一般情况

发育：正常与异常；营养：良好、中等、不良；体位：自主、被动、强迫或辗转不安；步态；面容与表情：急性或慢性病容、表情痛苦、忧虑、恐惧、安静；神志：清晰、模糊、昏睡、昏迷；查体能否与医师合作。

（三）皮肤及黏膜

颜色：潮红、发绀、苍白、黄染、色素沉着；温度；湿度；弹性；有无水肿、皮疹、淤点瘀斑、皮下结节或肿块、蜘蛛痣、溃疡及瘢痕，毛发分布情况等。如有，应记述部位、范围、大小及形态等。

（四）淋巴结

全身或局部浅表淋巴结有无肿大：部位、大小、数目、压痛、硬度、移动性、瘘管、瘢痕等。

（五）头部及其器官

1．头颅 大小，形态，有无压痛、包块，头发：量、色泽、分布、秃发及斑秃。

2．眼 视力：必要时检查；眉毛：脱落、稀疏；睫毛：倒睫；眼睑：水肿、运动、下垂；眼球：凸出、凹陷、运动、斜视、震颤；结膜：充血、出血、苍白、水肿；巩膜：黄染；角膜：透明、混浊、反射；瞳孔：大小、形状、对称、对光及调节反应。

3．耳 听力，有无畸形、分泌物、乳突压痛。

4．鼻 有无畸形、鼻翼扇动、分泌物、出血、阻塞、副鼻窦区压痛。

5．口 口腔气味，唾液分泌，唇：畸形、颜色、疱疹、皲裂、溃疡、口角偏斜；牙：龋齿、缺齿、义齿、残根，以如下形式标明位置，如：龋齿 3+4；牙龈：色泽、肿胀、溢脓、出血、铅线；黏膜：出疹、溃疡、出血；舌：形态、舌质、舌苔、溃疡、运动、震颤、偏斜；扁桃体：大小，充血、分泌物、假膜；咽：色泽、分泌物、反射；喉：发音清晰或嘶哑、喘鸣、失音。

（六）颈部

是否对称；有无强直、颈静脉怒张、肝颈静脉回流征、颈动脉异常搏动、肿块、气管位置；甲状腺：大小、硬度、压痛、结节、震颤、杂音、随吞咽上下活动度。

（七）胸部

1．胸廓　对称、畸形、局部隆起或塌陷、压痛，有无异常搏动、静脉曲张；乳房疾病按乳房检查要求描述。

2．呼吸　频率、节律、深度。

3．肺

（1）视诊：呼吸运动（两侧对比），呼吸类型，有无肋间隙增宽或变窄。

（2）触诊：语颤，有无胸膜摩擦感、皮下捻发感。

（3）叩诊：叩诊音（清音、浊音、实音、过清音或鼓音），肺下界、肺下缘移动度。

（4）听诊：呼吸音（性质、强弱、异常呼吸音），有无干、湿性啰音及胸膜摩擦音，语音传导（注意对称部位）等。

4．心脏

（1）视诊：心尖搏动（位置、范围、强度），有无心前区隆起。

（2）触诊：心尖搏动（性质、位置、范围、强度），有无震颤（部位、期间）和心包摩擦感。

（3）叩诊：心脏左、右浊音界（相对浊音界）用各肋间距正中线的距离表示，并在表下注明锁骨中线到前正中线的距离。

（4）听诊：心率，心律，心音（强度、分裂、P2与A2的比较、额外心音、奔马律）有无杂音（部位、性质、时期、强度、传导方向）和心包摩擦音。

（八）血管检查

1．桡动脉　脉率，节律（规则或不规则、脉搏短绌），有无奇脉、交替脉，左、右桡动脉脉搏的比较，动脉壁的性质、紧张度。

2．周围血管征　有无毛细血管搏动、枪击音、水冲脉。

（九）腹部

1．视诊　外形（对称、平坦、膨隆、凹陷），呼吸运动，脐，有无皮疹、条纹、瘢痕、包块、静脉曲张（如有，记录血流方向）、胃肠蠕动波、上腹部搏动。

2．触诊

（1）腹壁：腹壁紧张度，有无压痛、反跳痛、液波震颤感及包块（部位、大小、形态、硬度、压痛、搏动、移动度）。有腹水或腹部包块时应测量腹围。

（2）肝：大小（右叶以右锁骨中线从肋缘至肝下缘、左叶以剑突至肝左叶下缘多少厘米表示之），质地、表面、边缘，有无压痛和搏动。

（3）胆囊：大小，形态，有无压痛。

（4）脾：大小，硬度，表面，边缘状态，有无压痛。巨脾以三线法表示。

（5）肾：大小，形状，硬度，移动度，肾区及输尿管压痛点有无压痛，有无膀胱膨胀。

3．叩诊　肝浊音界，有无肝区叩击痛、移动性浊音、高度鼓音及肾区叩击痛。

4．听诊　肠鸣音（正常、增强、减弱或消失），有无振水音、血管杂音。

（十）肛门及直肠

有无痔、肛裂、脱肛、肛瘘。肛门指检时应注意肛门括约肌紧张度、狭窄、内痔、压痛，前列腺大小、硬度；特别注意有无触及肿块（大小、位置、硬度、移动度等）。指检退出时应注意指套便染的颜色。

（十一）外生殖器

根据病情需要做相应检查。

（十二）脊柱及四肢

1．脊柱　有无畸形、压痛、叩击痛，活动度。

2．四肢　有无畸形、杵状指（趾）、静脉曲张、骨折、水肿、肌肉萎缩、肢体瘫痪或肌张力增强，关节：有无红肿、疼痛、压痛、积液、脱臼、活动度受限、强直。

（十三）神经系统

1．生理反射　角膜反射，腹壁反射，提睾反射，肱二头肌反射，肱三头肌反射，膝腱反射，跟腱反射。

2．病理反射　巴宾斯基（Babinski）征等。

3．脑膜刺激征　颈项强直，布鲁辛斯基（Brudzinski）征，克尼格（Kernig）征。

4．必要时做运动、感觉及神经系统其他检查。

（十四）专科情况

记录专科疾病的特殊情况，如外科情况、眼科情况、妇科情况等。

三、实验室检查

记录与诊断有关的实验室及器械检查结果。如系入院前所做的检查，应注明检查地点及日期。

四、摘要

将病史、体格检查、实验室检查及器械检查等主要资料摘要综合，重点突出阳性发现，以提示诊断的根据。

五、初步诊断

写在病历最后的右半侧。按疾病的主次列出，与主诉有关或对生命有威胁的疾病排列在前。诊断除疾病全称外，还应尽可能包括病因、疾病解剖部位和功能的诊断。

六、入院诊断

入院诊断由主治医师在病人入院后72小时内作出。用红墨水笔书写在病历最后的左半侧（与初步诊断同高处），标出诊断确定日期并签名。

七、记录审阅者签名

签名应写在病历最后的右下方。签名上方划一条斜线，以便上级医师审阅、修改后签名。

第二节 爱心护理院住院病历与处方质量标准

一、住院病历评分标准

内容	分值	扣分说明
一、总要求	13	
1. 及时完成	2	1. 不能在规定时间内完成扣 2 分
2. 病历眉栏完整	2	2. 眉栏不完整每处扣 0.5 分
3. 页序完整正确	1	3. 页序错误扣 1 分
4. 字迹清楚、整洁	2	4. 字迹潦草、错别字、涂改、刮补，每处扣 0.5 分
5. 医学术语确切	2	5. 医学术语不确切，每处扣 0.5 分
6. 文字通顺，用词恰当，概念清楚	2	6. 文字不通顺，用词不当，概念混乱，每处扣 0.5 分
7. 格式正确	2	7. 格式不正确，每处扣 0.5 分
二、一般项目	2	
8. 完整，正确	2	8. 不完整或不正确各扣 0.5 分
三、主诉	9	
9. 含症状、部位、时间三要素	6	9. 三要素缺一项扣 2 分
10. 文字简练，不超过 20 个字	2	10. 超过 20 个字扣 2 分
11. 能归属系统诊断导向	1	11. 不能归属系统诊断导向扣 1 分
四、现病史	34	
12. 现病史内容，时间与主诉相符	2	12. 内容、时间与主诉不符扣 2 分
13. 起病情况叙述清楚	4	13. 起病叙述不清扣 4 分
14. 发病经过按时间顺序叙述，调理清楚	4	14. 发病经过顺序不清，条理不清扣 4 分
15. 主要阳性症（征）记录较好	4	15. 主要阳性症（征）特点不清扣 4 分
16. 重要阴性症（征）记录较好（鉴别诊断资料充分）	4	16. 重要阴性症（征）遗漏或不清扣 4 分
17. 伴随症状叙述清楚	4	17. 伴随症状不清扣 4 分
18. 病情演变叙述详细清楚	4	18. 病情演变叙述不清，过于简单或过于啰嗦扣 4 分
19. 诊治经过叙述全面	4	19. 诊治经过过于简单扣 4 分
20. 记录一般情况	2	20. 一般情况未记录扣 2 分
21. 不得记入体检内容	2	21. 记入体检内容扣 2 分

内容	分值	扣分说明
五、过去史、个人史、家族史	10.5	
22．过去史，个人史，家族史	3	22．缺一项扣1分
23．现病史与过去史不能混淆	2	23．现病史与过去史混淆扣2分
24．系统回顾齐全，正确	2	24．系统不顾不完整扣2分
25．记录预防接种，药物过敏，外伤，手术，传染病史	2.5	25．缺一项扣0.5分
26．个人史，家族史，记录详细	1	26．记录过于简单每项扣0.5分
六、体格检查	26.5	
27．各部分检查内容记录齐全	17.7	27．体温，脉搏，呼吸，血压，发育，营养，意识状态，面容与表情，体位每缺一项扣0.3分，皮肤，淋巴结，头部，颈部，胸部，腹部，外生殖器、直肠及肛门（未检查须记录），脊柱及四肢，神经系统，每项缺一项扣1.5分
28．顺序正确	1.5	28．顺序颠倒扣1分
29．体征记录符合要求	2	29．体征记录不符合要求扣2分
30．主要阳性体征记录详细	2	30．遗漏主要阳性体征扣2分
31．重要阴性体征（有鉴别诊断意义者）记录详细	1.3	31．遗漏主要阴性体征扣1.3分
32．专科检查全面正确	2	32．专科检查内容简单，不全面扣1分，叙述错误扣1分
七、小结、诊断、签名	5	
33．有病史小结，小结简单扼要	3	33．无病史小结扣2分，小结过于简单或冗长扣1分
34．初步诊断主次有序	1	34．未按主病在前，次病在后，本科病在前，他科病在后排列，扣1分
35．签名完全，字迹清楚	1	35．未签名或字迹潦草扣1分

二、处方标准和质量标准

【卫生部处方标准】

（一）处方标准

1．前记　包括医疗机构名称、费别、患者姓名、性别、年龄、门诊或住院病历号、科别或病区和床位号、临床诊断、开具日期等。可添列特殊要求的项目。麻醉药品和第一类精神药品处方还应当包括患者身份证明编号，代办人姓名、身份证明编号。

2．正文　以 Rp 或 R（拉丁文 Recipe "请取" 的缩写）标示，分列药品名称、剂型、规格、数量、用法用量。

3．后记　医师签名或者加盖专用签章，药品金额以及审核、调配，核对、发药药师签名或者加盖专用签章。

（二）处方颜色

1．普通处方的印刷用纸为白色。

2．急诊处方印刷用纸为淡黄色，右上角标注 "急诊"。

3．儿科处方印刷用纸为淡绿色，右上角标注 "儿科"。

4．麻醉药品和第一类精神药品处方印刷用纸为淡红色，右上角标注 "麻、精一"。

5．第二类精神药品处方印刷用纸为白色，右上角标注 "精二"。

（三）质量检查合格标准

1．一般项目填写齐全。

2．处方书写正确，符合规范要求。

3．计量单位明确并符合规范，药品含量、重量（容量）、总量、剂量书写区分清楚。

4．无配伍禁忌；无超量给药。

5．特殊用药方法应注明。

6．文字书写清楚易认，书写及签名或印章无越格、越位。

7．医师签全名；如盖本人印章，亦应签全名。

8．有调剂、复核双人签名。

注：凡达不到上述要求之一者，属不合格处方。

思考题

1．病史主诉的书写要求是什么？

2．现病史的内容主要包括哪些？

3．书写病历时，肺部的体格检查如何描述？

4．一份完整的住院病历包括哪些内容？

5．根据住院病历书写规范，入院病史的采集内容有哪些？

第七章　常用诊疗技术操作与临床检验参考

本章重点概述

　　诊疗技术操作规范是提高医疗护理技术水平、确保医疗护理质量的基本保证，全体医务人员要认真学习各项诊疗技术操作方法，规范医疗护理行为，以优质的医疗质量，为爱心护理院的住院老人们提供服务，为推动爱心护理事业发展做出应有的贡献。本章结合爱心护理院的日常工作，对常用的诊疗技术操作及临床检验值做详细介绍。

第一节　口服给药法

【目的】

合理用药，达到为老年人进行预防、诊断、治疗的目的。

【操作步骤】

1．医护人员洗手，戴口罩。

2．对照医嘱，准备好药品和温开水到老年人床边。

3．对老年人进行评估并向老年人说明。

4．帮助老年人坐立或者将床头抬高 30°～ 50°。

5．先让老年人饮一口水，以湿润口腔和食管。

6．服药中饮水不得少于 100ml，避免药物滞留在食管狭窄处，或因为高浓度药物刺激胃黏膜。

7．确认老年人已经服药，为老年人擦净口唇周围水渍，恢复舒适体位。

8．整理物品，放回原处。

9．医护人员洗手消毒，执行签字、记录。

【注意事项】

1．服药前严格对照医嘱，按时按量正确为老年人服药。

2．进行用药指导，向老年人解释用药目的、时间、方法，帮助老年人记忆服药方法或引导老年人配合服药。

3．对病情危重、吞咽困难、拒绝服药的老年人，服药前先将药片碾碎加水溶解后，再进行喂服或经胃管注入。

4．服用水剂药品，服用前先将药液摇匀再倒入量杯后再服用。

5．服用粉剂药品，服用前要先用少许温开水调匀后再服用。

6．服用中药丸药品，服用前要先将大药丸搓成小药丸后再服用。

7．服用油剂药品，要将药液滴入盛有少许温开水的调羹中服用。

8．遇到老年人不配合，将药物打翻或倾倒后无法收起时，要及时进行补救措施；

9．老年人服药后，要注意观察服药后效果和不良反应，及时处理。

第二节　点眼药水法

【目的】

为老年人正确使用眼药水。

【操作步骤】

1. 医护人员洗手，戴口罩。

2. 备齐用物：治疗盘、治疗单、眼药水、无菌镊子、消毒棉球、污物杯等。

3. 到老年人床旁，核对床号、姓名、治疗单、药物，向老年人解释。

4. 帮助老年人取舒适卧位或坐位。

5. 用无菌镊子夹消毒棉球擦净老年人眼部分泌物，将污染棉球放入污物杯。

6. 嘱老年人头略向后仰，眼睛向上看。

7. 用左手拇指和食指将老年人上下眼睑轻轻分开固定，用右手持眼药水瓶，距离眼睛3cm处，将眼药水1~2滴点入老年人下眼结膜囊内。

8. 松开固定的左手，轻提老年人上眼睑，使药液充盈在结膜囊内。

9. 立即压住位于眼内角鼻根部的泪囊数分钟，既保证眼睛局部有效药物的浓度，又阻断药水随着鼻泪管流入鼻腔。

10. 嘱老年人闭眼，用消毒棉球按摩老年人眼睑，并擦去眼部溢出的药液。

11. 将污染棉球放入污物杯。

12. 观察用药反应，如无不适，恢复老年人舒适体位。

13. 整理用物，按规定处理污物。

14. 医护人员洗手消毒，执行签字、记录。

【注意事项】

1. 眼药水要专人专用。

2. 注意合理用药，不能多点。

3. 忌将眼药水直接点在眼角膜上，以免刺激角膜后产生反射性闭眼，使药液溢出。

4. 点眼药水时，眼药水瓶口距眼球应保持3cm左右的安全距离。过近时，瓶口接触睫毛或眼睑，会造成药物污染，还会擦伤、划伤角膜，对眼睛造成伤害。

5. 操作全过程要耐心、谨慎、轻柔、准确。

第三节　点眼药膏法

【目的】

为老年人正确使用眼药膏。

【操作步骤】

1. 医护人员洗手，戴口罩。

2. 备齐用物：治疗盘、治疗单、眼药膏、无菌镊子、消毒棉球、污物杯等。

3. 到老年人床旁，核对床号、姓名、治疗单、药物，向老年人解释。

4．帮助老年人取卧位或坐位。

5．用无菌镊子夹消毒棉球擦净老年人眼部分泌物，将污染棉球放入污物杯。

6．嘱老年人头略向后仰，眼睛向上看。

7．用左手中指将老年人下眼睑轻轻分开固定，用右手持眼药膏，将眼药膏平挤入老年人下眼结膜囊内。

8．把眼药膏放入治疗盘，左手轻提老年人下眼睑，右手轻提老年人上眼睑，使上下结膜包住眼药膏。

9．嘱老年人闭眼，用消毒棉球按摩老年人眼睑 3 分钟，使眼药膏在结膜内均匀散开，并擦去眼部溢出的眼药膏。

10．将污染棉球放入污物杯。

11．观察用药反应，如无不适，恢复老年人舒适体位。

12．整理用物，按规定处理污物。

13．医护人员洗手消毒，执行签字、记录。

【注意事项】

1．眼药膏要专人专用。

2．给药前，注意观察眼药膏瓶口是否光滑，避免擦伤、划伤角膜，对眼睛造成伤害。

3．操作全过程要耐心、谨慎、轻柔、准确。

第四节　点耳药法

【目的】

为老年人正确使用滴耳药。

【操作步骤】

1．医护人员洗手，戴口罩。

2．备齐用物；治疗盘、治疗单、滴耳液、3% 过氧化氢（双氧水）、无菌棉签、消毒棉球、污物杯等。

3．到老年人床旁，核对床号、姓名、治疗单、药物，向老年人解释。

4．帮助老年人取半卧位或坐位，将头偏向健侧耳，使健侧耳在下，患侧耳在上。

5．用无菌棉签蘸 3% 过氧化氢（双氧水），擦净老年人患侧耳道内分泌物，将污染棉签放入污物杯。

6．左手将老年人患侧耳向上后方轻拉，使耳道变直，右手指持滴耳液瓶，掌根轻置于耳前面部固定。

7．将滴耳液沿耳道后壁向耳道内点入 2～3 滴后轻压耳屏，使药液流入耳中。

8．保持体位 1～2 分钟，观察老年人反应。

9．如无不适，取消毒棉球塞住外耳道，协助老年人恢复舒适体位。

10．整理用物，按规定处理污物。

11．洗手消毒、执行签字、记录。

【注意事项】

1. 滴耳液要专人专用。

2. 注意合理用药，滴耳液不能多点，以避免不良反应。

3. 操作全过程要耐心、谨慎、轻柔、准确。

第五节　手癣涂药法

【目的】

为老年人正确进行手癣涂药。

【操作步骤】

1. 医护人员洗手，戴口罩。

2. 备齐用物：治疗盘、治疗单、药物、无菌棉签、一次性手套、污物杯等。

3. 到老年人床旁，核对床号、姓名、治疗单、药物，向老年人解释用药目的。

4. 帮助老年人取半卧位或坐位。

5. 戴手套，用专用毛巾蘸温水清洁、擦干老年人双手。

6. 用无菌棉签蘸药膏均匀涂于患处。

7. 协助老年人恢复舒适体位。

8. 整理用物，按规定处理污物。

9. 医护人员洗手消毒，执行签字、记录。

【注意事项】

1. 患处涂药要均匀。

2. 涂药后嘱老年人避免触抓患处。

3. 操作全过程要耐心、谨慎、轻柔、准确。

第六节　足癣涂药法

【目的】

为老年人正确进行足癣涂药。

【操作步骤】

1. 医护人员洗手，戴口罩。

2. 备齐用物：治疗盘、治疗单、药物、无菌棉签、一次性手套、污物杯等。

3. 到老年人床旁，核对床号、姓名、治疗单、药物，向老年人解释用药目的。

4. 帮助老年人取半卧位或坐位。

5. 戴手套，用专用毛巾蘸温水清洁、擦干老年人双足。

6. 用无菌棉签蘸药膏均匀涂于患处。

7. 协助老年人恢复舒适体位。

8. 整理用物，按规定处理污物。

9. 医护人员洗手消毒，执行签字、记录。

【注意事项】

1．患处涂药要均匀。

2．涂药后嘱老年人避免触抓患处。

3．冷天涂药后，用干净中单包裹患足后再盖好被子，避免药物污染被面。

4．操作全过程要耐心、谨慎、轻柔、准确。

第七节 疥疮涂药法

【目的】

为老年人正确进行疥疮涂药。

【操作步骤】

1．用温水、硫黄皂为老年人洗澡。

2．医护人员洗手，戴口罩。

3．备齐用物：治疗盘、治疗单、药物、无菌棉签、一次性手套、污物杯等。

4．到老年人床旁，核对床号、姓名、治疗单、药物，向老年人解释用药目的。

5．帮助老年人取半卧位或坐位，脱去衣服。

6．戴手套，用无菌棉球蘸药膏从老年人颈部以下，均匀涂于全身。

7．为老年人穿好专用衣服，协助老年人恢复舒适体位。

8．整理用物，按规定处理污物。

9．医护人员洗手消毒，执行签字、记录。

【注意事项】

1．每日需要涂药1～2次，连续3～5天，第5天洗澡后再换上清洁衣裤；连续治疗2～3个疗程；治疗后1～2周内如有新病灶发生需重复治疗。

2．注意保暖。

3．专用衣服要宽大、干净、干燥。

4．注意隔离，避免传染。

5．操作全过程要耐心、谨慎、轻柔、准确。

第八节 压疮换药法

【目的】

为老年人正确进行压疮涂药。

【操作步骤】

1．医护人员洗手，戴口罩。

2．备齐用物：无菌换药包（换药盘2只、镊子2把、纱布方适量、生理盐水棉球适量、75%乙醇棉球适量、1%碘伏棉球适量、干棉球适量），3%过氧化氢（双氧水）、胶布、塑料垫、一次性手套等。

3．携带用物至老年人床边，核对房间、床号、姓名等，向老人解释，取得配合。

4．关闭门窗，保持室温至 18 ~ 26℃。

5．协助老年人取舒适体位，暴露压疮部位。

6．将塑料垫铺于局部皮肤下方，用手轻轻揭开压疮辅料上的胶布，戴手套，再用镊子按伤口纵向取下外层辅料，对于粘住伤口的里层辅料，先用生理盐水湿润后再用镊子取下，将污染面向上把污染的辅料放入一只换药盘内。

7．仔细观察伤口，用碘伏棉球对创口周围进行消毒，取另一只换药盘放入适量干棉球倒入适量 3% 过氧化氢浸透，用过氧化氢棉球清洗创口，再用生理盐水棉球清洗掉创口上的泡沫，必要时剪除坏死组织或扩创。

8．用庆大霉素敷料覆盖创口，或置放引流条后，用无菌纱布覆盖固定。

9．换药完毕，撤掉塑料布，清扫床铺，保持床单位干燥、清洁、整齐，为老年人垫好软垫，取舒适体位。

10．按消毒隔离要求处理污染用品。

11．医护人员洗手消毒，执行签字、记录。

【注意事项】

1．为老年人进行压疮换药，要遵循安全、节力、无菌操作的原则。

2．换药前后要洗手，换药时先换清洁创口，后换感染创口。

3．换药时要注意保暖，防止老年人受凉。

4．换药过程中要注意观察老年人身体状况，发现异常立即报告医生。

5．无菌创口从内向外螺旋状擦拭消毒；感染创口从外向内螺旋状擦拭消毒。

6．换药时，动作轻柔，注意保护新鲜肉芽组织，必要时用棉球轻蘸创口进行消毒，不要擦拭。

7．换药时执行"两把镊子"操作，即一把镊子用来接触伤口，另一把镊子传递无菌棉球、辅料等。传递或绞干棉球时，始终保持干净镊子在上，污染镊子在下的位置。

8．换药前注意与老年人家属沟通，为家属提供心理支持及压疮护理的健康指导。

第九节　吸氧法

【目的】

供给氧气，改善缺氧症状。

【操作步骤】

1．洗手，戴口罩。

2．物品准备：治疗盘内摆放吸氧导管、无菌棉签、生理盐水、绷带、胶布、污物杯、氧气表、湿化瓶、氧气扳子、记录单。

3．打开氧气筒总开关，使小量氧气从气门流出吹尘，随即迅速关好开关。

4．将氧气表接于氧气筒的气门上，用手初步旋紧，将表稍向后倾，再用扳手旋紧，使氧气表直立于氧气筒旁。

5．连接湿化瓶，湿化瓶内盛蒸馏水 1/2。

6．关闭流量表开关，打开总开关，再开流量表，检查氧气流出是否通畅。

7．关闭流量表，待用。

8．携物品至病人床前，核对病人姓名、性别、床号、诊断，病人如意识清楚，应解释取得合作。

9．选择合适鼻孔，用棉签沾生理盐水清洁鼻腔。

10．连接鼻导管，湿润鼻导管前端。

11．打开流量表开关，调节好流量。

12．将鼻导管轻轻插入鼻腔，用绷带系好固定在头部。

13．停用氧气时，先取下鼻导管，再关流量表。

14．关氧气筒总开关，然后再开流量表小开关，放出余气，再关好流量表。

15．清洁口鼻，恢复舒适体位，整理床单位。

16．整理用物，记录用氧起止时间。

【注意事项】

1．严格遵守操作规程，注意用氧安全，切实做好"四防"，即防火、防震，防油、防热。

2．老年人吸氧过程中，需要调节氧流量时，应当先将鼻导管取下，调节好氧流量后，再连接于老年人鼻腔。停止吸氧时，先取下鼻导管，再关流量表。

3．吸氧时，注意老年人病人脉搏、血压、精神状态，以及时调整用氧流量。

4．湿化瓶每次用后，均须清洗、消毒。

5．氧气筒内氧气不可用尽，压力表上指针降至 $5kg/cm^2$ 时，即不可再用。

6．对未用或已用空的氧气筒，应分别放置，并挂上"满"或"空"的标记，以避免急用时搬错而影响抢救工作。

第十节　吸痰法

【目的】

清除患者呼吸道分泌物，保持呼吸道通畅。

【操作步骤】

1．评估患者

（1）了解病人意识状态、生命体征、吸氧流量、呼吸道分泌物量、黏稠度、部位。

（2）对清醒病人进行解释，取得患者配合。

2．操作要点

（1）做好准备，携吸痰器和吸痰管、无菌棉签，生理盐水等物品至患者旁，核对患者，帮助病人取合适体位。

（2）连接吸痰器导管，接通电源，打开开关，检查吸引器性能，调节合适的负压。

（3）检查病人口腔，取下活动义齿，选择合适鼻孔，用棉签沾生理盐水清洁鼻腔。

（4）戴手套，连接吸痰管，滑润冲洗吸痰管。

（5）鼻腔插管深度适宜，轻轻左右旋转吸痰管，上提吸痰。

（6）经口腔吸痰，嘱病人张口，对昏迷病人使用压舌板帮助其张口后，轻轻左右旋转吸痰管,上提吸痰。吸痰完毕,取出压舌板。

(7)清洁患者的口鼻,帮助病人恢复舒适体位。

【注意事项】

1.按照无菌操作原则,插管动作轻柔,敏捷。

2.吸痰前后应当给予高流量吸氧,吸痰时间不宜超过15秒,如痰液较多,需要再次吸引,应间隔3~5分钟,病人耐受后再进行。一根吸痰管只能使用一次。

3.病人痰液黏稠,可以配合翻身叩背、雾化吸入;操作过程中病人发生缺氧,如发绀、心率下降等症状时,应立即停止吸痰,缓解后再进行。

4.观察病人痰液性状、颜色和量。

第十一节　热敷法

【目的】

直接提升患处温度,使皮下血管扩张,加速血液循环,达到止痛、消炎、消肿、舒缓肌肉痉挛、松弛神经、改善筋腱柔软度的效果。

【适应证】

慢性炎症及疼痛。例如:慢性腰背痛、慢性退行性膝关节炎、肌肉疲劳或痉挛等。

【禁忌证】

急性炎症、患处有伤口、局部剧烈疼痛或肿胀、皮肤湿疹、血栓性静脉炎、外周血管疾病、细菌性结膜炎、面部危险三角区感染化脓、脏器出血、软组织挫伤和扭伤或砸伤后前三天、急性腹痛诊断未明确前、失去分辨冷热能力的糖尿病病人、不能明确指示的痴呆病人等均禁忌热敷。

【热敷步骤】

1.干热敷

常用热水袋。方法是热水袋内灌入1/2~2/3的热水,斜放水袋将气排出,而后拧紧塞子,用布擦干水袋表面的水,倒提起来抖动,检查无漏水后,用布或毛巾包裹好,放在需要热敷的部位,袋中水温在50℃左右较为合适。

2.湿热敷

将小毛巾放在热水中浸湿拧干,放在所需要热敷的部位,然后盖上干毛巾或棉垫,以保持热度。敷布的温度以不感觉烫、能耐受为原则。湿热敷也可采用在热湿毛巾上放热水袋的方法,以保持热度。湿热敷一般可持续20~30分钟。在热敷过程中,应经常观察局部皮肤颜色,避免发生烫伤。

【注意事项】

1.热敷的温度应是中度,切忌使用过热的温度或置身于暖水袋上。

2.热敷后,患处应感到暖和,局部皮肤短暂变红。若热敷后患处有持久的红疹、疼痛或不适,应停止操作。

第十二节 冷敷法

【目的】

达到降温、消炎、止痛、止血的功效。

【适应证】

1. 高热病人，敷于额部、颈后可降低体温，改善不适感。

2. 张力较大的肿块，局部冷敷可使血管收缩，减轻疼痛。

3. 外伤血肿，立即局部冰敷，可防止血肿进一步扩大。

【禁忌证】

1. 循环障碍。

2. 组织损伤破裂。

3. 水肿部位。

4. 慢性炎症或深部化脓病灶。

5. 冷过敏者。

【注意事项】

1. 时间不能持续过久：每敷 20 ～ 30 分钟应停一会再敷。

2. 经常观察皮肤变化：每 10 分钟一次，如发现皮肤苍白、青紫、麻木感，表示静脉血淤积，应停止冷敷，否则会造成冻伤。

3. 病人有寒战，脉搏变快，呼吸困难，面色改变时，应停止冷敷。

【操作方法】

1. 局部止血、止痛：可用小毛巾在冷水或冰水中浸湿拧半干，敷于外伤或肿痛局部，每隔 1 ～ 3 分钟更换一次，持续 20 ～ 30 分钟，也可以将冰袋置于小毛巾上进行冷敷。

2. 高热降温：可用小毛巾在冷水或冰水中浸湿拧半干，敷于额头、颈后两侧，上面覆盖保鲜膜，再盖上干毛巾，小毛巾温度升高后再更换。或者用小毛巾包住冰袋置于额头、颈后两侧降温。

第十三节 口腔护理技术

【目的】

达到清除老年人口腔食物残渣，预防口腔炎症、溃疡、口臭及其他并发症的目的。

【操作步骤】

1. 备物：口杯、温开水、治疗盘、口腔护理包（包内配备消毒方盘 1 个、弯盘 1 个、镊子 1 把、弯血管钳 1 把、干棉球 16 个、治疗巾 1 块、一次性手套 1 副、压舌板 1 根、纸巾 1 张）、漱口液、手电筒、干毛巾、润唇膏等，必要时备一次性医用开口器。

2. 将盛放所需物品的治疗盘置于病人床头桌上，向患者解释。

3. 病人取侧卧位或头侧位，干毛巾围于颌下。

4．打开口腔护理包；戴手套；将治疗巾置于病人颌下；弯盘置于病人口角旁；干棉球放入消毒方盘内，倒入漱口液或温开水。

5．取手电筒，用压舌板撑开病人面颊，检查患者口腔，观察黏膜有无溃疡和损伤，有活动义齿者取出义齿置于清洁容器内。

6．双手操作，用一手持镊子，另一手持血管钳；镊子夹盐水棉球，递与血管钳夹紧。

7．先用一个棉球湿润病人口唇；嘱病人张口，用压舌板撑开一侧面颊部；依次擦洗一侧牙齿上外侧→上内侧→上咬合面；对侧牙齿上外侧→上内侧→上咬合面；下一侧牙齿下外侧→下内侧→下咬合面；下对侧牙齿下外侧→下内侧→下咬合面；硬腭→舌面→舌下。每擦一面都要换干净棉球，污染的棉球放入弯盘内。

8．神智清楚病人可帮助其用温水漱口。

9．擦洗完毕，用纸巾擦干口唇，撤去弯盘、治疗巾，再用毛巾擦干病人口周及面部，涂润唇膏防止口唇干裂，协助病人恢复舒适体位。

10．保持床单位干燥、整洁。

【漱口液的选择】

常用的漱口液有：生理盐水、1%～3%过氧化氢（双氧水）、1%～4%碳酸氢钠溶液、0.1%醋酸溶液等。生理盐水有清洁口腔、预防感染的作用；1%～3%过氧化氢有控制口腔感染和牙龈出血的作用；1%～4%碳酸氢钠溶液适用于真菌感染者；0.1%醋酸溶液适用于铜绿假单胞菌（绿脓杆菌）感染者。

【注意事项】

1．使用漱口液有达到清洁口腔、消炎、减轻口腔异味的效果，但是专业医生建议，不要长期使用漱口液。因为长期使用含有药物成分的漱口液，会破坏口腔内的正常菌群，引起不良后果。

2．临床调查发现，用盐水漱口20分钟后，口腔内细菌数量开始恢复，1小时后细菌数量便恢复到漱口前的水平。而用清水漱口后10分钟细菌就开始恢复，但却要到85分钟后才恢复到原来的水平。因为盐水漱口将口腔中的细菌杀灭的同时也会破坏口腔黏膜，口腔黏膜具有防御细菌生长的作用，将口腔黏膜破坏了就为细菌的迅速恢复创造了条件，因此用盐水漱口并不能真正达到消毒、杀菌的作用，偶尔用一下，可以暂时达到消炎目的，长期应用则对健康无益。

3．选择何种漱口液，最好遵照专业医师医嘱进行。无特殊情况下，使用温开水清洁口腔即可。

第十四节　胃插管术

【目的】

将胃管经鼻腔插入胃内，经胃管灌注流质食物、药物及水分。

【适应证】

1．昏迷病人。

2．口腔手术后的病人。

3．拒食、病情危重不能由口腔进食的病人。

【禁忌证】

1．上消化道出血的病人。

2．食管静脉曲张或梗阻的病人。

3．鼻腔、食管手术后的病人。

4．严重呼吸困难的病人。

【操作步骤】

1．准备用物　治疗盘内备鼻饲包一个（内有弯盘1个，20ml注射器1副，胃管16～18号1条，治疗巾1块，镊子1把，压舌板1块，纱布2块，止血钳1把，润滑油），备弯盘1个，消毒棉签，胶布，夹子，听诊器，温开水，38～40℃流质饮食200ml。

2．操作方法

（1）戴口罩，携治疗盘至病人床边，对清醒者说明治疗目的，以取得配合。

（2）病人取坐位或卧位，颌下铺治疗巾，取出假牙，选择通气侧鼻腔进行清洁。

（3）打开鼻饲包，戴手套，润滑胃管。左手用纱布裹着胃管，右手持止血钳夹住导管前端测量长度（发际至剑突），沿一侧鼻孔轻轻插入。当导管插入14～16cm处（咽喉部），嘱病人作吞咽动作，使环咽肌开放，导管可顺利通过食管口。若病人出现恶心，应暂停片刻，嘱病人作深呼吸或吞咽动作，随后迅速将管插入，以减轻不适。若插入不畅时应检查胃管是否盘在口中。插管过程中如发现呛咳、呼吸困难、发绀等情况，表示误入气管应立即拔出，休息片刻后重新插入。

（4）对昏迷因吞咽和咳嗽反射消失不能合作病人，为提高插管的成功率，在插管前应将病人头后仰，当插入14～16cm（会厌部）时，以左手将病人头部托起向前屈，使下颌靠近胸骨柄，以增大咽喉部通道的弧度，胃管可顺利通过食管口。

（5）胃管插入50cm左右时：①用注射器接胃管末端，若抽出胃液，证实胃管在胃内。②用注射器接胃管末端，注入少量空气，置听诊器于剑突下，若听到气过水声，证实胃管在胃内。③将胃管末端置于盛水碗中，若有多量水泡持续出现，并且与呼吸一致，说明胃管误入气管内，应立即拔出。

（6）证实胃管在胃内，用胶布固定于鼻翼及面颊部，注入少量温开水后，再缓慢注入流质或药物。每次鼻饲量不超过200ml，间隔时间不少于2小时，注完饮食后，再注入适量温开水冲洗胃管，避免食物存积管腔中变质，造成胃肠炎或管腔堵塞。

（7）将胃管末端反折，用纱布包好夹紧，固定于病人枕旁，鼻饲用具每餐清洗，每日消毒一次，记录每餐饮食量。

（8）病人停止鼻饲或需要换胃管时，应拔出胃管。将弯盘置于病人颌下，胃管末端用夹子夹紧，避免拔管时，由于大气的正压和存液本身重力向下的作用，使液体流入呼吸道。轻轻揭去固定的胶布，用纱布包裹近鼻孔处的胃管，边拔边将胃管盘绕在纱布中。全部拔出后，将胃管放入弯盘内，清洁病人口、鼻、面部，用松节油擦掉胶布痕迹，协助病人取舒适卧位。

【注意事项】

1．胃管必须完好通畅，当胃管通过食管的三个狭窄处：环状软骨水平处、平气管分叉处、食管通过膈肌处时，应轻、慢、稳，以免损伤食管黏膜。

2．必须证实胃管在胃内，方可灌注食物。

3．通过鼻饲管给药时，应将药片研碎，溶解后再灌入。

4．长期鼻饲者，应每日进行口腔护理。每周更换胃管时，晚饭后拔出胃管，第二天早晨再由另一侧鼻孔插入。

第十五节　导尿术

【适应证】

1．尿潴留。

2．病情危重观察记录尿量。

【禁忌证】

1．急性尿道炎。

2．急性前列腺炎。

3．急性副睾炎。

【操作步骤】

1．通知家属，取得家属的理解和配合。

2．通知护理员协助清洗外阴。

3．洗手，准备治疗盘，盘内摆放导尿包。

4．携治疗盘至床旁，向病人说明目的，取得合作。

5．操作者站在病人右侧，病人取仰卧屈膝位，双腿略向外展，脱去对侧裤腿，盖在近侧腿上，对侧大腿用被子遮盖，露出会阴。

6．术者戴好帽子和口罩，打开导尿包将治疗巾垫于病人臀下，将一弯盘置于近会阴处。戴手套，右手持无菌钳夹碘伏棉球擦洗外阴：男性病人从尿道外口开始，而后周围皮肤，再翻卷包皮消毒；女性病人以尿道口为中心，由内向外，自上而下，按前庭、小阴唇、大阴唇、阴阜、大腿内侧 1/2．臀部、肛周、肛门的顺序消毒。擦洗消毒进行两次，然后将污棉球和污镊子放于弯盘内，撤到一边。

7．脱下第一副手套，戴无菌手套，铺洞巾，使洞巾与导尿包的包布形成一无菌区。

8．另取一弯盘置于病员左侧洞巾口旁，取导尿管，后端接上尿袋，前端用石蜡油棉球润滑，放于洞巾口旁的弯盘内。对男性患者，以无菌纱布缠绕阴茎，用左手无名指和中指夹持阴茎，用拇指分开尿道口；对女性患者，以无菌纱布 8 字缠绕左手拇指及食指，再分开并固定小阴唇，显露尿道口，右手持无菌钳将导尿管前端轻轻插入尿道。

9．尿管插入尿道，见尿液流出，再插入 2cm 左右，松开左手，固定导尿管，用针管抽吸 10 ～ 15ml 生理盐水注入水囊，再将尿管向外轻拉，至拉不动为止。

10．导尿完毕，撤下洞巾，擦洗外阴，脱去手套，放于弯盘内。协助病员穿裤。整理床铺，清理用物，固定尿袋，作好记录，如需检验，标本送化验室。

【注意事项】

1．严格无菌操作，预防尿路感染。

2．插入尿管动作要轻柔，以免损伤尿道黏膜，若插入时有阻挡感可更换方向再插，忌反复抽动尿管。

3．选择导尿管的粗细要适宜，疑有尿道狭窄者，尿管宜细。

4．排尿不能过急，因为充盈的膀胱一次排空，内压骤减，易引起黏膜出血，先放500ml，以后每隔10分钟放100ml。

5．留置导尿应经常检查尿管固定情况，必要时以无菌药液每日冲洗膀胱一次；每隔5～7日更换尿管一次，再次插入前应让尿道松弛数小时，再重新插入。

6．预防膀胱结石：长期卧床病人，尿中析出的盐类沉积在膀胱，易形成结石，应鼓励病人多喝水，每日量达3000～4000ml，并定时活动，翻转体位，利于尿沉淀物排出。

第十六节　灌肠术

【适应证】

对便秘和粪便嵌塞病人进行治疗。

【操作步骤】

1．洗手，准备治疗盘。

2．治疗盘内摆放一次性灌肠器、治疗巾、止血钳、液体石蜡棉球、弯盘、手纸、温度39～41℃温水500～1000ml，另备便盆、屏风、输液架。

3．携治疗盘至病人床边，协助病人左侧卧位，双膝屈曲，露出臀部，将治疗巾垫于臀下。如肛门括约肌失去控制能力者，可取仰卧位，臀下放置便盆。

4．戴口罩，戴手套，打开一次性灌肠器、夹闭肛管，将温水注入，将灌肠器挂于输液架上，将肛管置于弯盘内。

5．用液体石蜡棉球润滑肛管前端，放出少量液体以驱出管内气体，并以腕部试液温是否适当，随即夹闭肛管。

6．操作者左手分开病人两臀，露出肛门，嘱患者张口呼吸，右手将肛管轻轻旋转插入肛门7～10cm。如插入时有抵抗感，可将肛管稍退出，再行前进。插妥后，一手固定肛管，松开夹管调节器，使液体徐徐灌入肠内。

7．观察液体灌入情况，如灌入受阻，可稍摇动肛管，同时检查有无粪块堵塞。如患者感觉腹胀或有便意时，应用调节器调整灌入速度，并嘱病人张口深呼吸，以减轻腹压。

8．液体将流完时，夹紧肛管，用手纸裹住肛管轻轻拔出放入弯盘中，让患者平卧，嘱保留5～10分钟后排便。不能下床者给予便盆床上排便。

9．大便完毕，观察大便情况，取走便盆，整理床铺，开窗通风，帮助患者洗手。

【注意事项】

1．插肛管时动作要轻柔，对有肛门疾病患者应加小心，以免造成损伤。

2．对有颅脑疾病、心脏病老年人，灌肠时应慎重，压力要低，速度要慢，并注意病情变化，以免发生意外。

3．急腹症、消化道出血病人不宜灌肠。

第十七节　胸膜腔穿刺术

【适应证】

1. 诊断性穿刺　对原因未明的胸腔积液，作胸腔积液检查，以确定胸腔积液的性质，进一步明确疾病的诊断。

2. 治疗性穿刺

（1）减轻胸腔大量积液、气胸引起的压迫症状。

（2）抽取脓液治疗脓胸。

（3）向胸腔内注射药物。

3. 胸部 X 线表现　胸腔积液量达 0.3 ~ 0.5L 时，胸部 X 线检查显示：肋膈角变钝。胸腔积液在第 4 前肋间以下称为少量胸腔积液；第 4 前肋与第 2 肋之间属于中等量胸腔积液；积液位于第 2 前肋以上为大量胸腔积液。

【禁忌证】

1. 多脏器功能衰竭病人禁忌胸膜腔穿刺。

2. 出血性疾病及体质衰竭、病情危重、难以耐受操作的病人应慎重。

【操作步骤】

1. 准备工作

（1）操作前应向病人说明穿刺目的，消除顾虑，签署同意书。

（2）询问有无药物过敏史。

（3）穿刺前清洁穿刺部位，嘱病人排尿。

（4）对精神紧张病人，可于术前半小时给予地西泮 10mg 或止痛剂肌内注射，以镇静镇痛。

（5）嘱咐病人在操作过程中，避免深呼吸和咳嗽，如有任何不适及时提出。

（6）器械准备：无菌胸腔穿刺包、无菌手套、消毒用品、麻醉药品、胶布等。

（7）术前检查：再次核对适应证，查看有无禁忌证。

2. 操作方法与步骤

（1）医生衣帽整齐、戴口罩，洗手。

（2）准备消毒器械及穿刺包。

（3）扶病人坐位，面向椅背，两前臂置于椅背上，前额伏于手臂上。

（4）一般选择肩胛下角线或腋后线 7 ~ 8 肋间作为穿刺点，必要时结合 X 线及超声波检查确定，并在皮肤上做标志。

（5）常规消毒，戴无菌手套，覆盖消毒洞巾。

（6）检查器械，注意穿刺针是否通畅，胶管是否漏气及破损。

（7）用 2% 利多卡因局部逐层浸润麻醉，注意穿刺点应选在下一肋骨的上缘。

（8）用血管钳夹住穿刺针后面的胶管，防止漏气。

（9）左手固定穿刺部位皮肤，右手持穿刺针沿麻醉部位经肋骨上缘垂直缓慢刺入，当有突破感时停止。

（10）接上注射器后，再松开止血钳。

（11）助手用止血钳固定穿刺针防止针头摆动及刺入肺。

（12）注射器抽满后再次用血管钳夹闭胶管才能取下注射器。

（13）将抽出液注入专门准备的容器中。

（14）抽液后拔出穿刺针，再次消毒皮肤，覆盖无菌纱布，稍用力压迫片刻，用胶布固定。

（15）将抽出液记量、送化验。

（16）嘱病人静卧，如有不适立即通知医生。

（17）整理物品。

3．术后处理

（1）嘱病人卧位或半卧位休息半小时，测血压并观察病情有无变化。

（2）根据临床需要填写检验单，分送标本。

（3）清洁器械及操作场所。

（4）做好穿刺记录。

【注意事项】

1．操作前应向病人说明穿刺目的，消除顾虑。

2．操作中应密切观察病人的反应，如有头晕、面色苍白、出汗、心悸、胸部压迫感或剧痛、昏厥等胸膜过敏反应；或出现连续性咳嗽、气短、咳泡沫痰等现象时，立即停止抽液，并皮下注射 0.1% 肾上腺素 0.3 ～ 0.5ml，或进行其他对症处理。

3．一次抽液不应过多、过快。

（1）诊断性抽液：50 ～ 100ml 即可。

（2）减压抽液：首次不超过 600ml，以后每次不超过 1000ml。

（3）脓胸抽液：每次尽量抽尽。疑为化脓性感染时，助手用无菌试管留取标本，行涂片革兰染色镜检、细菌培养及药敏试验。

（4）检查瘤细胞抽液：至少需 100ml，并应立即送检，以免细胞自溶。

4．操作中要防止空气进入胸腔，始终保持胸腔负压。

5．应避免在第 9 肋间以下穿刺，以免穿透隔肌损伤腹腔脏器。

6．恶性胸腔积液，可注射抗肿瘤药或注射硬化剂诱发化学性胸膜炎，促使脏层与壁层胸膜粘连，闭合胸腔，防止胸腔积液重新积聚。具体方法是于抽液 500 ～ 1200ml 后，将药物加生理盐水 20 ～ 30ml 稀释后注入。推入药物后回抽胸液，再推入，反复 2 ～ 3 次，拔出穿刺针覆盖固定后，嘱病人卧床 2 ～ 4 小时，并不断变换体位，使药物在胸腔内均匀涂布。如注入药物刺激性强，可致胸痛，应在术前给盐酸布桂嗪（强痛定）等镇痛剂。

第十八节　环甲膜穿刺术

【适应证】

环甲膜穿刺是临床上对呼吸道梗阻、严重呼吸困难时采用的急救方法之一。适应于：

1. 急性上呼吸道梗阻。

2. 喉源性呼吸困难（如白喉、喉头水肿等）。

3. 头面部严重外伤。

4. 气管插管有禁忌或病情紧急而需要快速开放气道时。

【操作方法】

1. 备物　7～9号注射针头或用作通气的粗针头；无菌注射器；2%利多卡因溶液；必要时准备支气管留置给药管（可用输尿管代替）。

2. 术前准备　向病人或家属说明施行环甲膜穿刺术的目的，消除不必要的顾虑，检查穿刺用品是否齐全。

3. 穿刺步骤

（1）病人平卧或斜坡卧位，头后仰。

（2）甲状软骨下缘与环状软骨上缘之间即环甲膜。

（3）环甲膜前的皮肤按常规消毒。

（4）左手示指和拇指固定环甲膜处的皮肤，右手持注射器垂直刺入环甲膜，到达喉腔时有落空感，回抽注射器有空气抽出。

（5）固定注射器于垂直位置，注入2%利多卡因溶液1ml，然后迅速拔出注射器。

（6）再按照穿刺目的进行其他操作。

（7）穿刺点用消毒干棉球压迫片刻。

（8）若经针头导入支气管留置给药管，则在针头退出后，用纱布包裹并固定。

【注意事项】

1. 穿刺时进针不要过深，避免损伤喉后壁黏膜。

2. 如穿刺点皮肤出血，用干棉球压迫的时间可适当延长。

3. 术后咳出带血的分泌物，嘱勿紧张，一般在1～2小时内即消失。

4. 该手术是在病人情况十分危急时，采取的一种急救措施，应争分夺秒，在尽可能短的时间内实施完成。

5. 作为一种应急措施，穿刺针留置时间不宜长，一般不超过24小时。

6. 如血凝块或分泌物阻塞穿刺针头，可用注射器注入空气，以保证其通畅。

第十九节　耻骨上膀胱穿刺术

【适应证】

耻骨上膀胱穿刺适用于急性尿潴留导尿术未成功而又急需排尿或送检尿标本者。

【操作方法】

1. 备物　治疗盘内备膀胱穿刺包（内有治疗巾1块，洞巾1块，无齿镊1把，止血钳1把，布巾钳2把，膀胱穿刺针1套或9号针头1枚，弯盘1个，药杯2个，5ml及50ml注射器各1副，6号、7号针各1枚，纱布3块，碘伏棉球数个），持物钳，无菌手套，胶布，2%利多卡因1支，量杯，便盆等。

2. 备齐用物携至床旁，屏风遮挡病人，并向其介绍膀胱穿刺的目的与方法，取得合作。

3．叩诊证实膀胱充盈。洗手，戴口罩，打开膀胱穿刺包。

4．协助病人解衣裤，露出穿刺部位。治疗巾垫于病人臀下。

5．穿刺部位：耻骨联合中点上 1～2cm 处。

6．常规消毒穿刺部位皮肤，戴手套，铺洞巾并固定，行利多卡因局部麻醉。

7．穿刺针栓部接无菌橡皮管，并用止血钳夹紧橡皮管，左手拇、食指固定穿刺部位，右手持穿刺针垂直刺入膀胱腔，见尿后再进针 1～2cm，然后在橡皮管末端套上 50ml 注射器，松开止血钳，开始抽吸，满 50ml 后夹管，将尿液注入量杯，如此反复操作。膀胱过度膨胀者，每次抽出尿液不得超过 1000ml，以免膀胱内压骤然降低，而导致出血或休克的发生。必要时留标本送验。

8．抽尿完毕，用碘伏棉球消毒穿刺点，盖纱布，胶布固定，恢复病人舒适体位。

9．整理床单位，清理用物，记录尿量及性质。

第二十节　海姆利克急救法

【适应证】

老年人进食时发生噎食，造成严重呼吸因难或窒息的抢救。表现为突然呛咳、不能发音、呼吸急促、皮肤发绀，严重者迅速出现意识丧失，呼吸、心搏停止等。情况发生后，禁叩击病人背部，立即采用"海姆利克急救法"，进行现场急救。

【操作方法】

1．噎食者站位或坐位时

（1）抢救者站在病人背后，用两手臂环绕病人的腰部。

（2）一手握拳，将拳头拇指一侧放在病人胸廓下和肚脐上的腹部。

（3）用另一手抓住拳头，向内上方，快速地、反复地、有节奏地、有力地、冲击性地压迫病人腹部，以形成的气流把异物冲出。

（4）重复以上手法直到异物排出。操作时让病人头部略低，嘴巴张开，以利阻塞物吐出。

2．噎食者躺倒在地，由于缺氧而无意识时

（1）使病人仰平卧，两腿左右分开。

（2）抢救者面对病人，迅速骑跨在病人的髋部。

（3）抢救者用一只手的掌跟，放在病人胸廓下肚脐上的腹部，另一手置于这只手上，用身体的重量，向内上方、快速、反复、有节奏、有力地冲击压迫病人的腹部，直至阻塞物排出。

（4）如看到阻塞物进入口腔，迅速用示指抠出。

第二十一节　心肺复苏术（CPR）

【适应证】

因各种原因造成的呼吸心搏骤停。

【操作方法】

1. 判断意识是否存在　轻拍重喊，判断意识是否丧失。

2. 证实意识丧失　将病人置于复苏体位。如病人是俯卧或侧卧位，迅速用一手固定其颈后部，另一手固体其一侧腋部或髋部，将患者整体翻转为仰卧位。

3. 让病人仰卧在坚实的平面　头部不得高于胸部，以免脑血流灌注减少而影响CPR的效果。

4. 松解衣领及裤带

5. 检查呼吸　观察病人胸部起伏5～10秒，数：1001、1002、1003、1004、1005……，告知无呼吸。

6. 判断是否有动脉搏动　用右手的中指和示指从气管正中环状软骨划向近侧颈动脉搏动处，数1001、1002、1003、1004、1005……判断5～10秒，告之无搏动。判断有无动脉搏动绝不可选择桡动脉。

7. 胸外心脏按压　胸外心脏按压是重建循环的重要方法，正确的操作可使心排血量达到正常时的1/4～1/3，脑血流量可达到正常时的30%，这就可以保证机体最低限度的需要。

8. 按压原理　按压胸骨，使胸腔内压力增高，促使心脏排血。放松时，胸腔内压力降低，且低于静脉压，从而使静脉血回流于右心，即"胸泵原理"；另外，心脏直接受到挤压也可以产生排血。放松时，心腔自然回弹舒张，使得静脉血回流于右心，即"心泵原理"。多数学者认为，胸外心脏按压能导致人工循环，是这两种机制共同作用的结果。

9. 开放气道　用压额提颏法，使病人的下颌角与耳垂的连线和仰卧的平面垂直。用拇指压住病人舌头，检查口腔内是否有分泌物或义齿等异物。如有异物将病人的头部转向一侧，抢救者用示指尽快清理。

10. 人工呼吸

(1) 应用简易呼吸器：一手以"CE"手法固定，一手挤压简易呼吸器，每次送气400～600ml，频率10～12次/分。(CE手法是用简易呼吸器时，左手拇指和示指成C形按住面罩，中指和无名指拖住病人下颌的手法。)

(2) 口对口吹气：在病人嘴上盖上保护膜或消毒纱布，抢救者深吸气后用自己的嘴严密包绕患者的嘴，同时用示、拇指紧捏患者双侧鼻翼，缓慢向患者肺内吹气两次。每次吹气量在700～1000ml之间，每次吹气持续2秒钟，吹气时见到患者胸部出现起伏说明吹气有效。

【胸外心脏按压方法】

1. 按压姿势　抢救者站在或跪在病人一侧，两腿分开，中间处对准病人肩部，两臂伸直，肩、肘、腕关节成一垂直轴面，以髋关节为轴，利用上半身的体重及肩、臂部的力量垂直向下按压胸骨。

2. 按压部位　左手掌根部放在患者两乳头连线中间胸骨位置上，右手放在左手背上，使两手掌根重叠，十指相扣，手掌与手指离开胸壁。

3. 按压深度　至少5cm以上。

4. 按压频率　至少100次/分以上。

5．胸外心脏按压和人工呼吸的比例　持续 2 分钟的高效率的心肺复苏操作，以心脏按压：人工呼吸 = 30 ∶ 2 的比例进行，即每做 30 次胸外心脏按压，人工呼吸 2 次，反复 5 个循环，最后结束在人工呼吸上（即：心脏按压开始，送气结束）。

6．判断复苏是否有效

（1）听：是否有呼吸音。

（2）触摸：是否有颈动脉搏动。

7．如复苏有效，整理病人，进一步生命支持。

8．如复苏无效，在专业医生未到现场前，持续进行心肺复苏操作。

【胸外心脏按压注意事项】

1．确保正确的按压部位　既是保证按压效果的重要条件，又可避免和减少肋骨骨折的发生以及心、肺、肝等重要脏器的损伤。

2．双手重叠应与胸骨垂直　如果双手交叉放置，则使按压力量不能集中在胸骨上，容易造成肋骨骨折。

3．按压应稳定地有规律地进行　不要忽快忽慢、忽轻忽重，不要间断，以免影响心排血量。

4．不要冲击式地猛压猛放　以免造成胸骨、肋骨骨折或重要脏器的损伤。

5．放松时要完全　完全才能使胸部充分回弹扩张，否则会使回心血量减少。放松时，手掌根部不要离开胸壁，以保证按压位置的准确。

6．下压与放松的时间要相等，以使心脏能够充分排血和充分充盈。

7．胸外心脏按压与人工呼吸 5 个循环后，检查一次生命体征，在专业医生未到达前，持续进行胸外心脏按压与人工呼吸。

8．第一次胸外心脏按压和人工呼吸的整个过程，在 2 分钟内完成，超过 2 分钟，病人可能会因缺氧而发生脑死亡或失去生命。

第二十二节　无菌操作技术

【操作原则】

1．环境要清洁，进行无菌操作前半小时，须停止清扫地面等工作。避免不必要的人群流动，防止尘埃飞扬。治疗室应每天用紫外线消毒一次。

2．进行无菌操作时，衣帽穿戴要整洁。帽子要把全部头发遮盖，口罩须遮住口鼻，并修剪指甲、洗手。

3．无菌物品与非无菌物品应分别放置。无菌物品不可暴露在空气中，必须放于无菌包或无菌容器内，无菌物品一经使用后，必须再经灭菌处理后方可使用。从无菌容器中取出的无菌物品，虽未使用，也不可放回无菌容器内。

4．无菌包应注明物品的名称、消毒灭菌日期，并按日期先后顺序排放，以便取用，放在固定的地方。无菌包在未污染的情况下，可保存 7 ~ 14 天，过期应重新灭菌。

5．取无菌物品时，必须用无菌持物钳（镊）。未经消毒的用物不可触及无菌物或跨越无菌区。

6．进行无菌操作时，如器械、用物疑有污染或已被污染，即不可使用，应更换或重新灭菌。

7．一份无菌物品，只能供一个病员使用，以免发生交叉感染。

【弯血管钳的使用方法】

1．弯血管钳尖头端向下，拇指和无名指分别插入柄的两环，中指放在无名指前方柄上，示指轻轻压在血管钳的轴节上。

2．用套入柄环的拇指、无名指和中指上下挤压血管钳的扣锁齿，控制血管钳的开合，用示指控制血管钳的方向和力度。

【换药注意事项】

1．换药时要遵循安全、节力、无菌操作的原则。

2．换药前后要洗手，换药时先换清洁创口，后换感染创口。

3．换药时要注意保暖，防止患者受凉。

4．换药过程中要注意观察患者状况，发现异常采取相应措施。

5．无菌创口从内向外螺旋状擦拭消毒；感染创口从外向内螺旋状擦拭消毒。

6．换药动作轻柔，注意保护新鲜肉芽组织，必要时用棉球轻蘸创口进行消毒，不要擦拭。

7．换药时执行"两把镊子"操作，即一把镊子用来接触伤口，另一把镊子传递无菌棉球、辅料等。传递或绞干棉球时，始终保持干净镊子在上，污染镊子在下的位置。

8．换药前注意与患者沟通，为患者提供心理支持和健康指导。

第二十三节　基本消毒技术

【基本常识】

1．消毒　消毒是指杀死病原微生物，但不一定能杀死细菌芽胞的方法。通常应用化学的方法来达到消毒的作用。

2．灭菌　灭菌是指把物体上所有的微生物，包括细菌芽胞在内，全部杀死的方法，通常用物理方法来达到灭菌的目的。

3．防腐　防腐是指防止或抑制微生物生长繁殖的方法。用于防腐的化学药物叫做防腐剂。

4．无菌　无菌是不含活菌的意思，是灭菌的结果。防止微生物进入机体或物体的操作技术称为无菌操作。

【常用消毒种类】

1．物理消毒法　物理消毒法是指采用某些物理因素杀灭、清除环境中的致病微生物及其他有害微生物，或者抑制其生长繁殖。常用的方法有：自然净化法、机械消毒法、紫外线消毒法、焚烧消毒法、热消毒法等。

（1）自然净化法：自然净化的作用是利用日晒、雨淋、风吹、干燥、高温等自然因素进行消毒。在良好的通风条件下，任何一种病菌都很难生存，室内经常通风换气可以稀释或减少致病因子。在通风良好的情况下，每日开窗 2 次以上，每次 30 分钟便可达到较好的消毒效果。

（2）机械消毒法：冲洗、过滤、通风和抖动等都属于机械消毒法。这些方法虽不能杀灭病原体，但可以在短期内排除和减少病原体的存在。一般是应用肥皂刷洗，流水冲净，可消除手上绝大部分甚至全部细菌；戴口罩也是过滤的一种形式，是目前预防呼吸道传染病的重要而又简单的方法之一。应用通风过滤器装置以隔离居室的空气，保护无菌状态。

（3）紫外线消毒法：一般是将需要消毒的物品如衣服、被褥等曝晒于直射的阳光下。消毒的物品要铺开，经常翻动，让各个面都能晒到。一般曝晒 4 ~ 6 小时也能达到比较好的消毒效果。如果连晒几天效果会更好。室内也可以用紫外线灯消毒，紫外线灯使用方便，对药品无损伤，故广泛用于空气及一般物品表面消毒。波长范围在 200 ~ 300nm 的紫外线均具有杀灭微生物的作用，其中以 265 ~ 266nm 的紫外线杀菌作用最强。因为紫外线照射人体能导致皮肤红斑、紫外线眼炎和臭氧中毒等，使用时要注意避开或采取相应的保护措施。

（4）焚烧消毒法：凡价值不高而又可燃烧的物品用火焚烧是最彻底的消毒方法，如：无用的衣物、纸张、垃圾、受污染的物品等可采用焚烧法处理。焚烧消毒法简单彻底，但是要注意防止火灾和空气污染。

（5）热消毒法：在所有消毒方法中，热消毒法是效果最可靠、使用最广泛的方法。煮沸消毒和蒸汽消毒都是最简单有效的热消毒方法：将抹布、桌布、餐巾、毛巾、浴巾、手帕等棉织品放入锅内，加水浸没物品，进行煮沸或用蒸笼蒸，待烧开后 15 ~ 30 分钟可杀灭大多数的病原体；金属、玻璃、搪瓷制品的餐具、食具均可使用煮沸消毒法；用沸水冲洗瓜果等直接进口的食物也有消毒作用。

（6）高压蒸汽消毒法：通常压力为 103.4kPa（1.05kg/cm^2），温度 121 ~ 126℃，15 ~ 20 分钟即能彻底杀灭细菌芽胞，适用于耐热、耐潮的物品，老年人常用来换药的纱布就用本方法消毒。

2．化学消毒法　利用化学药品杀灭病原微生物，以达到预防感染和传染病传播流行的方法称为化学消毒法。化学消毒法使用方便，无需特殊设备；适用范围广，各种物品、空气、水、人体和环境等均可使用；节约，一次性投资少；使用方法多样，可浸泡、擦拭、刷洗、喷雾、熏蒸以及与物理消毒协同等。但是存在毒性、腐蚀性，有污染环境的可能。理想消毒剂具有杀菌谱广、作用快速、无毒、无味、无刺激、无腐蚀、性能稳定、易储存、运输、易溶于水、使用方便等特点。

（1）常用消毒剂的使用方法：

1）84 消毒剂：84 消毒剂为无色或淡黄色液体，是一种以次氯酸钠为主的高效消毒剂。早期仅在医院内使用，用于多种医疗器械、布类、墙壁、地面、便器等的消毒。现被广泛用于宾馆、旅游、医院、食品加工行业、餐饮业器具、家庭等的卫生消毒。可杀灭肠道致病菌、化脓性球菌、致病性酵母菌、医院感染常见的细菌芽胞，并能灭活病毒。

① 84 消毒剂的用途及配比浓度：

a．手部消毒：配制比例为，将 84 消毒剂与水按 1 ∶ 800 ～ 1 ∶ 1000 的比例稀释，浸泡消毒 2 分钟。

b．餐饮器具消毒：配制比例为，84 消毒剂与水按 1 ∶ 100 的比例稀释，浸泡消毒时间 10 分钟，然后用清水冲洗干净即可应用。

c．物体表面消毒：配置比例为，84 消毒剂与水按 1 ∶ 80 的比例稀释。浸泡或喷洒至湿润，消毒时间 20 分钟。

d．传染病污染物体表面消毒：配置比例为，84 消毒剂与水按 1 ∶ 20 的比例稀释，浸泡或喷洒至物体湿润，消毒时间 30 分钟。

②使用 84 消毒剂的注意事项：

a．注意浓度：要严格按照不同的用途，采用不同的配比浓度使用，并非浓度越大效果越好。

b．避免腐蚀：84 消毒剂的漂白作用与腐蚀性较强，最好不要用于衣服的消毒。因为 84 消毒剂有漂白作用，白色衣服污染后可以用 84 消毒液进行消毒，但是浓度要低，浸泡的时间不要太长，以避免腐蚀。禁忌用于毛、麻、尼龙、皮革、丝织等物品的消毒。

c．避免挥发：84 消毒剂是一种含氯消毒剂，而氯是一种挥发性的气体，因此盛装消毒液的容器必须加盖，否则达不到消毒效果。

d．避免混合使用：不要把 84 消毒剂与其他洗涤剂或消毒液混合使用，混合使用会加大空气中氯气的浓度而引起氯气中毒。

e．避免刺激：84 消毒剂对皮肤有刺激性，使用时应戴手套，避免直接接触皮肤。

f．避免食品消毒：蔬菜、水果等食品不要用 84 消毒剂消毒。

g．避免误服：84 消毒剂应放在老年人接触不到的地方，避免误服。

h．注意保存：84 消毒剂需在 25° 以下避光保存，宜现用现配，一次性使用，禁用 50° 以上热水稀释。

i．注意有效期：84 消毒剂的有效期一般为 1 年，在购买与使用时要注意生产日期，放置太久其有效氯含量下降会影响消毒效果。

2）碘伏消毒液：碘伏消毒液的主要有效成分是碘，其有效碘含量为 45% ～ 55%。主要性能是可以杀灭肠道致病菌、化脓性球菌、致病性酵母菌和医院感染常见菌，适用于皮肤消毒、手术部位消毒及手术前刷手消毒。

①碘伏消毒液的用途及配比浓度：

a．皮肤消毒、手术部位消毒：用原液涂抹擦拭，作用 3 ～ 5 分钟。

b．术前刷手：用纯化水稀释 2 ～ 5 倍，浸泡 3 ～ 5 分钟。

②使用碘伏消毒剂的注意事项：

a．避免误服：本品为外用消毒剂，不得口服。应存放到老年人接触不到的地方，避免误服。

b．避免过敏：使用前首先了解老年人过敏史，对碘过敏者禁用。

c．注意保存：碘伏消毒剂需要置于阴凉干燥处，避光保存。

d．注意有效期：原包装碘伏消毒剂的有效期是 24 个月，注意在有效期内使用。

3）医用酒精：医用酒精的主要成分是乙醇。日常生活中，一般用来浸泡体温计、擦洗皮肤，以及擦浴降温，以达到灭菌消毒和降温的目的。

①医用酒精的用途及配比浓度：

a．物体表面消毒：用来擦拭紫外线灯或清洁照相机的镜头，常用浓度为 95% 的医用酒精。

b．皮肤消毒：用于皮肤表面消毒，常用浓度为 75% 的医用酒精。

c．预防压疮：长期卧床老年人的背、腰、臀部因长期受压可引发压疮，做局部按摩时，常用浓度为 40% ~ 50% 的医用酒精。

d．物理退热：老年人发生高热可用医用酒精擦浴，以达到降温的目的。用于物理退热时，常用浓度为 25% ~ 50% 的医用酒精。

②使用医用酒精的注意事项：

a．严格掌握浓度：使用医用酒精消毒时要严格掌握浓度，因为过高浓度的乙醇会在细菌表面形成一层保护膜，阻止其进入细菌体内，难以将细菌彻底杀死；若乙醇浓度过低，虽可进入细菌，但不能将其体内的蛋白质凝固，同样也不能将细菌彻底杀死；按摩老年人受压部位，能达到促进局部血液循环，防止压疮形成的目的，但是乙醇浓度不可过高，否则会刺激皮肤，并吸收表皮大量的水分，使皮肤干燥。

b．使用时避火避电：因为医用酒精易挥发，使用时要注意避开火源和电源，并注意通风。

c．用消毒棉球使用：为老年人擦洗皮肤时，要应用消毒棉球。

d．不用于伤口和黏膜：因为医用酒精有破坏细胞和刺激的作用，所以不能用于老年人伤口内和溃破的部位，也不能用于眼、鼻、口腔、阴道、肛门等黏膜部位。

e．避免体温低下：应用医用酒精擦浴，能使老年人的皮肤血管扩张，增加皮肤的散热能力，使高热症状缓解。但是老年人体温调节功能降低，擦浴时要注意避免老年人体温低下。

f．避免误服：保存时放于老年人接触不到的地方，避免误服。

g．注意储存：因为医用酒精能溶解塑料，与橡胶瓶塞发生化学反应，所以不能用塑料瓶或盖橡胶瓶塞储存，最好用小口玻璃磨口瓶保存。保存时注意避光、避免过分干燥，远离电源和火源，置于冷暗处密封保存。

（2）常用物品的消毒方法：

1）毛巾的消毒方法：在老年人护理工作中，毛巾的使用非常频繁，毛巾上常常沾染人体分泌物，其中有许多的致病性微生物，如沙眼衣原体、金黄色葡萄球菌、淋病奈瑟菌及霉菌等，因此，应每周消毒一次。主要方法如下：

①微波消毒法：将毛巾清洗干净，折叠好后放在微波炉中，运行 5 分钟就可以达到消毒目的。

②蒸汽消毒法：将毛巾洗净放入高压蒸汽锅中，加热保持 20 分钟，就可以杀灭绝大多数微生物。

③消毒剂消毒法：浅色毛巾可选用配制比例，按84消毒剂与水为1∶100的稀释液，浸泡10分钟，然后用清水冲洗干净即可应用。

2）餐具的消毒方法：碗、筷、碟、勺等餐具是老年人日常生活的必需用品，大量调查资料表明，从这些餐具上常可检测出各种致病微生物，为了保证老年人的身体健康，医生有责任指导护理人员作好餐具的日常消毒。主要方法如下：

①煮沸消毒：将洗涤洁净的餐具置入沸水中煮沸消毒2～5分钟。

②蒸汽消毒：将洗涤洁净的餐具置入蒸汽柜或蒸汽箱中，或者用锅加水煮沸后产生大量蒸汽消毒餐具，使温度升到100℃时，消毒时间5～10分钟。

③烤箱消毒：如用红外消毒柜等，温度控制在120℃左右，消毒15～20分钟。

④浸泡消毒：不耐高温的餐具，可用配制比例，按84消毒剂与水为1∶100的稀释液，浸泡10分钟，然后用清水冲洗干净即可应用。

第二十四节　基本隔离技术

【基本常识】

1. 隔离技术　隔离技术是将传染源传播者和高度易感人群安置在指定地点和特殊环境中，暂时避免和周围人群接触。对传染源传播者采取隔离，对具有传染性的分泌物、排泄物、用品等物品进行集中消毒处理，是防止传染病病原体向外传播；对高度易感人群采取保护性隔离，保护易感人群免受感染。

2. 隔离的目的　传染病是在人群中互相传播的疾病。任何一种传染病的流行都需要具备三个环节：传染源、传播途径和易感人群。控制传染发生的主要手段是阻断传染链的形成，隔离技术的目的是防止病原微生物在人群中扩散，最终达到控制和清除传染源的目的。

【常用的隔离技术】

1. 手的消毒　在为老年人进行的任何医疗操作中，都要通过医护人员的手来实施。为了避免发生交叉传染，避免污染无菌物品或清洁物品，以保证老年人和医护人员的安全，在护理疑诊为传染病的老年人时，医护人员必须掌握正确的手的消毒方法。具体步骤如下：

（1）洗手：蘸肥皂或液体肥皂认真揉搓掌心、指缝、手背、手指关节、指腹、指尖、拇指、腕部，时间不少于10～15秒，用流动水洗净。

（2）刷手：用无菌刷蘸肥皂乳液或肥皂块，按前臂、腕部、手背、手掌、手指、指缝、指甲顺序彻底刷洗，刷半分钟，用流动水冲净泡沫，换刷另一手，反复两次，共刷2分钟，然后用毛巾擦干双手。

（3）浸泡消毒：将双手浸泡于消毒液中，用小毛巾或手刷反复擦洗2分钟，再用清水冲洗。

（4）注意事项：洗手时，要反复揉搓泡沫丰富；刷手时，刷洗范围应超过被污染的范围，避免污水溅到身上；浸泡消毒手时，要浸没肘部及以下；擦洗时间一定要足够，保证消毒效果。

2．帽子、口罩的使用

（1）刷手后戴帽子、口罩，帽子应遮住全部头发，口罩应罩住口鼻。

（2）口罩使用后，及时取下，并将污染面向内折叠、放入胸前小口袋或小塑料袋内。

（3）离开污染区前将口罩、帽子放入污物袋内，集中处理。

（4）注意戴、脱口罩前应先洗手，戴上口罩后，不可用已污染的手触摸口罩，不用时不要挂在胸前，口罩应4～8小时更换一次，若有潮湿，应及时更换，保持清洁。

3．隔离衣的穿脱　医生在诊疗疑诊为传染病的老年人时要穿隔离衣，步骤如下：

（1）穿隔离衣前要备好护理工作中所需要的一切物品，取下手表，戴好帽子和口罩，里面长袖工作服要把衣袖卷过肘关节以上。

（2）穿已经接触过病人的隔离衣，污染面向内挂在半污染区的衣钩上。手握衣领从衣钩上取下隔离衣，清洁面向着操作者，对齐肩缝，露出袖笼内口。右手握住衣领，左手伸入衣袖内，抬高左臂把衣袖向下倒，右手把衣领向上拉，直到左手露出来。调换左手握住衣领，右手伸入衣袖内，举起右手臂，使衣袖向肩的方向滑下。

（3）两只衣袖都穿好以后，用双手握住衣领的前缘中央，顺着衣领向后理顺，到颈后把衣领的系带系好。注意不要让袖口触及头和面部。系好衣领以后，放下手臂，使衣袖落下，系上袖带或者扣好袖口。

（4）双手向后系好腰带。隔离衣必须将里面的工作服完全遮盖。穿好隔离衣以后，即可以进行护理操作。

（5）隔离衣穿好后要记住手已经被污染，不能再触及清洁区，也不要穿了隔离衣再到清洁区去取物品。

（6）操作完毕要脱下隔离衣，先解开隔离衣袖口的系带，分别把左右袖口向外翻起，向上卷好，到洗手池前清洗干净双手，然后双手分别伸入对侧衣袖内，拉下衣袖，使衣袖遮盖住清洁的双手，用两只手在衣袖里面解开腰带，把腰带拉到前面打一个活结。左手拉着右衣袖，退出右手，把右侧隔离衣反搭在左臂上，用右手解开衣领系带，并握住衣领退出左手，双手抓住衣领，把隔离衣的两侧边缘对齐，清洁面向外挂在半污染区的衣钩上备用。

（7）穿脱隔离衣的同时要换脱隔离鞋。

4．呼吸道隔离　是对病原体经呼吸道传播的疾病所采取的隔离方法，适用于流感老年人患者，具体措施如下：

（1）将同种疾病的老年人安置在一室，将病室通向走廊的门窗关闭，出入随手关门。

（2）医生接触老年人患者时，必须戴口罩、帽子，穿隔离衣。

（3）老年人患者的口、鼻分泌物需要消毒处理。

（4）注意病室的通风换气，每晚进行紫外线灯照射或者过氧乙酸喷雾消毒。

5．消化道隔离　是对病原体通过污染食物、饮水、食具或手，并经口引起传播的疾病所给予的隔离方法，适用于细菌性痢疾老年人患者，具体措施如下：

（1）老年人患者应有自己的食具和便器，其排泄物、呕吐物和剩余食品必须消毒后排放。

（2）医生对老年人患者进行护理时要穿隔离衣，并消毒双手。

（3）老年人患者病室应有防蝇设备。

6．保护性隔离　保护性隔离是为了保护免疫力特别低下或容易感染的老年人，所采取的相应措施：

（1）免疫力特别低下的老年人要单独隔离。

（2）接触免疫力特别低下老年人的医护人员，必须清洗双手，甚至戴帽子、口罩、穿隔离衣及隔离鞋。

（3）免疫特别低下老年人病室内每天用消毒液擦拭所有家具和地面；每日用紫外线进行空气消毒 1～2 次，每次 60 分钟。

（4）尽量减少入室人员，患呼吸道疾病或咽部带菌的医护人员应避免接触免疫力特别低下的老年人。

7．护理隔离病人

（1）用避污纸垫着拿取物品或作简单操作可以保持双手或用物不被污染，以减少消毒手续。取避污纸要从上面抓取，不可掀页拿取。用后弃在污物桶里，定时焚烧。

（2）给疑诊为传染病的老年人测血压时，可以先给老年人套上盖住手的特制的袖套，臂下铺治疗巾。使这个部位成为一个清洁区，把血压计放在清洁区内。测量血压时，展开清洁的测血压袖套，将袖套套在病人的手臂上，隔着袖套把血压计的袖带平整地缠于上臂中部，戴好听诊器，测量血压。测量完毕，收好血压计。将测血压袖套的污染面折叠在内，清洁、消毒后备用。注意手不要触及污染面。

（3）给疑诊为传染病的老年人测体温时，体温计应该每人一支，固定使用，用避污纸拿取体温计，擦干以后请病人放于腋窝，夹紧体温计。10 分钟以后请病人取出体温计，护士用避污纸接取以后，看清体温度数，甩下水银柱，再放回盛消毒液的器皿，避污纸弃在污物桶里。

（4）给疑诊为传染病的老年人服药时，药杯、水壶等物品都要用避污纸拿取，帮助老年人把药服下以后，用避污纸把药杯取回，放入消毒液里浸泡。

（5）给疑诊为传染病的老年人整理床铺时，应穿隔离衣，操作完毕洗手，脱去隔离衣。

第二十五节　紫外线车消毒操作技术

【操作步骤】

1．医护人员戴口罩，备好屏风、紫外线车、紫外线登记本、大单和毛毡等。

2．到确定需要消毒的房间，向老年人解释目的，取得配合。

3．将能活动的老年人安全转移。将活动不便的老年人给予屏风挡护，并以大单覆盖身体皮肤，头部用支架，支架外覆盖内层为塑料布的毛毡遮挡面部，嘱老年人闭上眼睛或戴眼罩。

4．关闭门窗，拉上窗帘，关闭日光灯。

5．将紫外线车携至距离老年人床旁 2 米处，远离老年人头部。

6．连接电源，调节定时器，照射时间为 30～60 分钟。

7．医护人员戴眼罩，打开紫外线车电源开关后立即退出房间。

8．紫外线灯打开的过程中，要定时巡视病房情况，确保老年人的安全。

9．照射完成后，关闭紫外线车的开关，断开电源，拉开窗帘，打开门窗，为卧床老年人取走保护所用的大单或毛毡。

10．整理用物，将紫外线车移走，放回原处，用清洁的棉布擦净紫外线灯管。

11．开窗通风30分钟后，请室外老年人回到房间恢复舒适体位。

12．医护人员洗手消毒，按规定进行记录。

【注意事项】

1．紫外线灯使用前，应观察紫外线照射时间及累计照射时间，检测紫外线照射强度，检查擦拭情况及每次操作记录，以确定是否需要更换灯管，如使用时间超过1000小时，需更换新的灯管。

2．紫外线灯要距离地面2米才能起到消毒作用，30瓦的紫外线灯管可以消毒15平方米的房间。

3．紫外线消毒的适宜温度为20～40℃，适宜湿度为40%～60%。

4．医护人员做好卧床老年人皮肤和眼睛的保护工作。

5．医护人员要做好自身防护工作，如戴好口罩和眼罩。

6．消毒过程中因特殊情况终止消毒时，再次打开需重新计时。

7．消毒过程中，发现老年人有恶心、呕吐、心悸、气促、面色苍白、抽搐等症状时，及时停止消毒并处理。

8．操作完毕，进行使用时间登记，并用无水乙醇棉球擦去灯管的灰尘和污垢。

9．消毒完毕开窗通风时，注意室内保暖，避免老年人受凉。

第二十六节　爱心护理院常用临床检验

一、血细胞分析

项目	类别	正常值
白细胞（WBC）	成人	（4～10）×10^9/L
白细胞分类	中性粒细胞	杆状核1%～5% 分叶核50%～70%
	嗜酸性粒细胞	0.5%～5%
	嗜碱性粒细胞	0%～1%
	淋巴细胞	20%～40%
	单核细胞	3%～8%
红细胞（RBC）	男性 女性	（4.4～5.7）×10^{12}/L （3.8～5.1）×10^{12}/L
血红蛋白（HB）	男性 女性	13.0～17.0g/L 11.0～15.0g/L

项目	类别	正常值
红细胞压积（HCT）	男性 女性	39%～51% 33%～46%
平均红细胞容积（MCV）		80～100fl
平均红细胞血红蛋白（MCH）		27～32pg
平均红细胞血红蛋白浓度（MCHC）		320～360g/L
血小板（PLT）		（100～300）×10⁹/L
红细胞沉降率（血沉，ESR）	男性 女性	（0～15）mm/h （0～20）mm/h
网织红细胞计数	成人	0.5%～1.5%

二、尿分析

项目	正常值
尿糖	阴性
尿蛋白	阴性
尿潜血	阴性
尿白细胞	阴性
尿胆原	阴性
尿胆红素	阴性
尿酮体	阴性
尿比重	1.010～1.030
尿 pH	5.5～6.5
尿亚硝酸盐	阴性

三、肝功能检验

项目	类别	正常值
血清蛋白	血清总蛋白 血清白蛋白 白蛋白/球蛋白比值（A/G）	60～80g/L 40～55g/L 2∶1
常用血清酶	谷丙转氨酶（ALT） 谷草转氨酶（AST）	5～40U/L ALT/AST≤1

项目	类别	正常值
碱性磷酸酶（ALP）		40 ～ 110U/L
γ- 转肽酶（γ-GT）		＜ 50U/L
谷氨酰转移酶（GGT）		＜ 40U/L
血清胆红素	总胆红素（STB） 直接胆红素（CB） 间接胆红素（UCB）	3.4 ～ 17μmol/L 0.6 ～ 0.8μmol/L 1.7 ～ 10.2μmol/L
胆红素总量（STB）		1.7 ～ 17.1μmol/L
总胆固醇（Ch）		2.86 ～ 5.98/mmol/L
血氨		20 ～ 60μmol/L
甲胎蛋白（AFP）		＜ 30μg/L

四、肾功能检验

项目	类别	正常值
血尿素氮（BUN）		3.2 ～ 6.1mmol/L
血肌酐（Scr）	成人 男性 女性	79.6 ～ 132.6μmol/L 70.7 ～ 106.1μmol/L
血尿素		3.2 ～ 7.0mmol/L
血尿酸	成人 男性 女性 ＞ 60 岁 男性 女性	149 ～ 417μmol/L 89 ～ 357μmol/L 250 ～ 476μmol/L 190 ～ 434μmol/L

五、电解质检验

项目	正常值
血钠	135 ～ 145mmol/L
血钾	3.5 ～ 5.5mmol/L
血氯	96 ～ 108mmol/L
血钙	2.25 ～ 2.58mmol/L

六、血脂分析与血糖

项目	正常值
血胆固醇（TC）	正常：低于 5.70mmol/L（200mg/dl） 异常：高于 5.70mmol /L（200mg/dl）
血甘油三酯（TG）	正常：低于 1.70mmol/L（150mg/dl） 异常：高于 1.70mmol/L（150mg/dl）
高密度脂蛋白（HDL）	正常：高于 1.04mmol/L（40mg/dl） 异常：低于 0.91mmol/L（35mg/dl）
低密度脂蛋白（LDL）	正常：低于 3.12mmol/L（120mg/dl） 异常：高于 3.64mmol/L（140mg/dl）
血糖正常值	空腹血糖：3.9 ~ 6.1 mmol/L（70 ~ 110mg/dl） 餐后 2 小时：血糖 ≤ 7.8 mmol/L

思考题

1．压疮换药法的操作步骤及注意事项是什么？
2．吸痰法的操作步骤及注意事项是什么？
3．胸膜腔穿刺术的适应证及禁忌证是什么？
4．海姆利克急救法的操作方法是什么？
5．常用消毒种类包括哪些？

第八章 爱心护理院老年人常见症状和处理要点

本章重点概述

症状是诊断、鉴别诊断的线索和依据，也是反映病情的重要指标之一。疾病的症状很多，同一疾病可有不同的症状，不同的疾病又可有某些相同的症状。在诊断疾病时必须结合临床所有资料，进行综合分析，切忌单凭某一个或几个症状而做出错误的诊断。临床症状很多，本章仅对爱心护理院住院老年人的常见症状加以阐述。

第一节　发　热

发热俗称发烧。分为低热：37.5～38℃（腋窝温度，下同），中热38.1～39℃，高热39.1～40℃，超高热＞41℃。人体最高的耐受温度为40.6～41.4℃，温度持续升高超过41℃，可引起永久性的脑损伤；高热持续在42℃以上2～4小时常导致休克等严重并发症。体温高达43℃则很少存活。老年人免疫功能下降，抵抗力降低，受到外来刺激或病毒、细菌侵袭时，很容易发热。37℃，是人体温的平均正常值，但大部分老年人腋下体温在36.3℃以下，当超过36.3℃，伴有发热症状时，或伴有精神不振、呼吸和脉搏次数加快等现象时，要考虑就是发热的征象，应及时治疗。当老年人体温达到38℃时，则表示病情极为严重，应引起高度重视。

【病因分析】

1. 感染性发热　较多见，主要疾病有感冒、气管炎、肺炎、胆囊炎、胃肠炎、尿路感染、皮肤感染等。

2. 非感染性发热　主要疾病有血液病、恶性肿瘤、结缔组织疾病、神经系统疾病等。

【处理要点】

1. 通知家属，取得家属的理解和配合。

2. 应用抗生素　长期卧床老年人的发热多数由感染性疾病引起，非感染性因素也常合并感染，所以要及时应用抗生素。

3. 应用退热剂　对乙酰氨基酚（扑热息痛）0.5g口服，或复方氨基比林2ml肌内注，或吲哚美辛栓剂（消炎痛栓）塞肛。

4. 应用肾上腺皮质激素　地塞米松5～10mg，肌内注射或静脉点滴。

5. 吸氧。

6. 保持口鼻清洁　清理口鼻分泌物，取下义齿清洗干净。口鼻处皮肤及黏膜发生干裂或水泡，涂红霉素软膏或百多邦软膏控制感染。

7. 补充水分　老人发热时，机体代谢率增高，出汗多，水分消耗大，血液相对浓缩，血流速度缓慢，心跳无力。如无禁忌，鼓励多喝糖盐水、绿豆汤、菜汤、西瓜汁、果汁及蜂蜜水等。

8．补充营养　发热老人胃口差，不需要过多蛋白质，要给营养丰富而容易消化的食物，如小米粥、大米粥、豆浆等，并注意少食多餐，同时让病人适当吃一些水果，以增加营养素的摄入，利于早日康复。

9．保护皮肤　老人皮下脂肪逐渐减少，经常翻身变换体位，可促进血液循环，减轻局部受压，预防压疮发生。

10．防止虚脱　老人服退热药后可能会出汗，不要盖得太厚，以免出汗过多引起虚脱。出汗以后要及时擦干，并及时更换汗湿的内衣和床单，防止受凉。

11．出现高热，温水擦浴　体温高达39℃～40℃时，可用32～34℃温水擦浴。也可以用乙醇擦浴，常用乙醇浓度为30%～50%，温度为32℃，用量为100～200ml。

【擦浴注意事项】

1．洗手、戴口罩，备齐用物至患者床旁，关好门窗，保持室温。

2．向病人及家属解释治疗目的，遮挡患者，保护患者隐私。

3．置冰袋于患者头部，以防止擦浴时表皮血管收缩，血液集中到头部引起充血。

4．热水袋置脚底，使病人舒适并加速擦浴的反应。

5．脱上衣暴露一侧上肢，下垫大毛巾，小毛巾沾温水或乙醇拧半干，由颈侧沿上臂外侧至手臂，由侧胸经腋窝沿上臂内侧至手掌，边擦边按摩3分钟。

6．擦好一侧上肢用大毛巾擦干皮肤，再用同法擦拭另一侧上肢。

7．穿好上衣，暴露一侧下肢，下垫大毛巾，用小毛巾沾温水或乙醇拧半干，由髂骨沿大腿外侧至足背，由腹股沟沿大腿内侧至内踝，由腰沿大腿后侧经腘窝至足跟，边擦边按摩3分钟。

8．擦好一侧下肢用大毛巾擦干皮肤，再用同法擦拭另一侧下肢。

9．擦浴完毕穿好衣服移去热水袋，协助患者恢复舒适体位，整理床单位。

10．30分钟后测体温，体温降至39℃以下时，取下头部冰袋。

11．注意：心前区、胸前区、腹部等部位禁止擦浴，这些部位对冷刺激比较敏感，冷刺激可引起反射性心率减慢、腹泻等不良反应。

12．全部擦浴时间为20分钟左右。擦浴中要注意观察病情，如病人发生寒战，或脉搏、呼吸、神色有异常变化，应立即停止擦浴。

第二节　咳　嗽

咳嗽是人体清除呼吸道内分泌物或异物的保护性呼吸反射动作，虽然有其有利的一面，但长期剧烈咳嗽可导致呼吸道损伤，应及时处理。

【病因分析】

1．感染　如咳嗽无痰或痰量很少为干咳，常见于急性咽喉炎、支气管炎的初期；长期慢性咳嗽，多见于慢性支气管炎、肺结核等。

2．支气管异物　如急性骤然发生的咳嗽，多见于支气管内异物。

3．过敏　最常见的导致过敏的食物是鱼类、虾、蟹、蛋类、牛奶等。

4．寒冷　在天气突变的秋冬两季常引起慢性支气管炎急性发作。

5．精神因素　情绪激动、紧张不安、怨怒等，都会促使咳嗽发作，一般认为是通过大脑皮层和迷走神经反射或过度换气所致。

6．药物因素　有些药物可引起咳嗽发作，如降压药血管紧张素转换酶抑制剂：卡托普利、依那普利等。

【处理要点】

1．通知家属，取得家属的理解和配合。

2．保持居室空气新鲜　居室内要保持空气新鲜、流通，室内无刺激性气味；室内要尽量减少可能致敏的物质，不铺地毯，不放花草，避免应用陈旧被褥，不用羽绒制品；采用湿式扫除，以免室内尘土飞扬；注意保暖，避免冷空气刺激。

3．饮食清淡，避免刺激性食品　老年人的饮食要清淡，易于消化，不宜过饱、过甜、过咸和过于油腻；避免晚饭进食过多、过迟，一般应在入睡前3小时进食；不宜进食具有刺激性的食物，如：辣椒、大蒜、洋葱等；不宜饮用具有刺激性的饮料，如浓茶、咖啡、酒、可口可乐等。

4．控制感染　常用药物有青霉素、头孢菌素类、阿奇霉素、氨基糖苷类、克林霉素、氟喹诺酮类等。

5．镇咳祛痰　常用复方甘草口服溶液（复方甘草合剂）、川贝枇杷膏、急支糖浆、羧甲司坦片、盐酸氨溴索片（沐舒坦）等。

6．解痉平喘　常用氨茶碱、二羟丙茶碱（喘定）、沙丁胺醇（舒喘灵）、复方甲氧那明胶囊（强力安喘通，阿斯美）等。

第三节　咳　痰

痰的主要来源是气管、支气管腺体和杯状细胞的分泌物。在正常情况下，呼吸道的腺体不断有小量分泌物排出，形成一层薄的黏液层，保持呼吸道的湿润，并能吸附吸入的尘埃、细菌等微生物，借助于柱状上皮纤毛的摆动，将其排向喉头，随咳嗽咳出，或被咽下，所以一般人不感觉有痰。在呼吸道反复感染、异物、过热过冷空气、香烟或过敏因素的刺激下，支气管会分泌大量痰液，随咳嗽咳出。

【病因分析】

1．白色泡沫黏液痰　多见于支气管炎和支气管哮喘。

2．黄色脓样痰　为化脓性感染所致。

3．粉红色或白色浆液性泡沫状痰　是肺水肿的特征，常见于心力衰竭患者。

4．大量脓性泡沫痰　是肺脓肿和支气管扩张的典型特点。

5．铁锈色痰　是肺炎链球菌引起的大叶性肺炎的典型特点。

6．带血丝的痰　多见于肺结核或支气管扩张，有时咽部有炎症时也可出现这种痰。

7．黑色或灰白色痰　多见煤尘肺和各种硅沉着病（矽肺），也表示环境污染对人的影响。

8．果酱颜色的痰　大多来源于肺肿瘤，也是肺吸虫病的典型表现之一。

9．清水样痰伴有"粉皮"样囊壁　是肺包囊虫病临床诊断的重要依据。

【处理要点】

1．通知家属，取得家属的理解和配合。

2．改善环境，注意保暖　保持室内空气新鲜流通，温、湿度适宜，避免受凉，避免尘埃和烟雾等刺激。

3．补充营养，保证水分　给予高蛋白、高维生素饮食，多饮水，每日饮水量保持在 1500ml 以上，以利痰液稀释排除。

4．翻身叩背，体位引流　对长期卧床、久病体弱、痰量较多、排痰无力、呼吸功能尚好的老人可以翻身叩背，摆放侧卧头低位，进行体位引流。

5．痰液黏稠，雾化吸入　对痰液黏稠不易咳出的老人，用蒸汽吸入或超声雾化吸入湿化呼吸道，对气管切开老人可于插管内少量滴液。

6．机械吸痰　用于昏迷或气管切开、气管插管、痰量较多而咳嗽无力的老人。

7．预防并发症　加强口腔护理，对昏迷老人每 1～2 小时翻身 1 次，对咳浓痰的老人每次翻身前后要注意吸痰，以免痰液进入气管造成窒息。

8．及时应用抗生素和祛痰药物。

9．对心力衰竭老年人及时应用强心、利尿药物。

第四节　呼吸困难

老年人所有呼吸困难症状都非常严重，无论出现呼气性呼吸困难、吸气性呼吸困难、呼吸急促或呼吸不规律，都有可能是心脏病或者是呼吸系统疾病引起，需要紧急治疗，不能延误。

【病因分析】

1．在精神极度紧张时突然发生呼吸困难，可能是精神紧张。

2．近日曾咳灰色或黄色痰，现在发生呼吸困难，可能是支气管炎加重。

3．呼吸困难伴胸骨后疼痛，持续数秒或几分钟，可能是心绞痛。

4．呼吸困难伴有窒息感，可能是过敏性哮喘。

5．发热、咳嗽伴呼吸困难，可能是胸腔感染或慢性支气管炎急性发作。

6．夜间阵发性呼吸困难伴咳白色或粉红色泡沫样痰，可能是心力衰竭。

7．受伤后卧床养病期间或咳嗽、咯血老年人发生呼吸困难，可能是肺部栓塞。

8．进食时突然发生呼吸困难，可能发生噎食。

【处理要点】

1．病重或病危通知家属，取得家属的理解和配合。

2．如果是第一次发作，要查明呼吸困难原因。

3．考虑心绞痛　立刻给予硝酸甘油 0.5～1mg 舌下含化，5 分钟不缓解，可重复 1～2 次。也可应用硝酸异山梨酯（消心痛)5～10mg 或速效救心丸 6～10 粒舌下含化。

4．考虑哮喘发作　立即吸氧，地塞米松 5～10mg 静脉推注、二羟丙茶碱注射液

（喘定）0.25g 静脉推注，然后喘定 0.5g、地塞米松 5 ～ 10mg 加入 5% 葡萄糖液 500ml 维持静脉滴注。

5．考虑心力衰竭　强心、利尿、扩血管是原则，先利尿后强心。呋塞米（速尿）20mg 静脉推注，毛花苷丙（西地兰）0.2mg 加入生理盐水 20ml 静脉推注 20 分钟。使用前询问用药史和进行心电图检查，避免洋地黄中毒。

6．冠心病合并高血压　硝酸甘油 5 ～ 10mg 加入 5% 葡萄糖液 250 ～ 500ml 静脉滴注，从 5 ～ 10 滴 / 分开始，10 ～ 15 分钟后逐渐增加滴速，并根据血压随时调整滴速，避免血压过低。

7．考虑慢性支气管炎急性发作　及时抗炎、止喘、祛痰。

8．发生噎食窒息　立刻采用"海姆利克急救术"，立即组织抢救。

9．常规进行心电图检查，及时发现心肌梗死及时处理。

第五节　吞咽困难

正常吞咽动作包括口咽、食管上括约肌、食管本身和食管下括约肌等四个阶段，其中某一个阶段发生障碍时，均可引起吞咽困难。高龄老年人因衰老或疾病原因，经常会出现吞咽困难的现象，而且没有药物治疗，只能加强护理。

【病因分析】

1．口咽部疾病　如口腔溃疡、舌炎、咽炎、扁桃体炎、咽后壁脓肿、咽肿瘤等。

2．食管疾病　如食管炎、食管瘢痕性狭窄、食管癌、贲门失弛缓症、食管憩室、食管内异物、食管黏膜下脓肿等。

3．食管受压　如纵隔疾病、心血管疾病、甲状腺肿大等。

4．神经肌肉病　如各种原因引起的球麻痹、重症肌无力、多发性肌炎等。

5．精神性疾病　如癔病等。

6．全身性感染和中毒等。

7．其他　如牙齿咀嚼功能障碍、脑出血、脑血栓等疾病造成假性球麻痹、抑郁症、阿尔茨海默病（老年痴呆症）等也会造成老人吞咽困难。

【处理要点】

1．通知家属，取得家属的理解和配合。

2．治疗吞咽困难没有特效药，关键是要护理好老年人。

3．老年人进食时要保持安静，注意力要集中，不能一边吃饭一边看电视。

4．尽量保持坐位，或半卧在床，身体与床的夹角为 60° 以上。

5．老年人在强哭、强笑等情感不稳定时，暂时停止喂食。

6．饮食应在固体、糊状物和液体之间进行调整。清水或固体块状食物最易导致吞咽困难。所以，要将固体食物弄碎后再喂给老年人吃。清水不能直接给老年人喝，应加入无糖藕粉、杏仁霜等黏稠剂，让清水变得黏稠后再让老年人喝。

7．喂老年人进食，速度要慢，每次喂食量要少，一勺一勺地喂给老年人吃。必要时进行"空吞咽"，即让老人吃一口，咽一口，再空咽一口，然后再吃第二口。要确定老人两颊之内没有食物，才能喂第二口。

8．对严重吞咽困难的老年人，可建议家属到医院做吞咽功能康复训练。

9．必要时进行鼻饲，术前对家属讲明病情，征得家属同意。

第六节　发　绀

正常情况下，皮肤呈白里透红或微带棕色透红，以面部、手掌和耳壳等处最为明显，而口唇、口腔、睑结合膜、甲床都呈红色。当这些正常时呈红色的部位变为紫色或青紫色，就叫做发绀。发绀是一种症状，可由多种较严重疾病引起。

【病因分析】

1．突然发病　常见于肺部及心脏疾病加重，发生急性呼吸衰竭、急性心力衰竭、休克等。

2．起病缓慢　常见于肺心病、肺气肿等。

3．发病诱因　精神刺激、劳累、受凉、感染加重、血压突然增高或降低等。

4．伴随症状

（1）伴呼吸困难：常见于重度心、肺疾病。

（2）伴意识障碍：常见于休克、急性肺部感染、急性充血性心力衰竭等。

（3）伴哮鸣音：常见于支气管哮喘、喘息性支气管炎、急性左心衰。

（4）伴胸痛：常见于气胸、胸腔积液、心绞痛、心肌梗死等。

5．发绀部位

（1）上身发绀：考虑上腔静脉闭塞。

（2）下身发绀：考虑下腔静脉闭塞。

【处理要点】

1．病重或病危通知家属，取得家属理解和配合。

2．吸氧。

3．保暖。

4．限制活动量。

5．治疗原发病。

第七节　胸　痛

老年人胸痛，虽然不全是心血管疾病所引起，却是心血管病的常见症状，也可能是严重心血管疾病的信号，应该特别注意，及时处理。

【病因分析】

1．心绞痛　疼痛部位在胸骨中上段，呈压榨样、紧缩感，伴胸闷，被迫停止原有活动，持续3～5分钟，可向左手臂、下颚或上腹部放射，有些病人会出现牙疼，休息或含化硝酸甘油后能缓解。

2．心肌梗死　疼痛的位置和性质与心绞痛相似，但是程度剧烈，向左手臂、下颚、上腹部、颈部或背部放射。疼痛的时间往往超过20分钟，可持续数小时或数天，伴焦躁不安、出汗、恶心、呕吐、恐惧、濒死感，使用硝酸甘油舌下含化不缓解。有些糖尿病老年人，胸痛症状不典型，而是出现心律失常、急性心力衰竭、呼吸困难或肺水肿等症状，严重时发生低血压，甚至休克，也要高度警惕急性心肌梗死发生。

3．主动脉剥离 主动脉剥离是指供应全身血液的主动脉管壁内层发生裂痕、撕裂，再顺着血管走向往下或往上延伸，形成一条假管腔，血块淤积其中，压迫真管腔及血管周围组织。主动脉剥离发作时，绝大多数病人都有胸部突发的撕裂般剧痛，伴有冷汗。主动脉剥离的发生率不高，却有很高的致命风险。

4．心包炎 急性心包炎多半会有发热和胸痛，胸痛的形态和急性心肌梗死时的胸痛相似，也向左手臂放射，但在平躺、咳嗽、深呼吸时胸痛加重。

5．肺栓塞 是肺动脉及其分支被血栓、肿瘤或其他异物栓子栓塞，阻断血液供应所致。肺栓塞的临床表现差异很大，视栓子大小及肺动脉及其分支被影响的范围大小而定。从无症状到突然猝死都有可能，但最常见症状为阵发性呼吸困难和胸痛。

6．气胸 气胸引起的胸痛比较尖锐，吸气或咳嗽时胸痛加剧，病人的呼吸因此而变得浅快。气胸范围较大时，伴呼吸困难。

7．胃食管反流症 胃食管反流疾病是由于胃内的酸性物质逆流到食管引起的，老年人常见。典型症状是胸骨下有由下往上爬的灼热感，症状严重时伴呕酸水、吞咽困难或吞咽时胸痛。平躺时症状加剧，直立时减轻。吃阿司匹林或过冷、过热食物时加剧，服制酸剂能缓解。

8．紧张情绪引发的胸痛 老年人适应能力差，若生活作息改变、过度紧张、不安、长期压力、失眠也会引起胸痛。这样的胸前闷痛通常持续时间较久，超过30分钟，与劳累无关，与情绪有关。

9．胸部神经、骨骼及肌肉疼痛引发的胸痛 凡胸腔部位的肌肉拉伤、神经和骨骼等病变都可能造成胸痛。病人有用力不当、跌打损伤等病史，胸痛时间短暂，刺痛感在几秒钟内缓解。但是胸骨或肋骨受伤时，胸痛可持续很长时间。

10．带状疱疹 老年人免疫力较差，在身体疲劳、精神压力大、外伤、手术、接受免疫抑制剂或放射线治疗后会引起带状疱疹。带状疱疹最好发的部位是肋间神经支配的区域，所以也会导致胸痛。带状疱疹造成的疼痛发生突然，较为严重，而且持续相当长时间。通常在疼痛数日后，患处的皮肤出现红疹及水泡。

【处理要点】

1．谨慎对待 老年人身体组织结构和各器官功能退化，体力衰退，活动力降低，身体的反应性减弱，对于病痛的感觉不像年轻人敏锐，即使有心肌梗死发作，也不像中年人发病时胸痛那样典型、剧烈，所以对老年人发生的胸痛，必须谨慎对待。

2．正确诊断 老年人胸痛的原因很多，有心血管病引起的；有肺部或胃肠疾病引起的；有肌肉、骨骼、神经病变引起的；也有心理情绪压力引起的。必须立即询问病史，进行查体，配合辅助检查，尽快获得正确诊断。

3．常规检查心电图。

4．排除致命危险疾病 如心绞痛、心肌梗死、主动脉剥离等疾病。

5．心绞痛处理　就地休息，立刻给予硝酸甘油 0.5～1mg 舌下含化，5 分钟未缓解，再重复 1～2 次。也可予以硝酸异山梨酯（消心痛）5～10mg 或速效救心丸 6～10 粒，舌下含化。

6．立即通知家属，取得家属的理解和配合。

第八节　恶心、呕吐

呕吐是胃及肠内食物从口腔强力驱除的动作，是一种具有保护意义的防御性反射，它可以把胃内有害物质排出。但剧烈呕吐也会给老年人带来不适，造成体内水、电解质和酸碱平衡紊乱而损害老人健康。

【病因分析】

1．饮食不当性呕吐　多饮多食、进食过量使胃肠负担加重，反射性地增强胃及小肠逆向蠕动，使胃内容物呕吐出体外。这种呕吐有保持胃肠功能的作用。

2．神经性呕吐　老年人容易受外界因素的影响，出现精神紧张、焦虑、多疑、失眠等，均可引起大脑皮层的功能失调，从而兴奋延髓的呕吐中枢，出现恶心、呕吐。这种呕吐是由心理因素造成的，表现为进餐时或餐后不久即发生呕吐，医学上称为神经性呕吐。

3．胃肠道疾病引起呕吐

（1）呕吐后症状减轻：常见于溃疡病、胃炎。

（2）反复呕吐后腹痛不能缓解：常发生于胰腺炎、胆道疾病。

（3）呕吐物带血或呈咖啡色：提示上消化道出血。

（4）粪性呕吐物：则提示低位肠梗阻、胃结肠瘘等。

（5）反复呕吐：常见于胃肠梗阻；幽门梗阻时常有胃型、胃蠕动波、震水声存在。肠梗阻时则可见肠型及肠鸣音亢进。

（6）喷射性呕吐：常见于颅内高压症，常无恶心的先兆，呕吐后不感觉轻松。

4．非胃肠疾病引起呕吐

（1）肾病导致肾功能不全、尿毒症，常在早晨起床后、进餐前发生呕吐。

（2）急性心肌梗死发作时，除胸痛、胸闷、出汗外，常伴有恶心、呕吐。

（3）脑血管意外、高血压急症、糖尿病酮症酸中毒等均可引起呕吐。

（4）急性胃肠炎、细菌性食物中毒引起呕吐常伴有腹泻。

5．药物引起的呕吐　老年人长期服用某些药物也可引起胃肠反应发生呕吐。如阿司匹林、吲哚美辛（消炎痛）、地高辛、复方磺胺甲噁唑（复方新诺明）、红霉素等。

【处理要点】

1．老年人恶心、呕吐时，应立即协助老年人采取坐位或抬高头部，使其头部前倾低下，以利用塑料袋、盆等接纳呕吐物。

2．如卧床老年人呕吐，应协助老年人侧卧位或仰卧时将头转向一侧，避免误吸呕吐物引起窒息或发生吸入性肺炎。

3．老年人呕吐时，易出现紧张、恐惧情绪，应关心安慰老年人使其安静。

4．认真观察老年人呕吐时的病情变化和呕吐物的性质、颜色、气味、量等。

5．老年人呕吐后，立即清除并指导护理人员协助老年人漱口、洗脸、洗手、更换被呕吐物污染的衣被和清洁环境。

6．分析老年人呕吐的原因，除禁食、禁水者外，应补足水分。

7．呕吐频繁者暂时禁食。

8．应用镇吐药

（1）口服：甲氧氯普胺（胃复安）10mg 或多潘立酮（吗丁啉）10mg，3 次 / 日。或山莨菪碱（654-2）5 ～ 10mg，3 次 / 日。可加服镇静药物：地西泮（安定）2.5 ～ 5mg，3 次 / 日。

（2）注射：不能进食者给予甲氧氯普胺（胃复安）20mg，或山莨菪碱（654-2）5 ～ 10mg 肌内注射。必要时山莨菪碱 10mg，加入 5% 葡萄糖液 250ml，静脉滴注。

9．指压双腕内关穴可有一定止吐作用。

10．积极治疗原发病。

11．通知家属，取得家属的理解和配合。

【注意事项】

1．甲氧氯普胺（胃复安）和多潘立酮（吗丁啉）是胃动力药；山莨菪碱是抗胆碱药，有解痉作用，以上两种药物不能同时应用，同时应用有拮抗作用。

2．老年人应用山莨菪碱，可引起尿潴留等不良反应。

第九节　腹　痛

老年人腹痛可以是多种疾病的表现，很多部位的病痛可以汇集在"心腹之地"，这些疾病，上至胸腔，下至盆腔，发作起来均可累及腹腔，产生腹痛症状。所以当老年人发生腹痛时，要认真对待，并且，不可乱用止痛药，以免掩盖症状，延误治疗的最佳时机。

【病因分析】

1．胃肠炎　有不洁饮食史，伴呕吐腹泻。

2．胃溃疡　老年人胃溃疡的特点是溃疡面积大，容易并发出血和穿孔，常导致急性腹膜炎。由于老年人对疼痛的反应迟钝，对已形成的腹膜炎常常不觉得十分疼痛，往往不予重视，从而延误了治疗。

3．胆道疾病　胆囊炎、胆石症好发于老年人，尤其是老年女性。

4．心肌梗死　冠心病的严重并发症是心肌梗死。心肌梗死的典型症状是心绞痛，然而，相当一部分冠心病患者，尤其是 80 岁以上的高龄老年人，约有 45% 没有出现心绞痛而发生了心肌梗死；还有的老年人心肌梗死的前驱症状表现为恶心、呕吐、腹痛、腹泻等消化道症状。

5．胰腺炎　常与进食不当有关，疼痛如刀割样，难以忍受，有时将身体弯曲如虾，可减缓一些疼痛。

6．食管裂孔疝　45 岁以后发病率逐渐增高，到 70 岁时发病率几乎可达 10%。

7．卵巢囊肿　是一种退行性病变，常发生于老年女性。囊肿有一根蒂，如发生扭转，会产生剧烈的疼痛。

【处理要点】

1．通知家属，取得家属的理解和配合。

2．立即查体，明确疼痛部位。

3．进行心电图检查，以排除心肌梗死。

4．必要时进行血细胞分析、腹部B超、腹部X线摄片、腹部CT等检查，以明确诊断。

5．X线钡餐检查对于食管裂孔疝的检出率要高于胃镜，如果疝囊不是很大，不必做手术，口服制酸剂和胃肠道蠕动促进剂即可。

6．卵巢囊肿扭转要及时手术。

7．止痛　胀痛可选用甲氧氯普胺（胃复安）10～20mg肌内注射。绞痛可选用山莨菪碱（654-2）5～10mg肌内注射。诊断未明确前不要滥用止痛剂，以免掩盖症状，耽误治疗。

第十节　腹　泻

老年人体质衰弱，免疫功能低下，基本病变较多，消化功能减弱，饮食起居稍不注意，就容易发生腹泻。腹泻不是一种独立的疾病，而是很多疾病的一个共同表现，它同时可伴有呕吐、发热、腹痛、腹胀、黏液便、血便等症状。

【病因分析】

1．多饮多食　进食过多的高脂肪、高蛋白食物，冰凉饮料等。

2．不洁饮食　进食腐败、污染的食物，如隔夜食物，久存的肉类食品，不新鲜的鱼、虾、螃蟹，发酵变质的牛奶及奶制品等。

3．肠道过敏　病人对食物产生过敏反应。

4．小肠缺血　小肠缺血性疾病是因血供不足而发生的缺血性肠管损害，主要表现为饱食后腹痛、腹泻或便血等症状，常合并全身其他脏器动脉硬化的症状，如心绞痛、心肌梗死和心律失常等。

5．糖尿病、甲状腺功能亢进、尿毒症等全身疾病和不恰当服用缓泻剂也可引起腹泻。

6．消化道肿瘤　以结肠癌、直肠癌、胰腺癌引起腹泻较为多见。

7．胰腺癌和慢性胰腺炎引起的腹泻　属于胰源性吸收不良，伴有上腹部持续性疼痛、乏力、消瘦、进行性加深的黄疸，大便镜检可见较多脂肪颗粒和未消化的横纹肌纤维。

【处理要点】

1．通知家属，取得家属的理解和配合。

2．卧床休息，保暖，进少量流食，如米汤、藕粉、稀粥、面汤等。

3．解痉止痛，选择口服　山莨菪碱（654-2）5mg/次，或阿托品0.3～0.6mg/次，或溴苯胺太林（普鲁本辛）15mg/次，3次/日。或肌内注射山莨菪碱（654-2）5～10mg。

4．感染性腹泻应用抗生素　选择黄连素0.3g，3次/日；PPA 0.5g，3次/日；环丙沙星 0.5g，2 次 / 日；庆大霉素 8 万单位，3 次 / 日，口服。或妥布霉素 160 ～ 240mg 加入 5% 葡萄糖盐水 500ml，静脉滴注。

5．非感染性腹泻，采用微生态疗法和消化道黏膜保护剂　乳酸菌素 1.2g，3 次 / 日，和蒙脱石散（思密达）1 袋，3 次 / 日，口服。

6．腹泻严重伴脱水者，注意纠正水、电解质紊乱和酸中毒，根据需要给予口服补液盐或静脉输液。

口服补液盐成分和配制：氯化钠（食盐）3.5 克、碳酸氢钠（小苏打）2.5 克、氯化钾 1.5 克、葡萄糖粉 20 克加温开水 1000 毫升。

静脉补液原则是：先快后慢，先盐后糖，量出而入，见尿补钾。

轻度脱水补液量一般按每天每公斤体重 40ml 计算，重度脱水按 60ml 计算。高龄老人注意控制补液量，预防心力衰竭。

【使用抗生素注意事项】

1．选择敏感抗生素。

2．疗程不超过 7 ～ 10 天。

3．不盲目使用同一种药物，假如使用 72 小时仍没有减轻症状，应该换药。

4．不滥用抗生素，避免菌群失调，导致抗菌素相关性腹泻。

5．肾功能障碍老年人慎用对肾功能有影响的药物。

第十一节　黄　疸

黄疸是一种血清中胆红素升高导致皮肤、黏膜和巩膜发黄的症状和体征。某些肝病、胆囊病和血液病经常会引发黄疸的发生。

【病因分析】

1．黄疸伴发热　可见于急性胆管炎、肝脓肿、钩端螺旋体病、败血症、大叶性肺炎。病毒性肝炎或急性溶血可先发热后出现黄疸。

2．黄疸伴上腹疼痛　可见于胆道结石、肝脓肿或胆道蛔虫病；右上腹剧烈疼痛、寒战高热和黄疸三联症，提示急性化脓性胆管炎。持续性右上腹钝痛或胀痛可见于病毒性肝炎、肝脓肿或原发性肝癌。

3．黄疸伴肝大　轻中度肿大、质地软或中等硬度、且表面光滑，见于病毒性肝炎、急性胆道感染或胆道阻塞。明显肿大、质地坚硬、表面凸凹不平有结节，见于原发性或继发性肝癌。肝肿大不明显、而质地较硬、边缘不整表面有小结节，见于肝硬化。

4．黄疸伴皮肤瘙痒　可见于阻塞性黄疸，老年人黄疸约 80% 为阻塞性黄疸，其中半数以上是胰头癌及肝转移癌。

5．药物性黄疸　药物主要通过肝代谢，随着年龄增加，老年人对某些药物的转化、移除能力下降，易有药物蓄积的倾向。引起肝内胆汁淤滞的常见药物有：口服降糖剂、类固醇、甲基多巴和异烟肼等，停药后黄疸可消退。

【处理要点】

1．通知家属，取得家属的理解和配合。

2．查明原因，积极治疗原发病。

3．病毒性肝炎诊断明确，要立即隔离，对患者的食具、用具、排泄物进行消毒，并转入专科医院进行治疗。

4．考虑药物性黄疸，停药进行观察。

第十二节　水　肿

水肿是指血管外的组织间隙中有过多的体液积聚，为临床常见症状之一。常见于肾炎、肺心病、肝硬化、营养障碍及内分泌失调等疾病。老年人水肿，经常是患病后的一种全身性体表症状。

【病因分析】

1．肝病　肝硬化破坏肝组织结构，门静脉压力增加，产生腹水后，导致下肢逐渐水肿。

2．肾病　肾是人体排泄废物，调节水、电解质的重要器官。肾功能减退时，钠排泄受阻，水、钠潴留而造成水肿。

3．心脏疾病　心功能不全时，心脏不能有效地将静脉血泵入动脉，致使全身静脉压加大使静脉淤血，引起全身水肿。

4．低蛋白血症　老年人消化、吸收能力下降，会出现营养不良、贫血、低蛋白血症，导致下肢及全身水肿。

5．前列腺病　男性老年人患有前列腺肥大或前列腺炎症，由于尿潴留引起肾功能不全，最后也会出现下肢水肿。

6．脑血管病　脑血管病引起偏瘫或全瘫，患肢因肌张力减弱，静脉回流不畅而发生水肿。

【处理要点】

1．通知家属，取得家属的理解和配合。

2．卧床休息　平卧可增加肾血流量，提高肾小球滤过率，减少水、钠潴留。

3．限制水、钠摄入　轻度水肿，尿量＞1000ml/d，不过分限水，钠盐限制在3g/日以内，包括含钠食品及饮料。严重水肿伴少尿，每日摄水量应限制在1000ml以内，给予无盐饮食。

4．摄入蛋白质　轻中度水肿每日每公斤体重0.5～0.6g蛋白质，其中60%以上为优质蛋白，如牛奶、鸡蛋、蛋白粉等；严重水肿伴低蛋白血症病人，给予蛋白质每日每公斤体重1g。给予蛋白质的同时要摄入充足热量。

5．应用利尿剂　双氢克尿塞25mg，加氨苯蝶啶50mg，1～3次/日；或呋塞米（速尿）20mg，加螺内酯（安体舒通）20mg，1～3次/日。将排钾利尿剂和保钾利尿剂联合应用，以避免低血钾。

6．应用人血白蛋白　人血白蛋白10g，1次/日，静脉滴注完毕半小时后，给予呋塞米（速尿）20mg，静脉推注，利尿、缓解水肿效果较好，但价格昂贵，要征得家属同意后才能应用。

第十三节　血　尿

血尿是常见的泌尿系统症状，原因有泌尿系炎症、结核、结石、肿瘤、外伤、药物等，近年来无明显伴随症状的血尿有增多趋势，大多为肾小球性血尿。高龄老人出现血尿，特别是无痛性血尿，应该予以高度重视。

【病因分析】

1. 泌尿系感染　老年人抵抗力低，外阴部自洁能力差，如合并糖尿病，很容易发生尿路感染，出现血尿，伴有尿频、尿急、尿痛、寒战、发热等。

2. 泌尿系结石　老年人活动少，卧床时间长，女性老人雌激素分泌下降，骨质疏松，骨中钙质游离出来，容易发生泌尿系结石；男性老人常有前列腺肥大，排尿不畅，尿在膀胱内潴留，也容易发生结石；结石刺激损伤泌尿道黏膜引起出血；肾及输尿管结石引起的血尿多伴有肾绞痛。

3. 泌尿系肿瘤　老年人无痛性血尿要考虑肾及膀胱肿瘤，因血尿常为间歇性，有时血尿发生一次即可消失，容易被忽视而延误诊。

4. 自身出血性疾病　如血友病、再生障碍性贫血、紫癜等均可引起全身出血，出现血尿。

5. 肾小球疾患、前列腺肥大、前列腺炎、药物反应、败血症等，均可引起血尿。

6. 老年人血管通透性增加，也可引起血尿。

【处理要点】

1. 通知家属，取得家属的理解和配合。

2. 卧床休息。

3. 多喝开水。

4. 高度重视老年人无痛性血尿，即使仅发生一次，也应做进一步检查。

5. 抗菌消炎　考虑膀胱炎可用氧氟沙星 0.6g，顿服，连用 3 天；考虑肾盂肾炎可用青霉素 400 万～ 600 万单位加入 500ml 液体，静脉滴注，2 次/日；或头孢拉定 2g 加入 250ml 液体，静脉滴注，2 次/日；或头孢曲松钠 2g 加入 100ml 液体，静脉滴注，2 次/日；或头孢哌酮-舒巴坦 2g 加入 250ml 液体，静脉滴注，2 次/日。连续给药 7 ～ 14 天。如果青霉素过敏，可考虑氧氟沙星 0.4g 静脉滴注，2 次/日；妥布霉素 240mg 或克林霉素 0.9g 加入 500ml 液体，静脉滴注，每日 1 次；严重感染时可联合用药：如青霉素加妥布霉素、青霉素加氧氟沙星等。须注意观察肾功能变化。

第十四节　便　秘

便秘是指排便次数每周少于二次或大便干结、排便困难而言。老年人的便秘较多见，常给老年人造成一定的痛苦和精神负担，同时也影响健康。

【病因分析】

1. 老年人体质衰弱，营养不良，多病，常久坐不动或卧床不起。

2．老年人膈肌、腹肌、提肛肌和肠道平滑肌的肌力减退，不易协助排便。

3．老年人进食减少，牙齿缺失，只能吃细软饮食，很少吃粗纤维食物，而且饮水少，对肠道刺激小，肠蠕动慢而无力。

4．老年人腺体老化，唾液、胃液、肠液分泌减少，肠张力减退、蠕动减慢，致使粪便在肠道通过时间长，水分被吸收过多，大便变的干燥不易排出。

5．老年人因前列腺肥大、尿潴留、膀胱增大，或者肠道肿瘤引起不全梗阻，导致大便不畅，引起便秘。

6．老年人常服镇静剂、铁剂、钙剂等药物，也可导致便秘。

【处理要点】

1．通知家属，取得家属的理解和配合。

2．建立良好的排便习惯，定时排便，如晨起或早餐后。

3．调节老人饮食结构，增加粗纤维食物的摄入，如蔬菜、粗粮、水果等。

4．保证老人每日供水量达 2000 ～ 2500ml。

5．适当增加活动量，促进肠蠕动。

6．简易通便法

（1）开塞露：直接作用直肠黏膜，刺激肠蠕动，软化粪便并使其排出。

（2）肛门用栓剂。

（3）肥皂栓通便。

7．人工取便法

（1）护理员手戴手套，涂上肥皂液，用示指或中指，深入直肠中，将粪便慢慢掏出。必要时挤入直肠少许开塞露或石蜡油。

（2）不要用器械掏粪便，以免损伤肠黏膜。

（3）发现老人面色苍白、出汗、疲倦等应停止操作，或休息片刻后再进行。

第十五节　头　痛

头痛是临床上常见的症状之一，通常是指局限于头颅上半部，包括眉弓、耳轮上缘和枕外隆突连线以上部位的疼痛。头痛的原因繁多，其中有些是严重的致命疾患，但病因诊断常比较困难。老年人头痛，除了明确的感冒发烧引起，继发性病变多见，要高度重视。

【病因分析】

1．高血压急症　包括急进性高血压、高血压危象和高血压脑病。

2．脑瘤　老年人初患脑瘤时，由于早期瘤体较小，颅内腔隙较大，占位效应不明显，多不引起头痛。随着肿瘤变大，出现压迫大脑、堵塞脑脊液通路、脑水肿、颅内压增高，甚至损害颅神经时便会突然头痛加剧或骤然全头胀痛，伴有视物模糊、走路不稳、癫痫、呕吐、偏瘫、精神紊乱等。此时头痛以全头性胀痛逐渐加重为其特点。

3．硬脑膜下慢性血肿　多因头部轻微外伤所致，当时可以无症状，但等到几天或更长时间后出现头痛伴对侧肢体逐渐不灵活、抽搐等才被发现。

4．脑动脉瘤　此瘤多为先天性，平时隐匿在大脑深处的颅底，若不破裂，则不发生头痛。如果破裂出血，首先出现的是突然剧烈头痛、恶心、呕吐、伴昏迷、抽搐。

5．颈椎病引起的头痛　老年人常有颈椎骨质增生，从而刺激神经，造成颈神经根与椎动脉受压而发生头痛。椎动脉受压，还会导致锥动脉供血不足，也可引起头痛。除了头痛外，颈椎病还常伴有头晕，患侧上肢麻木、疼痛，肩背沉重感等。

6．全身性疾病引起头痛　呼吸道及肺部感染、哮喘、阻塞性肺气肿，造成缺氧、二氧化碳潴留引起头痛；循环系统病变，如冠心病、心律失常、心力衰竭、心肌梗死等引起头痛；老年性青光眼、中耳炎、鼻炎、牙髓炎引起的头痛。

7．三叉神经痛　常常在刷牙、洗脸、剃须、吹风、说话、打呵欠时突然发作头痛。往往是突然发作，突然停止，伴同侧面部肌肉痉挛、眼结膜充血、流泪和流口水等；

8．药物性头痛　服用硝酸甘油、硝苯地平引起脑血管扩张出现搏动性头痛。

【处理要点】

1．通知家属，取得家属的理解和配合。

2．对病因明确引起的头痛，首先积极控制原发病，适当给予止痛剂缓解疼痛。

3．高血压病人要按时服用降压药，并注意血压变化。

4．对头痛伴眩晕、夜眠不佳、心烦易怒、面红、口苦症状的病人，应加强精神护理，消除病人的不良情绪，避免诱发其他疾病。

5．对不慎跌倒，头部受伤的老人，及时进行脑CT检查，以早期发现硬脑膜下血肿，早期治疗。

第十六节　眩　晕

眩晕是患者对于空间关系的定向感觉障碍或平衡感觉障碍，是老年人常患的症状，临床表现为头晕、视物旋转、行走不稳、头重脚轻，或伴有恶心、呕吐、耳鸣、眼花、出汗、上肢或单肢麻木等。可阵发性发作，也可持续性发作，需几天或更长时间才能缓解。

【病因分析】

1．高血压病　高血压所致的眩晕多数由于情绪变化、精神紧张、精神刺激等影响，使血压产生波动而引起的。也有的是滥用降压药，使血压突然大幅下降，发生眩晕。

2．低血压症　中老年人多见于直立性低血压，在起立或起床时突然眩晕，旋即消失，再做同样动作时又觉眩晕。

3．动脉硬化症　动脉硬化造成脑血栓附着可诱发脑缺血发作。这种脑缺血如果来自颈内动脉，可出现浮动性眩晕和眼前发黑。

4．脑血栓　轻度的脑血栓可引起眩晕，伴一侧肢体麻木或无力等症状。

5．脑瘤　发生在中枢前庭系的小脑、脑干易发生旋转性眩晕。脑瘤引起的眩晕一方面是由于颅内压增高，另一方面则是由于脑瘤的压迫而致血循环障碍，使前庭神经核区及其通路直接或间接受损而造成眩晕。

6．耳源性眩晕　老年人患中耳炎或某种病毒感染时，使内耳平衡器官受到侵犯或使内耳动脉受压迫，造成血流不畅，影响前庭功能，发生眩晕。

7．颈性眩晕 由于骨质增生及椎间隙变窄，椎动脉受压，使椎基底动脉供血不足，造成分支内听动脉循环障碍而引起眩晕；老人平时颈部活动较少，如果猛然扭动头颈或使颈部过分后倾，也会成为眩晕的诱因；颈部受凉或枕头高低、软硬不合适，也有可能诱发眩晕。

8．高黏血症 高黏血症患者血流速度减慢，影响全身重要脏器尤其是脑部的供血，而出现眩晕、乏力等症状。

9．睡眠呼吸暂停综合征 老人和肥胖者多打鼾，严重者睡眠中反复出现呼吸暂停，＞10秒，出现憋气和憋醒，被称为夜间呼吸暂停综合征。它使机体在夜间处于缺氧状态，而在白天感到头晕、困倦、记忆力下降等。

10．自主神经功能紊乱 精神紧张焦虑、情绪波动可影响自主神经系统的稳定性而诱发眩晕。

11．贫血 贫血引起脑缺氧而出现眩晕。

12．甲状腺功能减退 本病患者血压低，心脏输出血量减少，血流速度迟缓，致前庭系统缺氧而出现眩晕。

13．运动不足 老年人缺乏锻炼、心肺功能较弱，突然运动，可出现头晕。

14．某些药物服药期间的不良反应。

【处理要点】

1．通知家属，取得家属的理解和配合。

2．老年人眩晕不是单一疾病引发，往往有两个以上的病因同时存在，如高血压、糖尿病、动脉硬化、颈椎病和高脂血症会同时发生在同一个病人身上，但其中必有一个病因起主导作用，要注意找出主要病因对症治疗。

3．急性发作期对症处理

（1）卧床休息。

（2）山莨菪碱（654-2）5～10mg 口服或肌内注射，每4～6小时1次，可减轻胃肠道症状。

（3）倍他司汀4～8mg，每日3次，口服，对改善内耳血液循环，解除迷路积水有作用。

（4）美克洛嗪25mg，每日3～4次，口服，可抑制前庭系统，减轻症状。

（5）地西泮（安定）2～5mg 口服，每6～8小时1次，以解除焦虑。

（6）盐酸地芬尼多片（眩晕停）25～50mg，每4～6小时1次，口服，可减轻症状。

第十七节 视物不清

老年人突然发生视物不清，可能是眼底视网膜病变引起，也可能是因为急性脑血管病或其他疾病引起，应以高度重视。

【病因分析】

1．警惕脑卒中（中风）发生 老年人突然出现一过性视物不清或失明，伴精神疲乏、频打哈欠、恶心、欲吐、无原因的嗜睡，或伴构音不清、失语、肢体麻木、乏力、活动不灵，平衡失调、行走困难，要高度警惕脑卒中发生。

2．警惕眼底出血　老年人眼底的微小血管硬化变脆、管壁增厚、管腔变窄，都足以造成程度不同的眼底出血，引发视力下降，甚至失明。

3．警惕脑肿瘤　视物不清伴头痛、呕吐、抽搐、行走不稳等症状时，应警惕脑肿瘤发生。

4．警惕短暂性脑缺血发作　单眼或双眼一过性视力下降或视力丧失，医学上称为一过性黑蒙，多数是由于供应眼球的脑动脉缺血造成的。常见原因就是短暂性脑缺血发作。

5．警惕视神经炎、视神经脊髓炎等眼部疾病。

6．单眼持久性视力丧失或视力减退主要见于颈内动脉闭塞；颈动脉粥样硬化斑块脱落造成的眼动脉闭塞；视神经炎、视神经脊髓炎、颅内压高引起视神经盘水肿和脑肿瘤压迫视神经等。

7．青光眼　青光眼是一种致盲眼病。据国际失明预防协会统计，因青光眼而失明者占全世界盲人总数的24.2%。

8．视网膜剥离　高度近视的老人，如果用眼过度，或情绪激动，或剧烈运动，均可导致视网膜剥离而突然失明。

【处理要点】

1．通知家属，取得家属的理解和配合。

2．注意老人的情绪，避免情绪紧张和波动。

3．做眼底检查。

4．口服维生素C和芦丁片或烟酸、地巴唑和双嘧达莫（潘生丁）等，有助于降低动脉管壁的脆性和改善血液循环。

5．积极治疗原发病。

第十八节　抽　搐

全身肢体或局限性抽搐，是人体大脑功能短暂性障碍引起的，常伴有昏迷、瞳孔散大，流涎、尿失禁等。

【病因分析】

1．脑血管疾病　病人平时有高血压病史，突然出现抽搐，同时伴有偏瘫及头痛、呕吐，应考虑发生急性脑血管病。

2．继发性癫痫　常见于脑血栓、脑出血后遗症，脑肿瘤，脑手术后。

3．低血糖　当血糖降至2.8mmol/L时即可发生抽搐。常发生于慢性肝病患者或应用胰岛素过量时，发作前有心悸、乏力、多汗等先驱症状。

4．低血钙　老年人常诉双腿"抽筋"，冬季多见。

5．心源性　当心律紊乱或心肌梗死时，会导致脑缺血，引起昏迷，四肢抽搐。

6．阿尔茨海默病（老年性痴呆）　局限性脑萎缩等一些老年性疾病也会出现抽搐发作。

7．颅内感染　发热、颈项强直的同时，亦可引起抽搐。

【处理要点】

1．通知家属，取得家属理解和配合。

2．一般处理

（1）严重抽搐时，不可按压肢体，以防止骨折。

（2）扶持患者卧床，松解衣服，取出活动假牙，保持呼吸通畅。

（3）将缠有纱布的压舌板或毛巾等软物塞入上下牙齿之间，以防止舌头被咬伤。

（4）抽搐停止后，将头部转向一侧，让唾液和呕吐物流出，清除口腔分泌物，防止窒息。

（5）呼吸仍未恢复，立即做人工呼吸，以保证吸入氧气和排出二氧化碳。

3．对症处理　地西泮（安定）10mg，3～5分钟静脉注射，若无效，15分钟后重复静脉注射10mg。

4．病因治疗

（1）低血糖：立即喂糖水，或50%葡萄糖液60～100ml，静脉推注，再以5%～10%葡萄糖液静脉滴注，至病情稳定。

（2）低血钙：给予10%葡萄糖酸钙10～20ml，静脉缓慢推注，必要时4～6小时重复一次。

5．预防措施

（1）针对病因预防：原发癫痫者应长期坚持服用抗癫痫药，如苯妥英钠；糖尿病患者根据血糖情况调整饮食和用药；低血钙者适量口服"钙片"和鱼肝油，多晒太阳。

（2）抽搐发作患者外出，必须有人陪同。

第十九节　睡眠障碍

老年人睡眠障碍，主要表现在入睡困难，睡眠不安定，易醒，觉醒次数增加，睡眠呈现阶段化，深睡时间减少。

【病因分析】

1．生理性因素　睡眠是脑部的一种活动现象，老年人神经细胞减少引起睡眠障碍，失眠是最常见的症状。年龄越大，睡得越少。

2．脑部器质性疾病　随着年龄的增长，老年人脑动脉硬化程度逐渐加重，再伴有高血压、脑出血、脑梗死、阿尔茨海默病（老年痴呆）、帕金森病（震颤麻痹）等疾病时，更容易使脑部血流量减少，引起脑代谢失调而产生失眠症状。

3．全身性疾病　老年人多患有心脑血管疾病、呼吸系统疾病，以及其他退行性脊椎病和颈椎病、类风湿关节炎、四肢麻木等，可因为疾病本身或伴有症状而影响睡眠，加重了老年人的失眠。

4．精神疾病　老年人抑郁状态及抑郁倾向明显高于年轻人。抑郁症多有失眠、大便不通畅、心慌等症状，其睡眠障碍主要表现在早醒及深睡眠减少。随着年龄的增加，后半夜睡眠障碍越来越严重，主诉多为早醒和醒后难再入睡。

5．心理因素　各种心理因素引起的老年人思考、不安、怀念、忧伤、烦恼、焦虑、痛苦等，都可使老年人产生失眠症。主要表现为入睡困难、思考、辗转反侧，刚刚睡着又被周围的声响或恶梦惊醒，醒后难以入睡。

6．环境因素　噪声、异味、强光、睡眠环境改变的影响。

【处理要点】

1．忌睡前进食　睡前进食，加重胃肠负担，影响全身休息，有损健康。

2．忌睡前饮浓茶和咖啡　浓茶、咖啡属刺激性饮料，睡前饮用导致入睡困难。

3．忌睡前讲话　睡前讲话使大脑兴奋，思想活跃，影响睡眠。

4．忌当风而睡　房间要保持空气流通，但不要让风直接吹到老年人身体。

5．忌寝室嘈杂和强光　嘈杂和强光干扰入睡，要为老年人创造一个安静的环境。

6．药物治疗　地西泮（安定）2.5 ～ 10mg 或阿普唑仑（佳乐定）0.4 ～ 1.2mg，睡前服。严重失眠伴不安、烦恼、焦虑，口服药物无效者，可用地西泮 5 ～ 10mg 加入 5% 葡萄糖液 100 ml，静脉滴注，进入睡眠后停止。

第二十节　昏　迷

昏迷是意识完全丧失的一种严重情况。病人对语言无反应。吞咽反射、角膜反射、瞳孔对光反射呈不同程度的丧失。常见昏迷有二种：一种是病人突然出现昏迷；另一种是病人因脑血管病或全身疾病已经昏迷一定时期，病情稳定后需要恢复和休养。做好这两种昏迷病人的处理是我们老年护理工作的重点。

【病因分析】

1．大脑病变引起的昏迷　脑肿瘤、脑出血、脑梗死、脑外伤、脑手术等后遗症。

2．全身疾病引起的昏迷　糖尿病酮症酸中毒、糖尿病高渗性昏迷、心力衰竭、休克、酒精中毒、一氧化碳中毒、尿毒症、肝性脑病（肝昏迷）等。

【处理要点】

1．病危通知家属，取得家属理解和配合。

2．突然出现疑似昏迷病人处理　鉴别病人昏迷最简单的办法是用棉签轻触病人角膜。正常人会出现眨眼动作，无反应者则是昏迷病人。

3．昏迷病人的抢救

（1）平卧，头歪向一侧，清除口腔异物，保持病人呼吸道通畅。

（2）取出活动假牙，防止误入气管。

（3）保暖，防止病人受凉。

（4）禁食。

（5）吸氧。

（6）开通静脉通道，积极治疗原发病或对症处理。

（7）密切观察生命体征，对躁动不安的病人，加强保护，防止意外损伤。

4．长期昏迷病人的护理

（1）保持呼吸道通畅，预防肺部感染，防止缺氧：长期昏迷病人抵抗力较低，要注意保暖，防止受凉；病人取头部后仰位，使面部转向一侧，以利于呼吸道分泌物引流；及时吸出或抠出病人口中痰液、分泌物和呕吐物；每2～3小时翻身叩背一次，预防发生吸入性或坠积性肺炎。

（2）饮食护理：给予高热量、易消化、流质食物；吞咽困难者给予鼻饲；鼻饲食物可为牛奶、米汤、菜汤、肉汤和果汁水等；也可将牛奶、鸡蛋、淀粉、菜汁等调配在一起，制成稀粥状的混合奶，为病人鼻饲；每次鼻饲量200～350ml，4～5次／日；进行鼻饲，要加强餐具的清洗和消毒。

（3）预防压疮：及时更换潮湿的床单、被褥和衣服，每2～3小时翻身一次。

（4）预防烫伤：长期昏迷病人末梢循环差，冬季手、脚发凉，在给病人使用热水袋取暖时，注意温度不可高于50℃，以免发生烫伤。

（5）防止便秘：为了防止长期卧床病人发生便秘，每天可给病人吃一些香蕉、蜂蜜和含纤维素多的食物；每日早晚按摩病人腹部；3天未大便者，服用缓泻药，必要时使用开塞露或人工排便。

（6）防止尿路感染：对自行排尿病人，要及时更换尿湿的衣服、床单、被褥；对保留导尿病人，要定期更换导尿管；清理病人尿袋时要注意无菌操作；帮助病人翻身时，不可将尿袋高于病人卧位水平，以免尿液反流造成泌尿系感染。

（7）防止坠床：对躁动不安的病人安装床挡，必要时使用保护带，防止病人坠床摔伤。

（8）预防结膜炎和角膜炎：对眼睛不能闭合病人，可涂用抗生素眼膏并加盖湿纱布，以预防结膜炎和角膜炎的发生。

（9）一般护理：每天早晚及饭后进行口腔护理，每周擦澡1～2次，每日清洗外阴一次，隔日洗脚一次。

（10）控制感染：对有感染存在的病人，及时全身应用抗生素。

思考题

1．发热的处理要点是什么？
2．擦浴的注意事项是什么？
3．使用抗生素的注意事项是什么？
4．水肿的病因有哪些？
5．便秘的处理要点是什么？

第九章 爱心护理院老年人常见疾病和处理要点

本章重点概述

人均预期寿命的不断提高，并没有带来人们所期望的健康寿命的延长，其主要原因是老年人"三高"，即：慢性非传染性疾病患病率高、伤害率高、死亡率高。慢性病、残障、衰老等是老年人患病的主要原因，并存在不同程度的失能现象。爱心护理院的医务人员必须掌握老年常见疾病的特点及处理要素，提高老年常见疾病的防治水平，最大程度地减轻老年人的痛苦，延缓生命。

第一节 高血压病

高血压是一种以动脉压升高为特征，可伴有心脏、血管、脑和肾等器官功能性或器质性改变的全身性疾病，它有原发性高血压和继发性高血压之分。原发性高血压，又称为高血压病。长期高血压是多种心血管疾病的重要危险因素，它影响心、脑、肾等重要脏器功能，最终使这些器官功能衰竭，是导致心血管疾病死亡的主要原因之一。

【临床表现】

1．一般表现　起病缓慢，早期可无症状，或有头痛、眩晕、气急、乏力、耳鸣、心悸等症状，症状与血压不一定成正比。

2．动脉收缩压≥ 140mmHg，舒张压≥ 90mmHg。

3．并发症　血压持久升高可有心、脑、肾、血管等靶器官损害。

4．根据血压增高的水平，可进一步分为高血压 1、2、3 级（见表 9-1）。

【治疗】

（一）非药物治疗

1．合理膳食

（1）限制钠盐摄入：每人每日食盐量不超过 6g。

（2）减少膳食脂肪：适量补充蛋白质，多吃蔬菜和水果，摄入足量钾、镁、钙。

2．戒烟限酒。

3．适当运动，减轻体重。

4．保持心理平衡。

（二）药物治疗

1．利尿剂

（1）排钾利尿剂：双氢克尿塞 25mg，或呋塞米（速尿）20mg，每日 1 ～ 3 次。

（2）保钾利尿剂：氨苯蝶啶 50mg，或螺内酯（安体舒通）20mg，每日 1 ～ 3 次。

表9-1　血压水平的定义和分类

血压水平的定义和分类（WHO/ISH）		
类别	收缩压（mmHg）	舒张压（mmHg）
理想血压	< 120	< 80
正常血压	< 130	< 85
正常高值	130 ～ 139	85 ～ 89
1 级高血压（轻度）	140 ～ 159	90 ～ 99
亚组：临界高血压	140 ～ 149	90 ～ 94
2 级高血压（中度）	160 ～ 179	100 ～ 109
3 级高血压（重度）	≥ 180	≥ 110
单纯收缩期高血压	≥ 140	< 90
亚组：临界收缩期高血压	140 ～ 149	< 90
备注：1．以上标准适用于成年人。 　　　2．当收缩压和舒张压分属不同分级时，以较高的级别作为标准。 　　　3．上述血压的诊断必须在安静、非药物状态下二次或二次以上非同日多次所测的平均值为依据。		

（3）吲哒帕胺（寿比山）2.5 ～ 5mg，每日 1 次。

【适应证】

（1）轻中度高血压。

（2）高血压合并心力衰竭。

【注意事项】

（1）痛风、糖尿病、肝肾功能不全患者慎用。

（2）选择一种保钾利尿剂和排钾利尿剂联合应用。

2．钙拮抗剂

（1）硝苯地平缓释片（伲福达）20mg，每日 2 次。

（2）硝苯地平控释片（拜新同）30mg，每日 1 次。

（3）非洛地平缓释片（波依定）2.5 ～ 5mg，每日 1 次。

（4）苯磺酸氨氯地平（络活喜）5 ～ 10mg，每日 1 次。

【适应证】

适应于中重度高血压，尤用于老年人收缩期高血压。

【注意事项】

（1）硝苯地平缓释片（伲福达）：可引起踝部水肿、心率加快、面部潮红，心肌梗死和心力衰竭者慎用。

（2）硝苯地平控释片（拜新同）、非洛地平缓释片（波依定）：可引起心率加快、面部潮红，不稳定心绞痛、心肌梗死、心力衰竭、肝肾功能不全患者慎用。

（3）氨氯地平（络活喜）：不良反应同上，但较轻。心力衰竭、肝肾功能不全者慎用。

3．β 受体阻滞剂

（1）酒石酸美托洛尔（倍他乐克）25 ～ 50mg，每日 2 次。

（2）卡维地洛（金络）25～50mg，每日1～2次。

【适应证】

（1）各型高血压。

（2）肥厚性心肌病。

（3）室上性和室性快速心律失常。

【注意事项】

（1）可出现疲乏、眩晕、气短、心动过缓等。

（2）禁用于Ⅱ、Ⅲ度房室传导阻滞，以及严重心动过缓、低血压患者。

（3）糖尿病、甲状腺功能亢进、严重支气管痉挛、肝肾功能不全者慎用。

4．血管紧张素转换酶抑制剂（治疗高血压病的常用量）

（1）卡托普利12.5～25mg，每日3次。

（2）依那普利5～20mg，每日2次。

（3）西拉普利2.5～10mg，每日1次。

（4）苯那普利10～30mg，每日1次。

（5）培哚普利2～8mg，每日1次。

【适应证】

（1）用于各种程度的高血压病。

（2）尤适用于伴有心功能不全、左心室肥大、心肌梗死后、糖尿病肾病蛋白尿的患者。

【注意事项】

（1）最常见不良反应是引起干咳。

（2）高血钾、肾动脉狭窄患者禁用。

5．血管紧张素Ⅱ受体阻滞剂

（1）氯沙坦（科素亚）50～100mg，每天1次。用于高血压、糖尿病肾病、脑卒中。

（2）缬沙坦（代文、穗悦）80～160mg，每天1次。用于高血压、糖尿病肾病、心梗后、心力衰竭。

（3）厄贝沙坦（安博维）常用剂量为150mg，每天1次。用于高血压、糖尿病肾病。

（4）替米沙坦（美卡素，欧美宁）常用剂量为80mg，每天1次。用于高血压。

（5）坎地沙坦酯（必洛斯）常用剂量为8～16mg，每天1次。用于高血压。

【适应证】

（1）降压平稳，不良反应轻微、短暂，较少发生咳嗽、低血压反应，适合各种程度的高血压病。

（2）适合各型高血压和高血压合并糖尿病肾病、脑卒中、心力衰竭的患者。

【注意事项】

（1）常见的不良反应有头晕、头痛、乏力、腹泻、腹痛、关节痛、背痛、恶心、咳嗽、鼻窦炎等，主要发生于严重肾功能不全和肾动脉狭窄的患者，对肾功能正常的患者影响轻微。

（2）偶尔可导致高钾血症和肾功能损害。

6. α受体阻滞剂

盐酸哌唑嗪 0.5 ～ 1mg，每日 3 次。

【适应证】

适用于轻中度高血压。

【注意事项】

（1）起效缓慢，用药 4 ～ 8 周后作用达高峰。

（2）可引起头痛、头晕、乏力、心动过速等。

（3）老年患者慎用。

7. 其他

（1）复方降压片 2 片，每日 3 次。血压下降后，维持量 2 片 / 日。

（2）复方罗布麻 2 片，每日 3 次。血压下降后，维持量 2 片 / 日。

【适应证】

（1）适用于中轻度高血压患者，价格便宜。

（2）对其他降压药有过敏反应者。

【注意事项】

（1）对伴有糖尿病、痛风的高血压患者应慎用。

（2）有中枢镇静作用，驾驶车辆及高空作业者慎用。

（3）复方降压片能引起胃酸过多，胃溃疡病患者慎用。长期应用，能引起精神抑郁。

（三）抗高血压药物联合应用的原则

1. 开始治疗时，采用小剂量联合用药效果好，副作用轻。

2. 老年人在降压治疗中要注意使血压逐渐下降，降到不低于正常血压水平时为宜。

3. 若血压下降太快太低，会引起重要器官供血不足，出现暂时性昏厥，引起脑血栓形成或心绞痛。一般达到原来血压的 70% ～ 80% 为宜，或收缩压下降 20 ～ 30mmHg，舒张压下降 10 ～ 20mmHg 为宜。

4. 通常以症状消失、无疲倦、感觉良好、精神好为标准。若在降压过程中症状加重，就应及时调整治疗方案。

（四）常见联合用药

（1）合并心衰：选择血管紧张素转换酶抑制剂 + 利尿剂。

（2）老年人收缩期高血压：选择钙拮抗剂 + 利尿剂。

（3）合并糖尿病、蛋白尿或轻中度肾功能损害：选择血管紧张素转换酶抑制剂。

（4）心肌梗死后的患者：选择 β 受体阻滞剂，或选择血管紧张素转换酶抑制剂，稳定性心绞痛患者也可选择钙拮抗剂。

（5）伴脂代谢异常者可选择 α 受体阻滞剂。

（6）合并支气管哮喘、抑郁症、糖尿病、心脏起搏、传导障碍的患者不宜选择 β 受体阻滞剂。痛风患者不宜选择利尿剂。

（7）各型高血压和高血压合并糖尿病肾病、脑卒中、心力衰竭的患者均可选择血管紧张素 II 受体阻滞剂。

第二节　高血压危象

高血压危象是发生在高血压患者病程中的一种特殊临床现象，它在高血压基础上，某些诱因使周围小动脉发生暂时性强烈痉挛，引起血压进一步急剧升高，出现一系列高血压危象的表现，并在短时间内发生不可逆性生命器官损害。其病情凶险，如抢救措施不力，可导致死亡。

【临床表现】

1．血压　突然升高，达 200/120mmHg 以上，病程急剧进展。

2．眼底视网膜病变　出血、渗出、视乳头水肿。

3．神经系统表现　烦躁、头痛、嗜睡、抽搐、昏迷。

4．心脏表现　可出现急性左心衰竭。

5．肾表现　少尿、氮质血症、尿毒症的表现。

6．胃肠道表现　恶心、呕吐等。

【治疗】

（一）尽快使血压下降

1．做到迅速、安全、有效。

2．肾功能正常、无脑血管病或冠心病者可使血压降至正常。

3．年龄 60 岁以上，合并冠心病、脑血管病、肾功能不全者，血压下降过快过猛可导致心、脑供血不足或少尿，安全的血压水平是 160 ～ 180/100 ～ 110mmHg。

4．开始时剂量宜小，使舒张压降至 120mmHg，密切观察有无神经系统症状、心输出量降低、少尿等现象，然后逐渐增加剂量，使舒张压降至 110mmHg，1 ～ 2 日内逐渐降至 100mmHg。

5．静脉用药者，1 ～ 2 天内应加上口服降压药，争取短期内停止静脉给药。如一种药物无效，可联合用药，以提高疗效、减少副作用。

（二）根据病情选择用药

1．利血平　用于病情尚无立即危及生命时。用法：利血平 1mg，肌内注射。

2．硝普钠　扩张动脉和静脉，起效快，停药后 3 ～ 5 分钟内作用消失。用法：硝普钠 50mg，加入 500ml 液体，10μg/ 分，静脉滴注，每隔 5 ～ 10 分钟增加 5μg，直至血压降至理想水平。该药液对光敏感，滴注瓶及输液管要用黑布遮盖；配制后应于 4 小时内用完；溶液如变蓝、绿、深红色时立即停用；药液中不可加入其他药物。

3．硝酸甘油　扩张静脉为主，起效快，停药后数分钟内作用消失。用法：硝酸甘油 10 ～ 50mg，加入液体 500ml，滴速由 5 ～ 10μg/ 分开始，以后每隔 5 ～ 10 分钟增加浓度，最大可以增加到 100 ～ 200μg/ 分。直至血压降至理想水平。

4．控制心衰　呋塞米（速尿）20 ～ 40mg 静脉推注。

5．防治脑水肿　20% 甘露醇 125ml 快速静脉滴注。

6．镇静止惊　苯巴比妥钠 100 ～ 200mg 肌内注射；地西泮（安定）10 ～ 20mg 缓慢静脉注射。

7．吸氧。

第三节　冠心病

冠心病是一种最常见的心脏病。是因冠状动脉狭窄，导致心肌供血不足而引起的心肌机能障碍和（或）器质性病变，又称为缺血性心脏病。根据冠状动脉病变的部位、范围和程度不同，临床特点也不同，一般分五种类型：

（1）无症状型冠心病，亦称隐匿型。

（2）心绞痛型冠心病。

（3）心肌梗死型冠心病。

（4）缺血性心肌病型冠心病。

（5）猝死型冠心病。

上述五种类型的冠心病可以合并出现。另外，冠状动脉不论有无病变，都可发生严重痉挛，引起心绞痛、心肌梗死甚至猝死。

【临床表现】

1．无症状性心肌缺血型　有广泛冠状动脉阻塞，却没有心绞痛表现。部分病人发生了心脏性猝死，体检时发现心肌梗死。这类病人发生心脏性猝死和心肌梗死的机会和有心绞痛发作的病人相同。

2．心绞痛型　表现为胸骨后的压榨样疼痛，伴明显的焦虑，持续 3 ~ 5 分钟，常向左侧臂部、肩部、下颌、咽喉部、背部放射。

3．心肌梗死型　梗死发生前一周左右常有前驱症状，如静息和轻微体力活动时发作心绞痛，伴有明显的不适和疲惫。梗死时胸痛的性质和部位同心绞痛，但是更剧烈，持续时间更长，达 30 分钟以上，或数小时。休息和含化硝酸甘油不能缓解。伴烦躁、多汗、恶心、呕吐、心悸、头晕、乏力、呼吸困难、濒死感。

4．缺血性心肌病型　病理基础是心肌纤维化或硬化。为心肌的血供长期不足，心肌组织发生营养障碍和萎缩，以致纤维组织增生所致。其临床特点是心脏逐渐扩大，发生心律失常和心力衰竭。因此与扩张型心肌病颇为相似，故称为"缺血性心肌病"。

5．猝死型　由冠心病引起的不可预测的突然死亡，在急性症状出现以后 6 小时内发生心脏骤停，主要是由于缺血造成心肌细胞电生理活动异常，而发生的严重心律失常所导致。

【冠心病诊断】

1．有心绞痛或心肌梗死病史。

2．休息时心电图有明显缺血性表现：

（1）在 R 波为主的导联上，ST 段呈水平型或下垂压低 $\geq 0.05mV$。

（2）在 R 波为主的导联上，T 波对称性倒置，呈"冠状 T"，深度 $> 0.25mV$。

3．有严重心律失常而不能用高血压、心肌病等疾病解释，同时患有高血压、高血脂、糖尿病等其中两种疾病。

【治疗】

1．心绞痛发作期药物治疗　主要使用硝酸酯制剂。

（1）立即休息、吸氧。

（2）硝酸甘油：0.3～0.6mg，舌下含化，1～2分钟起效，30分钟作用消失。

（3）硝酸异山梨酯（消心痛，异舒吉）：5～10mg，舌下含化，2～5分钟起效，作用维持2～3小时。

（4）速效救心丸：6～10粒，嚼碎舌下含化。

2．心绞痛缓解期药物治疗

（1）硝酸异山梨酯（消心痛，异舒吉）：每次5～10mg，每日3次。

（2）硝酸异山梨酯：

口服：缓释片：20mg/次，每日2次，应整片吞服。

注射液（爱倍）：10mg加入生理盐水或5%葡萄糖注射液250ml，缓慢静脉滴注，1次/日。10天为一疗程。

（3）单硝酸异山梨酯（异乐定，鲁南欣康，欣康）：

口服：缓释剂：每次50mg，每日1次，整粒吞服，不可咀嚼。

片剂：10～20mg/次，2～3次/日，严重病例可用40mg，2～3次/日。

注射：20mg加入生理盐水或5%葡萄糖注射液250ml，缓慢静脉滴注，每日1次，10天为一疗程。

（4）β受体阻滞剂：

1）普萘洛尔（心得安）每次10mg，每日3～4次，逐步加量，可增至100～200mg/日。

2）纳多洛尔（康加多尔）40～80mg，每日1次。

3）阿替洛尔（氨酰心安）12.5～25mg，每日2次。

4）醋丁洛尔（醋丁酰心安）200～400mg/日，分2～3次口服。

5）酒石酸美托洛尔（倍他乐克）25～50mg，每日2～3次。

6）塞利洛尔（得来恩，苏亚）200～400mg，每日1次。

7）比索洛尔（洛雅，博苏，康忻）5mg，每日1次。

β受体阻滞剂与硝酸酯类药物合用有协同作用。停用本类药应逐步减量，突然停用有诱发急性心肌梗死的可能。心功能不全、支气管哮喘及心动过缓者不宜应用。老年人减半应用、小剂量应用。

（5）抗血小板凝集：阿司匹林50～75mg或阿司匹林肠溶片（拜阿司匹灵）100mg，1次/日。

（6）降脂：阿托伐他汀钙（阿乐）10mg，1次/日。或辛伐他汀20mg，1次/日。

（7）中药：复方丹参滴丸、速效救心丸、苏合香丸、冠心苏合丸、麝香保心丸等。

（8）其他：控制饮食，不宜过饱，禁烟忌酒，情绪稳定，治疗高血压、糖尿病和高脂血症。

【硝酸异山梨酯作用和用途】

1．注射　用于急性心肌梗死后继发左心室衰竭；各种不同病因所致的左心室衰竭及严重的或不稳定型心绞痛。

2．口服　用于冠心病的长期治疗；心绞痛的预防；心肌梗死后持续心绞痛的治疗；与洋地黄类药和（或）利尿剂联合应用，治疗慢性充血性心力衰竭、肺动脉高压。

3．心肌梗死的诊断与治疗

（1）实验室诊断：

1）心电图：

①典型特征：起病数小时出现高尖 T 波；数小时后，ST 呈弓背向上抬高，与 T 波形成单向曲线；1 ～ 2 日内出现病理性 Q 波，70% ～ 80% 的患者 Q 波永存；2 周内 ST 段渐回到等电位，T 波平坦或倒置，3 周倒置最深，有时呈冠状 T 波，数月或数年渐恢复，也可永久存在。

②根据心电图改变的导联可判断梗死部位：间壁：V_1、V_2；前壁 V_3、V_4；侧壁：V_5、V_6、Ⅰ、aVL；下壁：Ⅱ、Ⅲ、aVF；下侧壁：Ⅱ、Ⅲ、aVF、Ⅰ、aVF、V_5、V_6；下间壁：Ⅱ、Ⅲ、aVF、V_1、V_2；高侧壁：Ⅰ、aVL；广泛前壁：$V_1 ～ V_6$、Ⅰ、aVL；前间壁：$V_1 ～ V_3$。

2）血清心肌酶：含量增高，包括肌酸磷酸激酶及其同功酶、乳酸脱氢酶及谷草转氨酶。肌酸磷酸激酶同工酶（CK-MB）：一般在发病后 3 ～ 8 小时升高，9 ～ 30 小时达高峰，48 ～ 72 小时恢复正常；其动态升高可列为急性心肌梗死的确诊指标之一。

3）白细胞在起病后可增至（10 ～ 20）× 10^9/L，红细胞沉降率（血沉）增快可持续 1 ～ 3 周。

（2）治疗：

1）一般护理：卧床休息，吸氧，心电监护，24 小时内禁食，用缓泻剂通便。

2）缓解疼痛：

①地西泮（安定）2.5 ～ 5mg，口服，每日 3 次。

②哌替啶（度冷丁）50 ～ 100mg，肌内注射，或吗啡 3 ～ 5mg 静脉注射，必要时 1 ～ 2 小时后重复 1 次，若有胸痛，每 4 ～ 6 小时可重复应用，注意该药可导致呼吸抑制，并有恶心、呕吐、低血压等不良反应。一旦出现呼吸抑制，可每隔 3 分钟静脉注射纳洛酮 0.4mg 以拮抗。但是最多只能用 3 次。

③硝酸甘油：10 ～ 50mg，加入液体 500ml，滴速由 5 ～ 10μg/ 分开始，以后每隔 10 ～ 15 分钟增加浓度 5 ～ 10μg/ 分、10 ～ 15μg/ 分、15 ～ 30μg/ 分，最大可以增加到 100 ～ 200μg/ 分，直至胸痛消失。注意避免血压降低。

3）控制心律失常：

①脉搏＞ 70 次 / 分，有室性早搏，应用利多卡因 50 ～ 100mg 静脉推注，5 ～ 10 分钟重复一次，室性早搏消失或总量达 300mg 后，继以 100mg 加入液体 100ml，以 1 ～ 3ml/ 分静脉滴注。

②脉搏＜ 50 次 / 分，应用阿托品 0.5 ～ 1mg，肌内注射或静脉注射。

4）控制休克：

138

① 补充血容量：右旋糖酐或 706 代血浆，5% 葡萄糖盐水或 5% 葡萄糖注射液，静脉滴注。

② 应用升压药：多巴胺 10 ~ 30mg、阿拉明 10 ~ 30mg 加入液体 100ml 静脉滴注，根据血压调整滴速。

5）控制心衰：主要是控制左心衰，以利尿药为主，可用呋塞米（速尿）20mg，静脉推注。心肌梗死发生 24 小时内避免应用洋地黄类药物。

6）抗血小板凝集：阿司匹林 100 ~ 300mg，顿服；氯吡格雷初始剂量 300mg，以后剂量每日 75mg 维持。

7）促进心肌代谢药物：

① 维生素 C：3 ~ 4g、辅酶 A：50 ~ 100U、肌苷酸钠：200 ~ 600mg、细胞色素 C：30mg、维生素 B_6：50 ~ 100mg，加入 5% 葡萄糖注射液 500ml 中静脉滴注，2 周为一疗程。

② 辅酶 Q_{10}：50 ~ 100mg/ 次，3 次 / 日，口服。

③ 1，6- 二磷酸果糖：10g，稀释后 15 分钟内静脉滴注，2 次 / 日，1 周为 1 疗程。

8）极化液疗法：氯化钾 1.5g、普通胰岛素 8U，加入 10% 葡萄糖注射液 500ml，静脉滴注，1 次 / 日，7 ~ 14 天为一疗程。注意无尿、高血钾、心动过缓、明显房室传导阻滞的病人禁用氯化钾。

第四节　心律失常

心脏传导系统分窦房结、结间束、房室结、希氏束、左右束支、浦肯野纤维几个部分。正常心律起源于窦房结，频率 60 ~ 100 次 / 分。窦房结冲动经正常房室传导系统顺序激动心房和心室，传导时间恒定（成人 0.12 ~ 1.21 秒）；冲动经束支及其分支以及浦肯野纤维到达心室肌的传导时间也恒定（< 0.10 秒）。如果心脏冲动的心搏频率、节律、起源部位、传导速度和激动次序发生异常，称为心律失常。老年人常见的心律失常有以下几种。

一、窦性心动过速

【临床表现】

1．心悸，出汗、头昏、眼花、乏力，伴有原发疾病的表现。

2．常伴胸闷或心绞痛。

3．心率超 100 次 / 分，一般不超过 160 次 / 分。

【发病原因】

1．生理因素　正常人的体力活动、情绪激动、饱餐、饮浓茶、饮咖啡、吸烟、饮酒等，使交感神经兴奋，心率加快。

2．病理因素

（1）心力衰竭：心力衰竭的早期，心率常增快。

（2）甲状腺功能亢进：心率一般在 100 ~ 120 次 / 分；严重者达 120 ~ 140 次 / 分。

（3）急性心肌梗死：窦性心动过速的发生率可达到 30%～40%。

（4）休克：轻度休克时心率可达 100 次/分以上；重度休克时可＞120 次/分。

（5）急性心肌炎：可出现与体温升高不成比例的窦性心动过速。

（6）其他器质性心脏病。

（7）贫血、发热、感染、缺氧、自主神经功能紊乱、心脏手术后等。

（8）药物：肾上腺素类、阿托品类可引起窦性心动过速。

【心电图特点】

1．P 波：P 波由窦房结发出，PⅡ直立，PaVR 倒置。

2．P-R 间期：在 0.12～0.20 秒。

3．P-P 间期：常受自主神经的影响，可有轻度不规则。

4．QRS 波：形态、时限正常，心房率与心室率相等。

5．频率：P 波频率 100～160 次/分，多在 130 次/分左右，个别患者达 160～180 次/分。

【治疗原则】

1．消除诱因，治疗原发病。

2．由生理或心外因素所致者，大多不需特殊治疗。

3．由充血性心力衰竭引起的窦性心动过速，应用洋地黄制剂、利尿药和血管扩张药等。

4．甲状腺功能亢进所引起的窦性心动过速，应用洋地黄制剂不能使心率减慢。可选用 β 受体阻滞剂、镇静药等。

5．急性心肌梗死患者在无明确的心功能不全时，窦性心率持续＞110 次/分时，为减慢心率，可试用小剂量 β 受体阻滞剂：阿替洛尔（氨酰心安）6.25～12.5mg；或钙拮抗药：地尔硫草（硫氮草酮，恬尔心）15～30mg，8～12 小时 1 次，口服。

二、窦性心动过缓

【临床表现】

窦性心律慢于 60 次/分。

【发病原因】

可见于健康人、老年人和睡眠时，也见于某些器质性心脏病、颅内压增高、血钾过高、甲状腺功能减退、低温，应用洋地黄制剂、β 受体阻滞剂、利血平、胍乙啶、甲基多巴等药物。

【心电图特点】

1．Ⅱ、Ⅲ导联的 P 波较正常窦性心律的 P 波稍低平。

2．窦性 P 波的频率＜60 次/分，通常为 40～59 次/分。

3．P-R 间期 0.12～0.25 秒。

4．每个 P 波后紧随一正常的 QRS 波，形态、时限均正常。

5．T 波、u 波正常，也可表现振幅较低，u 波明显低。

6．Q-T 间期延长。

【治疗原则】

1．大多数窦性心动过缓无重要的临床意义，不必治疗。

2．急性心肌梗死合并心动过缓，影响心、脑、肾的血液供应，可使用阿托品 0.3～0.5mg/次，3次/日，口服；氨茶碱0.1g，3次/日，口服；异丙肾上腺素1mg加入5%葡萄糖液500ml，缓慢静脉滴注，根据心率快慢调整剂量。

3．安装人工心脏起搏器　应用于窦房结功能严重受损，心率很慢，有晕厥发生，药物治疗效果欠佳，需要防止突然出现窦性停搏的患者。

三、病态窦房结综合征

【临床表现】

1．轻者乏力、头昏、眼花、失眠、记忆力差、反应迟钝、易激动。

2．严重者有短暂黑蒙、晕厥或阿-斯综合征发作。

3．心力衰竭或心绞痛。

4．心率＜50次/分。

5．部分患者合并短阵室上性快速心律失常，又称慢-快综合征。

6．慢-快综合征有可能导致血管栓塞症状。

【发病原因】

常见病因为心肌病、冠心病、心肌炎，亦见于结缔组织病、代谢或浸润性疾病。

【心电图特点】

1．窦性心动过缓，＜50次/分。

2．窦性停搏、窦房阻滞。

3．心动过缓与心动过速交替出现。

4．心动过缓为窦性心动过缓，心动过速为室上性心动过速、心房颤动或扑动。

5．房室交界区逸搏节律，可合并房室传导阻滞和束支传导阻滞。

6．慢性心房颤动在电复律后不能转为窦性心律。

7．阿托品试验：静脉注射阿托品1.5～2mg后，1、2、3、5、10、15、20分钟，分别描记心电图，示窦性心律不能增快到90次/分。

【治疗原则】

1．病因治疗

（1）改善冠状动脉血液供应。

（2）心肌炎患者可用能量合剂、维生素C静脉滴注或静脉注射。

2．药物治疗

（1）对不伴快速性心律失常的患者，可试用阿托品0.3～0.6mg，每日3次，口服。

（2）烟酰胺600～1000mg溶于5%葡萄糖液250～500ml，静脉滴注，每日1次。

（3）避免使用减慢心率的药物，如：β受体阻滞剂等。

（4）中医治疗：可用心宝丸、人参加炙甘草汤、生脉饮加四逆汤等。

3．安装人工心脏起搏器

四、房性早搏

【临床表现】

1．心悸、胸闷、心前区不适、头昏、乏力、早搏频繁时自觉"心跳很乱"。

2．脉搏有间歇。

【发病原因】

1．多见于冠心病、风湿性心脏病、肺心病、心肌炎、心肌病、高血压性心脏病、心力衰竭、急性心肌梗死、二尖瓣脱垂等。

2．洋地黄制剂、奎尼丁、普鲁卡因胺、肾上腺素、异丙肾上腺素、锑剂和各种麻醉剂等药物引起。

3．酸碱平衡失调、电解质紊乱，如低血钾、低血钙、低血镁、酸碱中毒等引起。

4．精神紧张、情绪激动、血压突然升高、疲劳、饮酒、吸烟，浓茶、咖啡、饱餐、便秘、腹胀、消化不良、失眠、体位突然改变等因素引起。

5．甲状腺功能亢进、肾上腺疾病等。

【心电图特点】

1．提前出现的异形 P′波：P′波形状和窦性 P 波不同，P′波通常不逆行，若起源于心房下部，P′波可为逆行性。

2．P′-R 间期均＞0.12 秒。

3．QRS 波群的形态时限和基本窦性心律相同。

4．代偿间歇不完全。

【治疗原则】

1．发生在健康人或无明显其他症状者，一般不需要特殊治疗。

2．器质性心脏病伴房性期前收缩者可选用下列药物

（1）β受体阻滞药为首选药物：

①阿替洛尔（氨酰心安）：每次 12.5～25mg，1～2 次/日，口服。

②美托洛尔（倍他乐克）：每次 12.5～25mg，1～2 次/日，口服。

（2）钙离子拮抗药：

①维拉帕米（异搏定）：40～80mg/次，3～4 次/日，口服。

②地尔硫䓬（硫氮䓬酮、恬尔心）：30～60mg/次，1～4 次/日，口服。

（3）普罗帕酮（心律平）：100～150mg/次，每 8 小时 1 次，口服。

（4）胺碘酮：0.2g/次，1 次/日，有效后改为：服 5 天停 2 天/每周，或隔日 1 次。

（5）地高辛：0.125～0.25mg，1 次/日，口服。

五、室性早搏

【临床表现】

1．心悸、心前区重击感、头晕等。

2．心脏听诊：早搏的第一心音较正常的第一心音响亮，第二心音微弱，早搏后的代偿间歇属于完全性。

【发病原因】

常见于冠心病、心肌病、风湿性心脏病与二尖瓣脱垂病人。

【心电图特点】

1．提前发生的 QRS 波群，时限通常超过 0.12 秒、宽阔畸形，ST 段与 T 波的方向与 QRS 波群主波方向相反。

2．室性早搏与其前面的窦性搏动配对间期恒定。

3．室性早搏后出现完全性代偿间歇，等于两个窦性 RR 间期之和。如果室性早搏刚好插入两个窦性搏动之间，不产生早搏后停顿，称为间位性室性早搏。

4．室性早搏可孤立或规律出现。指每个窦性搏动后跟随一个室性早搏是二联律；每两个正常搏动后出现一个室性早搏是三联律；连续发生两个室性早搏称成对室性早搏。连续三个或以上室性早搏称室性心动过速。同一导联内，室性早搏形态相同者，为单形性室性早搏；形态不同者称多形或多源性室性早搏。

5．室性并行心律　心室的异位起搏点独立地规律发放冲动，并能防止窦房结冲动入侵。心电图表现为：

（1）与室性早搏的配对间期恒定不同。

（2）长的两个异位搏动之间期，是最短的两个异位搏动间期的整倍数。

（3）当主导心律的冲动下传与心室异位起搏点的冲动几乎同时抵达心室，可产生室性融合波，其形态介乎以上两种 QRS 波群形态。

【治疗原则】

1．由于上述心律失常的症状大多轻微，将心律失常的本质告诉患者，解除其焦虑状态，同时告诉患者，药物治疗有可能出现的副作用，不首先应用抗心律失常药物治疗。

2．对确有症状需要治疗的患者，一般首先应用 β 受体阻滞剂或钙拮抗剂，如：美托洛尔（倍他乐克）、维拉帕米（异搏定）等。

3．器质性心脏病伴心功能不全者，Ⅰ 类抗心律失常药物（如奎尼丁、普鲁卡因胺、利多卡因、普罗帕酮等）能增加患者的死亡率，应首选：胺碘酮（乙胺碘呋酮、可达龙、安律酮）。

4．起源于右室流出道的频繁室性早搏和短阵性室性心动过速，β 受体阻滞剂的有效率为 50%。

六、阵发性室上性心动过速

【临床表现】

1．心悸、胸闷、气短、乏力、胸痛等，持续发作可导致休克、心力衰竭。冠心病患者可导致心绞痛、心肌梗死。扭转型室性心动过速常呈短阵反复发作，可引起反复晕厥或抽搐。

2．心率常在 160～220 次 / 分，心律绝对规则，突然发作与突然终止。

【发病原因】

1．常见于无器质性心脏病者。

2．亦可见于风湿性心脏病、二尖瓣狭窄、冠心病、高血压性心脏病、甲状腺功能亢进、心肌病及预激综合征者。

3．伴有房室传导阻滞多见于洋地黄类药物过量、肺心病缺氧、低钾时。

【心电图特点】

1．QRS波呈室上形，快而整齐。

2．房室折返（含显性和隐性预激综合征）者，多在QRS波后见到逆行的P'波。

3．伴有束支传导阻滞时心动过速的QRS波宽大畸形。

【治疗原则】

1．兴奋迷走神经法

（1）瓦尔萨尔瓦（Valsalva）屏气法：嘱患者深吸一口气，关闭声门后再用力呼出。

（2）刺激咽部引发呕吐反射。

（3）老人不宜用压迫颈动脉窦和压迫眼球的方法。

2．药物治疗

（1）三磷腺苷（ATP）：为首选，以6～12mg快速静脉注射，如无效，间隔5～10分钟后可重复。注射过程中连续监测心电图及血压。

（2）钙拮抗剂：一般在物理刺激迷走神经和应用三磷腺苷无效后选用。维拉帕米（异搏定）10mg稀释于25%葡萄糖40ml，缓慢静脉注射。同时反复测量血压，观察心电图，发作中止，立刻停止注射。心脏扩大、心功能差及传导阻滞者禁用。

（3）洋地黄类药物：毛花苷丙（西地兰）0.2～0.4mg，加入5%葡萄糖液20～40ml缓慢静脉推注。无效时，1小时后再给0.4mg。如仍不能终止发作，可重复迷走神经刺激，常可奏效。

（4）普鲁帕酮：0.51mg/kg，缓慢静脉注射，半小时后可重复。

（5）β受体阻滞剂：上述药物无效时可试用普萘洛尔（心得安）或美托洛尔，静脉注射。艾司洛尔50～200μg/kg，静脉注射。

七、心房颤动

【临床表现】

1．心悸、胸闷、头晕、惊慌不安或心前区疼痛。

2．心率多快速，120～180次/分，心律完全不规则，心音强弱不一；脉搏短绌。

【发病原因】

1．风湿性二尖瓣病变。

2．冠心病。

3．高血压性心脏病。

4．原发性心肌病、甲状腺功能亢进、慢性缩窄性心包炎和其他病因的心脏病。

5．急性感染及脑血管意外。

6．洋地黄中毒及转移性肿瘤侵及心脏。

【心电图特点】

1．P波消失，代之以大小、形态不一且不整齐的颤动波（f波）。

2．心室率在120～180次/分之间。

3．QRS 波群大多与窦性心律时相同；伴心室内传导改变时，QRS 波群畸形。

【治疗原则】

1．控制心室率

（1）发作时心室率不快且无症状的房颤患者，可以不予治疗。

（2）β 受体阻滞剂：如美托洛尔（倍他乐克）：25 ～ 50mg，2 次 / 日。

（3）维拉帕米（异搏定）：40 ～ 80mg/ 次，3 ～ 4 次 / 日。

（4）胺碘酮：0.2g/ 次，1 次 / 日，有效后改为：服 5 天停 2 天 / 每周或隔日一次。

（5）洋地黄制剂：合并心功能不全时，首选毛花苷丙（西地兰）0.2 ～ 0.4mg，加入 5% 葡萄糖液 20 ～ 40ml 缓慢静脉推注。心室率控制在 100 次 / 分以下，改为地高辛 0.125 ～ 0.25mg，1 ～ 2 次 / 日，口服，维持。

2．转复心律　同步直流电复律。

3．其他　吸氧。

八、心室扑动与颤动

心室颤动是导致心源性猝死的严重心律失常，也是临终前循环衰竭的心律改变；而心室扑动则为心室颤动的前奏。

【临床表现】

1．意识丧失，循环、呼吸骤停，全身抽搐，呈阿 - 斯综合征发作和猝死。

2．听诊心音消失，脉搏触不到，血压测不到。

【发病原因】

1．冠心病、不稳定型心绞痛、急性心肌梗死、心功能不全、室壁瘤、急性心肌梗死后 6 个月内的患者。

2．原发性扩张型和肥厚型心肌病。

3．瓣膜病，尤其是主动脉瓣狭窄或关闭不全合并心绞痛或心功能不全的患者。

4．原发性和继发性 QT 间期延长综合征，后者大多由药物作用或电解质失调引起。

5．病态窦房结综合征或完全性房室传导阻滞所致严重心动过缓。

6．洋地黄类药物、肾上腺素类药物过量。

7．少数预激综合征。

8．少数二尖瓣脱垂综合征。

【心电图特点】

1．心室扑动　P-QRS-T 波群消失，代之 150 ～ 250 次 / 分，振幅较大而规则的心室扑动波。

2．心室颤动　P-QRS-T 波群消失，代之 500 次 / 分，振幅大小不一且不规则的心室颤动波。

【治疗原则】

1．口对口人工呼吸。

2．胸外心脏按压。

3．电除颤复律。

4．静脉推注利多卡因 1mg/kg，2 分钟后重复此剂量。

5．静脉注射肾上腺素并重复电除颤。

6．不需要肾上腺素的变时效应时，可使用正性肌力作用较强的多巴胺或多巴酚丁胺。

7．异丙肾上腺素可用于治疗原发性或电除颤后的心动过缓，以提高心率，增加心排血量。

8．一旦心肺复苏成功，送入加强监护病房继续密切监测 48～72 小时。

9．积极治疗导致心脏骤停的原发疾病。

10．心脏复苏后的处理原则和措施

（1）维持有效的循环和呼吸功能，预防再次心脏骤停。

（2）维持水、电解质和酸碱平衡，防治脑水肿，防治急性肾衰竭和继发感染。

九、抗心律失常药物应用注意事项

1．β 受体阻滞剂

（1）急性左心衰、支气管哮喘、雷诺病、糖尿病、心率缓慢，重度房室传导阻滞患者禁用。

（2）停用时需要逐渐减量，然后再停用。

2．维拉帕米（异搏定）、地尔硫䓬（恬尔心）

（1）以上药物可提高洋地黄类药物血中浓度，导致洋地黄中毒，不宜与洋地黄制剂合用。

（2）低血压、房室传导阻滞、窦性心动过缓、病态窦房结综合征患者，禁用维拉帕米（异搏定）。

3．洋地黄类药物

（1）适用于病情较重，持续发作，合并心力衰竭的患者。

（2）室性心动过速或洋地黄中毒引起的室上性心动过速患者禁用。

（3）低钾、心肌炎、阵发性室上性心动过速伴房室传导阻滞或肾功能减退者慎用。

（4）甲状腺功能亢进所引起的窦性心动过速，应用洋地黄制剂不能使其心率减慢，可选用 β 受体阻滞剂和镇静剂。

4．胺碘酮

（1）适用于危及生命的阵发性室性心动过速及心室颤动的预防。

（2）用于其他药物无效的阵发性室上性心动过速、阵发心房扑动、心房颤动，包括合并预激综合征者及持续心房颤动、心房扑动电转复后的维持治疗。

（3）严重窦房结功能异常、Ⅱ或Ⅲ度房室传导阻滞、心动过缓引起晕厥者、对碘过敏者禁用。

（4）窦性心动过缓、Q-T 延长综合征、低血压、肝功能不全、肺功能不全、严重充血性心力衰竭慎用。

（5）多数不良反应与剂量有关，需长期服药者尽可能选用最小有效维持量，并注意随访。

第五节　心力衰竭

心血管疾病发展至一定程度，就会导致心功能不全。心力衰竭是指伴有临床症状的心功能不全，但有心功能不全不一定都有心力衰竭。患者在出现临床症状之前，常有一无症状阶段，但此时左室功能已有损害，静息射血分数（EF）降至正常以下，称之为无症状性心力衰竭。

心力衰竭时常伴有肺循环和（或）体循环的被动性充血，故又称之为充血性心力衰竭。根据心力衰竭的发展过程、心功能障碍的侧重，分为急性和慢性心力衰竭、左心衰竭和右心衰竭、收缩性心力衰竭和舒张性心力衰竭等。

慢性心力衰竭是大多数心血管疾病的最终归宿，也是最主要的死亡原因。

【发病原因】

1．基本病因

（1）心脏负荷过重：

1）压力负荷（后负荷）过重：常见于高血压病、主动脉瓣狭窄、肺动脉高压、肺动脉瓣狭窄等，使左（右）心室收缩期负荷加重，可导致左（右）心力衰竭。

2）容量负荷（前负荷）过重：如心脏瓣膜关闭不全，导致血液反流；左、右或动静脉分流性先天性心血管病；伴有全身血容量增多或循环血量增多的疾病，如慢性贫血、甲状腺功能亢进症等，均可加重左、右心室的舒张期负荷，而导致全心心力衰竭。

（2）心肌收缩力的减弱：缺血性心肌损害，如冠心病心肌缺血、心肌梗死；各种原因的心肌炎：病毒性、自身免疫性、中毒性、细菌性；心肌病；糖尿病性心肌病变；严重的贫血性心脏病；甲状腺功能亢进性心脏病等。

2．诱发因素

（1）感染：病毒性上呼吸道感染和肺部感染是诱发心力衰竭的常见诱因，感染除可直接损害心肌外，发热使心率增快也加重心脏的负荷。

（2）过重的体力劳动或情绪激动。

（3）心律失常：尤其是快速性心律失常，均可使心脏负荷增加，心排血量减低，而导致心力衰竭。其中心房颤动是最重要的诱发因素。

（4）血容量增加：如钠盐摄入过多，静脉输液过多、过快。使心脏负荷过重而诱发心力衰竭。

（5）严重贫血或大出血使心肌缺血、缺氧，心率增快，心脏负荷加重。

（6）电解质紊乱：如严重的低钾、低镁血症等。

（7）治疗不当：如不恰当地停用洋地黄类药物或降压药等。

【临床类型】

1．左心力衰竭、右心力衰竭和全心力衰竭

（1）左心力衰竭：指左心室代偿功能不全而发生的心力衰竭，以肺循环淤血为特征。

（2）右心力衰竭：主要见于肺心病及某些先天性心脏病，以体循环淤血为主要表现。

（3）全心力衰竭：左心力衰竭后肺动脉压力增高，使右心负荷加重，久而久之，右心力衰竭也相继出现，即为全心力衰竭。

2. 急性心力衰竭和慢性心力衰竭 急性心力衰竭是由于急性的严重心肌损害或突然加重的负荷，使心功能正常或处于代偿期的心脏在短时间内发生衰竭；慢性心力衰竭有一个缓慢发展过程，一般均有代偿性心脏扩大或肥厚及其他代偿机制参与。

3. 收缩性心力衰竭和舒张性心力衰竭 收缩功能障碍，心排血量下降并有阻碍充血的表现即为收缩性心力衰竭。

当收缩功能尚未明显降低，由于异常增高的左室充盈压，使肺静脉回流受阻，而导致肺循环淤血，称之为舒张性心力衰竭。

【心功能的分级】

Ⅰ级：患者患有心脏病，但活动不受限制，平时一般活动不引起疲乏、心悸、呼吸困难或心绞痛。

Ⅱ级：心脏病患者的体力活动轻微受限，休息时无自觉症状，在一般活动下可出现疲乏、心悸、呼吸困难或心绞痛。

Ⅲ级：心脏病患者体力活动明显受限，一般较轻微体力活动即可引起上述症状。

Ⅳ级：心脏病患者不能从事任何体力活动，休息状态下也可出现心力衰竭的症状，活动后加重。

【临床表现】

1. 左心力衰竭 左心力衰竭以肺淤血及心排血量降低为主要表现。

（1）症状：

1）呼吸困难：

① 劳力性呼吸困难：是左心力衰竭最早出现的症状，主要由于急性或慢性肺瘀血和肺活量减低所引起。轻者仅于较重的体力劳动时发生呼吸困难，休息后很快消失。随着病情的进展，轻度体力活动即感呼吸困难，严重者休息时也感呼吸困难，以致被迫采取半卧位或端坐呼吸。

② 端坐呼吸：肺淤血达到一定程度时，因平卧时回心血量增多、膈肌上抬，呼吸更为困难，导致病人不能平卧，半卧位甚至端坐位时可使憋气好转。

③ 夜间阵发性呼吸困难：是左心力衰竭的一种特征性表现，病人常在熟睡中憋醒，被迫坐起，咳嗽频繁，出现严重的呼吸困难。轻者坐起后数分钟，症状可消失，重者可出现发绀、冷汗、肺部听到哮鸣音，称心脏性哮喘。严重时可发展成肺水肿。其发生机制除因睡眠平卧使肺血量增加外，与夜间迷走神经张力增加、小支气管收缩、膈位抬高、肺活量减少等因素有关。

④ 急性肺水肿：是心源性哮喘的进一步发展，是左心力衰竭呼吸困难最严重的表现。

2）咳嗽、咳痰、咯血：是肺泡和支气管黏膜淤血所致，开始常发生于夜间，坐位或立位时可减轻，以白色浆液性泡沫痰为其特点。长期慢性淤血肺静脉压力升高，在支气管黏膜下形成扩张的血管，一旦破裂可引起大咯血。

3）头晕、心慌、倦怠、乏力：是心排血量不足、器官、组织灌注不足及代偿性心率加快所致。

4）少尿及肾功能损害：严重的左心力衰竭可使肾的血流量明显减少，患者可出现

148

少尿。长期肾血流量减少也可出现血尿素氮、肌酐升高并有肾功能损害。

（2）体征：

1）肺部湿性啰音：由于肺毛细血管压增高，液体可渗出到肺泡而出现湿性啰音。

2）心脏体征：慢性左心力衰竭的患者一般均有心脏扩大，可闻及肺动脉瓣区第Ⅱ心音亢进及舒张期奔马律。

2．右心力衰竭 以体静脉淤血表现为主。

（1）症状：

1）消化道症状：胃肠道及肝淤血引起腹胀、食欲缺乏、恶心、呕吐等右心力衰竭最常见的症状，也是右心力衰竭较早的症状。

2）劳力性呼吸困难：继发于左心力衰竭的右心力衰竭，呼吸困难已经存在。

3）神经系统症状：可有神经过敏、失眠、嗜睡等症状。重者可发生精神错乱，与脑淤血，缺氧或电解质紊乱有关。

（2）体征：

1）水肿：体静脉压力升高使皮肤等软组织出现水肿，在水肿出现前先有体重的增加，体液潴留达5kg以上时才出现水肿。其特征为首先出现于身体最低的部位，常呈对称性压陷性。下肢水肿多于傍晚出现或加重，休息一夜后可减轻或消失，常伴有夜间尿量的增加。少数病人可有胸腔积液和腹水。胸腔积液以双侧为多见，如单侧则以右侧为多见，可能与右膈下肝淤血有关。

2）颈静脉征：颈静脉搏动增强、充盈、怒张，是右心力衰竭时的主要体征，出现较皮下水肿或肝肿大为早。舌下、手臂等浅表静脉也可见异常充盈。肝 - 颈静脉回流征阳性。

3）肝大：肝因淤血而肿大，常伴压痛。可有心源性肝硬化。晚期可出现黄疸和大量腹水。

4）发绀：多有不同程度的发绀，最早见于指端、口唇和耳廓。与血液中血红蛋白在肺部氧合不全、血流缓慢，组织从毛细血管中摄取较多的氧而使血液中还原血红蛋白增加有关。严重贫血者发绀可不明显。

5）心脏体征：因右心室扩大，可闻及三尖瓣关闭不全的反流性杂音。

3．全心力衰竭 右心力衰竭继发于左心力衰竭而形成全心力衰竭。

（1）症状：当右心力衰竭出现后，因右心排血量减少，因此阵发性呼吸困难等肺淤血症状反而减轻。

（2）实验检查：

1）X线：左心力衰竭可显示心影扩大，上叶肺野内血管纹理增粗，下叶肺野血管纹理细，有肺静脉内血液重新分布的表现，肺门阴影增大，肺间质水肿引起肺小叶间隔变粗，在两肺下野可见水平位的 Kerley 氏 B 线。急性肺水肿时，肺门充血显著，呈蝶形云雾状阴影。右心力衰竭时可见上腔静脉扩张。

2）心电图：出现左心室、右心室或左、右心室肥厚的心电图图形。

3）血流动力学监测：

①肺毛细血管楔嵌压的平均压：正常值为 0.8 ~ 1.6kPa（6 ~ 12mmHg），高于

2kPa（15mmHg）者常提示有左心力衰竭；高于4.8kPa（36mmHg）者，提示有即将发生急性肺水肿可能。

②中心静脉压：正常值为0.588～1.176kpa（6～12cmH$_2$O），右心力衰竭时，中心静脉压可增高。

（3）临床诊断：心力衰竭的诊断是综合病因、病史、症状、体征及客观检查而作出的。首先应当明确是否存在心力衰竭，以及心力衰竭的类型，根据病史及体格检查，确定导致心力衰竭的病因，心力衰竭的症状是诊断心力衰竭的重要依据。此外，实验室检查亦可提供较为确切的诊断依据。

（4）诊断标准：

1）具备以下4项考虑心力衰竭

①呼吸急促；

②心动过速；

③心脏扩大；

④烦躁、多汗、发绀、呛咳、进食困难、体重增加、少尿、水肿、阵发性呼吸困难等症状，具备其中2项以上者。

2）具备以上4项加以下1项或以上2项加以下2项，可确诊心力衰竭。

①肝、脾肿大；

②肺水肿；

③奔马律。

3）严重心力衰竭可出现周围循环衰竭。

（5）治疗原则：

1）去除病因和诱因：

① 纠正心力衰竭病因，如甲状腺功能亢进、高血压、风湿热、肺部感染、心内膜炎、心房颤动等。

②减轻心脏负荷。

③改善心脏功能。

④保护衰竭心脏。

2）一般治疗：

① 休息：取平卧或半卧位卧床休息，以减轻心脏负担。避免烦躁，必要时应用镇静剂。

②饮食：给予易消化和富有营养的食物，少量多餐，限制钠盐入量。

③限制液量：每日控制在60～80ml/kg，于24h内均匀补充。

④吸氧。

⑤病因治疗。

【心力衰竭的治疗】

1．慢性充血性心力衰竭的治疗

（1）减轻心脏负荷：

1）休息，适当控制钠盐摄入。

150

2）利尿剂：利尿剂可使体内潴留过多的液体排出，减轻全身各组织和器官的水肿，使过多的血容量减少，减轻心脏的前负荷。

① 噻嗪类利尿剂：轻度心力衰竭可用氢氯噻嗪（双氢克尿塞）25mg，每天 2 次或隔日 1 次。重度患者可增至 75 ～ 100mg / 日，分 2 ～ 3 次服用，同时补充钾盐。

② 袢利尿剂：依他尼酸（利尿酸）25 ～ 50mg 或呋噻米（速尿）20 ～ 40mg 或布美他尼（丁尿胺）0.5 ～ 1mg 加入 25% 葡萄糖液 20ml 静脉注射，也可口服吡咯他尼 3 ～ 16mg/ 日，分次口服，注意补钾。

③ 保钾利尿剂：螺内酯（安体舒通）20 ～ 40mg，3 ～ 4 次 / 日；氨苯喋啶 50 ～ 100mg，3 次 / 日；阿米洛利 5 ～ 10mg，1 ～ 2 次 / 日。

④ 吲哒帕胺：2.5mg 口服，1 次 / 日。尤其适用于伴有血压增高者。与螺内酯（安体舒通）和用可增强利尿效果并减少低钾发生。

⑤ 碳酸酐酶抑制剂：醋氮酰胺 0.25 ～ 0.5g，口服。1 次 / 日。利尿作用较轻，主要抑制肾小管细胞的碳酸酐酶，使钠氢交换受阻，钠、钾及碳酸氢根排出而利尿。

3）血管扩张剂：心力衰竭时，由于心排血量减少，反射性交感 - 肾上腺系统兴奋，导致外周血管收缩，左心室射血阻抗增加，后负荷加重。应用小动脉扩张剂可以降低动脉压力，减少左心室射血阻抗，从而增加心搏出量和心排出量，通过减轻前和（或）后负荷来改善心脏功能。

① 小静脉扩张剂：硝酸甘油 0.3 ～ 0.6mg 舌下含化，2 分钟内起效，持续 15 ～ 30 分钟，可重复使用，重症病人可用静脉滴注，从小剂量开始，维持量 50 ～ 100μg/ 分；硝酸异山梨酯（消心痛）2.5 ～ 5mg 舌下含化，每 2 小时 1 次或口服 10 ～ 20mg/ 次，每 4 ～ 6 小时 1 次。

② 小动脉扩张剂：常用肼苯哒嗪 25mg，3 ～ 4 次 / 日，长期应用时，应与硝酸异山梨酯联合用药。亦可用氨氯地平 5mg，1 次 / 日。

③ 左室充盈压增高，心排血量下降，同时给予静脉和动脉扩张剂。也可用兼有扩张动脉和扩张静脉作用的药物。但是，对那些依赖升高的左室充盈压来维持心排血量的阻塞性心瓣膜病，如二尖瓣狭窄、主动脉瓣狭窄及左心室流出道梗阻的病人不宜应用强效血管扩张剂。

（2）增强心排血量：

1）洋地黄类正性肌力药物：洋地黄类药物抑制心肌细胞膜上的 Na-K-ATP 酶活性，使细胞内 Na^+ 浓度升高，通过 Na-Ca 交换使细胞内 Ca^{2+} 升高，增强心肌收缩。具有正性肌力作用。适用于左心系瓣膜返流，心内膜弹力纤维增生症，扩张型心肌病和某些先心病所致的充血性心力衰竭。尤其适用于合并心室率增快、房扑、房颤者更有效。常用地高辛，一般 0.125mg/ 次，2 次 / 日。注意洋地黄中毒反应及时处理。

2）非洋地黄类正性肌力药物：

β- 受体激动剂：主要包括多巴胺和多巴酚丁胺。其主要作用是直接兴奋心脏的 β- 肾上腺素能受体，增强心肌收缩力和心搏血量。

① 多巴胺：开始以每分钟 2 ～ 5μg/kg 静脉滴注，以后根据病情进行调整。注意避免剂量过大使心率增快，周围血管收缩而增加负荷。

② 多巴酚丁胺：开始以每分钟 2.5μg/kg，逐渐增量 10μg/kg 静脉滴注。其正性肌力作用较强，副作用少，可与洋地黄类药或血管扩张剂合用。

（3）抗肾素 - 血管紧张素药物：

1）血管紧张素转换酶抑制剂（ACEI）：可明显改善远期预后，降低远期死亡率。治疗心衰时以下药物从小剂量开始！

① 卡托普利：每次 6.25 ~ 12.5mg，1 ~ 3 次 / 日，1 ~ 2 周后可逐步增加剂量。

② 依那普利：每次 2.5mg/ 日开始，以后酌加。

③ 贝那普利：起始剂量 1.25mg/ 日，常用量 5mg/ 日。

④ 西拉普利：0.5mg/ 日开始，常用 1.25 ~ 2.5mg/ 日。

⑤ 福辛普利：起始量 1.25mg/ 日，常用量 2.5mg/ 日。

⑥ 培哚普利：2 ~ 4mg/ 日（起始剂量为 2mg/ 日，常规维持量为 4mg/ 日）。

2）抗醛固酮制剂：螺内酯等。

（4）β 受体阻滞剂：近年来临床上已将 β 受体阻滞剂列为慢性心力衰竭的常规治疗药物之一。

1）普萘洛尔（心得安）：口服 10mg，1 ~ 3 次 / 日。

2）美托洛尔（倍他乐克）：选择性 $β_2$ 受体阻滞剂。6.25mg，1 ~ 2 次 / 日。

3）醋丁洛尔：6.25mg，1 ~ 2/ 日。

4）卡维地洛尔（达利全）：兼有 $β_1$ 受体、α 受体和 $β_2$ 受体阻滞作用。口服 3.125 ~ 6.25mg，1 次 / 日。

5）步心洛尔：1.5 ~ 3.0mg，1 ~ 2 次 / 日。

2．急性心力衰竭的治疗

急性心力衰竭是急性心脏病变引起心排血量急骤降低，导致组织器官灌注不足和急性肺淤血的综合征。临床以急性左心衰较为常见，是严重的危急重症。

临床表现为突然严重呼吸困难、呼吸频率可达 30 ~ 40 次 / 分；强迫坐位、面色灰白、口唇青紫，烦躁、大汗、咳嗽、咳白色浆液样泡沫痰；血压一度升高，随着病情持续，血压会下降。听诊双肺满布湿啰音和哮鸣音，第一心音减弱，频率增快。

常见病因为与冠心病有关的急性广泛前壁心肌梗死、乳头肌断裂、室间壁穿孔等；心内膜炎引起的瓣膜穿孔、腱索断裂等；原有心脏病基础上发生血压急剧升高，快速或重度慢性心律失常等；其他：输液过快过多等。

急性心力衰竭也就是急性肺水肿，是内科危重急症，必须及时抢救。

（1）治疗原则：

1）降低左房压和（或）左室充盈压。

2）增加左室心搏量。

3）减少循环血量。

4）减少肺泡内液体渗入，保证气体交换。

（2）治疗措施

1）使患者取坐位或半卧位，两腿下垂，使下肢静脉回流减少。

2）给氧：面罩给氧较鼻导管效果好。氧气宜通过 50% 乙醇以除去肺内泡沫。

3）镇静：吗啡 3 ～ 5mg 静脉注射，10mg 肌内注射或皮下注射。或哌替啶 50mg 肌内注射。可迅速扩张体静脉，减少静脉回心血量，降低左房压，还能减轻烦躁和呼吸困难。

4）舌下含用硝酸甘油 0.5mg 或硝酸异山梨酯 5mg。如收缩压降低至 12kPa（90mmHg）或以下，应停止给药。

5）快速利尿： 呋塞米 20 ～ 40mg 静脉注射，于 2 分钟内推完，4 小时后可重复一次。

6）血管扩张剂：硝普钠 12.5 ～ 25μg/ 分开始，或酚妥拉明 0.1mg/ 分开始，或硝酸甘油从 10μg/ 分开始静脉滴注。每隔 5 ～ 15 分逐渐增加剂量。伴有低血压的病人，先静脉滴注多巴胺 2 ～ 10μg/kg/ 分，保持收缩压在 13.3kPa（100mmHg）后，再应用血管扩张药物。

注意事项：硝普钠药液对光敏感，滴注瓶及输液管要用黑布遮盖；配制后应于 4 小时内用完；如溶液变蓝、变绿、变深红色时立即停用，药液中不可加其他药物。

7）强心苷：毛花苷丙（西地兰）0.4mg 或毒毛花苷 K 0.25mg，静脉注射。2 小时后可重复给药。建议老年人减半应用。

8）氨茶碱：0.25g 加入 5% 葡萄糖液 40ml 稀释，在 15 ～ 20 分钟内静脉注射，可解除支气管痉挛，减轻呼吸困难，还可能增强心肌收缩，扩张周围血管，降低肺动脉和左房压。

9）地塞米松 5 ～ 10mg 静脉注射，可增强心肌收缩、扩张周围血管、解除支气管痉挛、利尿，并有降低肺毛细血管通透性的作用。

3. 舒张性心力衰竭的治疗

舒张性心功能不全是心室舒张不良使左室舒张末压升高而致肺淤血。多发于高血压病和冠心病。

（1）改善左室舒张功能药物：

1）非洋地黄类正性肌力药物。

2）血管紧张素转换酶抑制剂（ACEI）。

3）血管紧张素 Ⅱ 受体拮抗剂。

（2）心脏负性肌力药物：

1）钙通道阻滞剂。

2）β 受体阻滞剂。

3）直接抑制心肌收缩力药物。

如双异丙吡胺对左室流出道梗阻合并心律失常者更为适宜。

（3）纠正心律失常：

1）维持心房收缩：对需安起搏器的病人，最好选择房室顺序型。

2）控制心动过速：终止心动过速或减慢心率。

3）尽量维持窦性心律：以保持房室顺序传导，保证心室舒张期充分血容量。

（4）介入或手术治疗。

（5）传统抗心力衰竭药：如洋地黄制剂、利尿剂、血管扩张剂等。但是要慎用。

4．难治性心力衰竭的治疗

（1）病因治疗：

1）消除诱因：如过度体力活动、钠盐摄入多、隐性感染等。

2）排除并发症：如合并感染性疾病、快速心律失常、心房颤动、风湿热、肺栓塞、心肌梗死合并机械性缺损、肝硬化、电解质紊乱、甲状腺功能亢进、肾上腺功能不全、高血压、贫血等。

3）排除洋地黄类药物、抗心律失常药物不当应用。

4）明确是否有手术纠正的指征。

（2）减轻心脏负荷，增强心肌收缩力：

1）绝对卧床休息。

2）严格控制钠盐，每日饮水量在 1000ml 以下。

3）应用利尿剂：呋塞米（速尿)60 ～ 100mg 加螺内酯（安体舒通)160 ～ 320mg/ 日，分 3 ～ 4 次口服。

4）血管扩张剂：卡托普利 6.25mg 开始，逐渐加大剂量，每日 3 次。或依那普利开始 2.5mg，每日 1 次。或贝那普利开始 2.5mg，每日 1 次。

5）洋地黄类及其他正性肌力药物。

6）非洋地黄类正性肌力药物：如多巴胺、多巴酚丁胺等。

7）腹膜透析：适用于顽固性水肿者。

8）手术治疗：心脏移植或心肌成形术及辅助心功能装置等。

（3）其他：人血白蛋白的应用：重度心衰合并低蛋白血症时，可慎用人血白蛋白 10g，静脉滴注完毕半小时后，再应用呋塞米（速尿)40 ～ 100mg，静脉推注,1 次 / 日。

第六节　休　克

休克是各种强烈致病因素作用于机体，使循环功能急剧减退，组织器官微循环灌流严重不足，以至重要生命器官机能、代谢严重障碍的全身危重病理过程。是常见的急性危重病症。休克的发病过程可分为休克早期和休克期，也称为休克代偿期和休克抑制期。

【临床表现】

1．休克代偿期（休克早期）　休克刚开始时，人体对血容量减少有一定的代偿能力，这时中枢神经系统的反应是兴奋性提高，患者表现为精神紧张、兴奋或烦躁不安。血容量减少的症状不很明显，患者开始出现皮肤苍白、四肢发冷、心率与呼吸加快、尿量减少等症状。如果在休克早期能够及时诊断、治疗，休克很快就会好转，但如果不能及时有效治疗，休克会进一步发展，进入休克期。

2．休克进展期（休克中期）　休克没有得到及时治疗，就会进入可逆性失代偿期。这时患者的主要临床表现为：

（1）血压进行性下降，心脑血管失去自身调节，冠状动脉和脑血管灌流不足，出现心脑功能障碍，心搏无力，患者神志淡漠甚至转入昏迷。

（2）肾血流量长时间严重不足，出现少尿甚至无尿。

（3）皮肤发凉加重、发绀，可出现花斑。失代偿初期经积极救治仍属可逆，但若持续时间较长则进入休克难治期。

3．休克难治期（休克晚期）　休克发展的晚期阶段，不可逆性失代偿期。主要临床表现为：

（1）血压进行性下降，给升压药仍难以恢复。脉搏细速，中心静脉压降低，静脉塌陷，出现循环衰竭，可致患者死亡。

（2）毛细血管无复流。

（3）由于微循环淤血不断加重和 DIC 的发生，全身微循环灌流严重不足，细胞受损乃至死亡，心、脑、肺、肾等脏器出现功能障碍甚至衰竭。

【诊断】

1．有发生休克的病因。

2．意识异常。

3．脉搏快，超过 100 次 / 分，细或不能触及。

4．四肢湿冷，胸骨部位皮肤指压阳性（压后再充盈时间大于 2 秒），皮肤花纹，黏膜苍白或发绀，尿量＜ 30ml/ 小时或无尿。

5．收缩压＜ 80mmHg。

6．脉压＜ 20mmHg。

7．原有高血压者收缩压较原有水平下降 30% 以上。

8．凡符合 1、2、3、4 中的两项，和 5、6、7 中的一项者，即可成立诊断。

【一般紧急处理措施】

1．体位　平卧位，腿部抬高 30°，如气急不能平卧时，可采取半卧位。

2．保暖、禁食、安静　尽量不要搬动，如必须搬动则动作要轻。

3．吸氧　鼻导管或面罩给氧，保持呼吸道畅通。

4．建立两条静脉通道　如果周围静脉穿刺有困难时，可作锁骨下或上静脉穿刺。

5．观察尿量　保留导尿，以测定尿量。如无肾病史，少尿或无尿可能由于心力衰竭或血容量未补足所致的灌注不足，应积极查出原因加以治疗，直到尿量超过 20 ～ 30ml/ 小时。

6．周围血管灌注检测　由于血管收缩，首先表现在皮肤和皮下组织。皮肤红润且温暖，表示小动脉阻力降低；皮肤湿冷、苍白表示血管收缩，小动脉阻力增高。但皮肤血管收缩状态仅提示周围阻力的改变，并不完全反映肾、脑或胃肠道的血流灌注。

7．生命体征检测　严密观察体温、呼吸、脉搏、血压、心电图等。

【不同类型休克的处理】

1．心源性休克处理　心源性休克是各种原因所致的，以心脏泵血功能障碍为特征的，急性组织灌注量不足的临床综合征，急性心肌梗死是常见原因，是急性心肌梗死死亡的主要原因。

（1）镇痛：给予地西泮（安定）2.5 ～ 5mg，3 ～ 4 次 / 日，口服或 5 ～ 10mg，肌内注射，昏迷、休克、严重肺部感染、呼吸抑制者禁用。吗啡 5 ～ 10mg 或盐酸哌替啶

（度冷丁）50～100mg 静脉注射，高龄老年患者减半使用或者肌内注射。

（2）纠正低氧血症：保持呼吸道通畅、吸氧。

（3）维持血压：间羟胺（阿拉明），10～20mg 稀释于 100ml 葡萄糖液内，可同时加入多巴胺 20～30mg，静脉滴注，根据血压调整滴速。必要时静脉内缓慢推注间羟胺（阿拉明）3～5mg，使收缩压维持在 90～100mmHg。

（4）纠正心律失常：合并室性早搏和室性心动过速时，立即给予利多卡因 50mg 静脉推注，每 5～10 分钟重复一次，连续使用 3～4 次，若有效，以利多卡因 100mg 加入液体 100ml 的浓度，静脉维持滴注。

（5）补充血容量：一般应用低分子右旋糖酐。

优点：①能较快地扩张血容量；②能抑制或解除红细胞和血小板的聚集及减低血液黏稠度，有助于改善微循环，防止微血栓形成。可先在 10～20 分钟内输入 100ml，每 20 分钟重复输入同样剂量，直至休克改善、收缩压维持在 90mmHg 以上，尿量增多在 30ml/小时以上。

（6）应用血管活性药物：常用血管活性药物有升压胺类和血管扩张剂。

1）升压胺类药物：仅作应急用，尽量低浓度、小剂量、短时间，以维持收缩压为 90mmHg 即可。原有高血压、动脉硬化、无尿的病人慎用，停药时，要逐渐减量，不宜骤停。

①间羟胺（阿拉明）：10～30mg 加入 5% 葡萄糖液 100ml，静脉滴注。

②去甲肾上腺素：0.5～1.0mg 加入 5% 葡萄糖液 100ml，以 20 滴/分，静脉滴注。

③多巴胺：10～30mg 加入 5% 葡萄糖液 100ml，静脉滴注。可以和间羟胺（阿拉明）合用，比例为 1：1。

④多巴酚丁胺：25mg 加入 5% 葡萄糖液 100ml，以滴速 2.5～10μg/kg/分，静脉滴注。成人一般最大剂量不超过 10mg/μg/分。

2）血管扩张剂：血管收缩造成周围血管总阻力增加时应用。

①硝普钠：5～10mg 加入 5% 葡萄糖液 100ml，以滴速 20～100μg/分，静脉滴注。该药液对光敏感，滴注瓶及输液管要用黑布遮盖。

②酚妥拉明：10～20mg 加入 5% 葡萄糖液 100ml，以滴速 0.3～0.5mg/分，静脉滴注。

③硝酸甘油：1mg，加入 5% 葡萄糖液 100ml，滴速 7～8 滴/分，静脉滴注。

④阿托品：1mg 静脉注射，15～30 分钟重复一次。

（7）强心苷的应用：强心苷对心源性休克的作用，意见不一致。在急性心肌梗死早期还易引起心律失常，故不常规应用。

（8）肾上腺皮质激素的应用：大剂量的肾上腺皮质激素有增加心排血量和减低周围血管阻力、增加冠状动脉血流量的作用。但有可能影响心肌梗死后的愈合，但证据尚不充分，因此在急性心肌梗死所致的心源性休克病人中也可考虑应用。用法：地塞米松 10～20mg/日入液静脉滴注，为防治消化道出血，可同时应用甲氰咪胍 0.6～1.2g/日，或奥美拉唑 40mg/日，入液静脉滴注。

（9）纠正酸碱平衡失调和电解质紊乱：主要纠正代谢性酸中毒、高或低钾血症。

156

1）5% 碳酸氢钠 100 ～ 200ml，静脉滴注。

2）低血钾时用含氯化钾浓度为 0.4% 的 5% 葡萄糖液，静脉滴注；高血钾时除限制钾盐摄入外，可静脉滴注 5% 碳酸氢钠和 10% 葡萄糖液 500ml 加胰岛素 8 ～ 12 单位。

（10）预防肾衰竭

1）甘露醇：血压基本稳定后，在无心力衰竭的情况下，可在 10 ～ 30 分钟内快速静脉滴注 20% 甘露醇 100 ～ 250ml。

2）呋塞米（速尿）：如有心力衰竭，不宜应用甘露醇，可用呋塞米（速尿）20 ～ 40mg，静脉注射。

2．感染性休克处理　感染性休克是病原微生物及其毒素侵入血液循环造成组织细胞破坏，多器官功能衰竭，以休克为突出表现的危重综合征。

（1）病因治疗：选用强有力的广谱杀菌剂控制感染，宜联合用药，一般联合使用 2 种，要足量，静脉给药，避免使用毒性较大的抗菌药物，如尽量不用氨基糖苷类抗生素。

（2）抗休克治疗：

1）补充血容量：先输入低分子右旋糖酐或 706 代血浆 500ml，再给予 5% 葡萄糖液、5% 葡萄糖盐水或林格液等。

2）纠正酸中毒：为防止 DIC，给予 5% 碳酸氢钠 125 ～ 250ml，静脉滴注。

3）血管活性药物的应用：

①异丙肾上腺素对心肌刺激作用强，可使心肌氧消耗量增大，心肌缺血范围扩大，易诱发心动过速和心律失常，老年患者慎用，高龄患者不用。

②多巴酚丁胺对心肌收缩力增强的作用比多巴胺大，诱发心动过速和期前收缩的作用比多巴胺小，对老年人感染性休克治疗效果较好，治疗从小剂量开始。用法：多巴酚丁胺 25mg，加入 5% 葡萄糖液 100ml，以滴速 2.5 ～ 10μg/kg/ 分，静脉滴注。

③缩血管药物仅提高血液灌注压，但使血管直径缩小，应尽量少用。常用药物有去甲肾上腺素和间羟胺（阿拉明）。

（3）保护重要脏器功能：

1）强心药物应用：合并心衰时给予毛花苷丙（西地兰）0.2 ～ 0.4mg 或毒毛花苷 K 0.125 ～ 0.25mg 加入 5% 葡萄糖液 20ml，缓慢静脉推注。

2）维护呼吸功能：应用短期、较大剂量糖皮质激素。地塞米松 10 ～ 20mg/ 日入液静脉滴注。为防治消化道出血可同时应用甲氰咪胍 0.6 ～ 1.2g/ 日，静脉滴注。

3）保护肾功能：出现少尿或无尿，给予 20% 甘露醇 100 ～ 300ml 静脉滴注，或呋塞米（速尿）40mg 静脉推注。

4）防治脑水肿：给予 20% 甘露醇、呋塞米（速尿）、地塞米松 10 ～ 20mg 等。

5）防治 DIC：一经确立，每 4 ～ 6 小时静脉滴注或静脉推注肝素 1.0mg/kg。

（4）纠正水、电解平衡紊乱：注意钾、钠、氯的平衡。

3．过敏性休克处理　是机体接触致敏物质，引起全身毛细血管扩张和通透性增加，血浆外渗，导致有效循环血量下降的急性危及生命的综合征。

（1）肾上腺素：0.1% 肾上腺素 0.3 ～ 0.5mg，肌内注射。病情需要，间隔 15 ～ 20 分钟重复注射 2 ～ 3 次。经上处理，一般病人在半小时内可逐渐恢复。

（2）糖皮质激素：地塞米松 10～20mg，加入 5% 葡萄糖液 250～500ml，静脉滴注。

（3）补充血容量：先快速输入低分子右旋糖酐 500ml，再输入生理盐水和 5% 葡萄糖液。成人首日补液量可达 3000ml。

（4）升压药物：顽固低血压应用间羟胺（阿拉明）10～30mg 加入 5% 葡萄糖液 100ml，静脉滴注。

（5）抗过敏药物：应用马来酸氯苯那敏（扑尔敏）10mg 或异丙嗪（非那根）25～50mg，肌内注射。必要时应用 H_2 受体阻滞剂，如甲氰咪胍 0.6～1.2g 加入 5% 葡萄糖液 250～500ml，静脉滴注。

第七节　脑动脉硬化

动脉硬化的形成过程相当缓慢，随着年龄的增长发生进行性的扩散和加重。随着脑动脉硬化的逐渐进展，脑组织会缺血、软化、坏死，脑细胞变性死亡，最后产生脑萎缩和脑动脉硬化性痴呆。严重的病人可出现脑出血和脑梗死而危及生命。脂肪与胆固醇代谢失常、高血压、糖尿病、肥胖、吸烟及性别、年龄等均可成为导致脑动脉硬化的因素。

【临床表现】

1. 年龄在 45 岁以上。

2. 有交感神经活动不稳定和脑弥漫性损害症状。

3. 有全身动脉硬化旁征，如眼底动脉硬化、主动脉弓增宽、冠心病等。

4. 腱反射不对称，掌颌反射阳性等。

5. 血清胆固醇增高。

6. 排除其他脑病。

【治疗】

1. 一般防治

（1）合理饮食：

1）控制总热量：禁多饮多食，体重维持在身高（cm）－105 ＝ 体重（kg）。

2）控制胆固醇：避免食用过多动物脂肪。

3）补充维生素：饮食清淡，多食新鲜蔬菜和水果。

4）限制食盐：每天食盐量控制在 6g 以内。

（2）适当运动，劳逸结合。

（3）禁烟限酒。

（4）治疗相关病：如高血压、糖尿病、肥胖症、痛风、肝病、肾病等。

2. 药物治疗

（1）降血脂药：阿托伐他汀钙（阿乐）10mg 或辛伐他汀（舒降之）20mg，口服，每日 1 次。

（2）扩脑血管药：尼莫地平 10mg，口服，每日 3 次。盐酸氟桂嗪（西比灵）5mg，每晚 1 次。

158

（3）抗血小板聚集：

1）阿司匹林 50mg，口服，每日 1 次。

2）羟乙基芦丁（维脑路通）0.2 ～ 0.3g，一日 3 次，口服。

（4）脑代谢活化剂：胞二磷胆碱 0.5g 加入 5% 葡萄糖液 250 ～ 500ml 静脉滴注，7 ～ 10 天一个疗程。

（5）中药治疗：

1）丹参注射液 20ml，加入 5% 葡萄糖液 250 ～ 500ml 静脉滴注，7 ～ 10 天一个疗程。

2）血塞通注射液 0.5g，加入 5% 葡萄糖液 250 ～ 500ml 静脉滴注，7 ～ 10 天一个疗程。

第八节　短暂性脑缺血发作

短暂性脑缺血发作，简称 TIA，也称一过性脑缺血发作或"小中风"。是指在短时间内脑血流量减少引起的脑功能障碍，每次发病时间持续不长，通常数秒、数分钟或数小时等，最长不超过 24 小时。恢复后不留任何后遗症。据统计，有 25% ～ 40% 患者，在 5 年内将产生严重的脑梗死，而威胁病人生命。因此，医学专家常常把 TIA 看成是脑血管病的先兆或危险信号。

【临床表现】

1．颈内动脉系 TIA

（1）单只或一侧上下肢麻木、无力、失灵、瘫痪。

（2）失语、失算、失读、失用。

（3）一侧眼视力障碍，同向偏盲。

2．椎基底动脉系 TIA

（1）单只或多肢麻木、无力、失灵、瘫痪。

（2）平衡障碍，眩晕。

（3）复视，双侧眼野缺失，同向偏盲。

（4）吞咽困难、构音障碍。

3．突然发病，局限性神经功能缺失在数秒、数分、数小时，最长不超过 24 小时内完全恢复。

【治疗】

1．病因治疗

（1）防治脑动脉硬化。

（2）积极治疗高血压、高脂血症、糖尿病、心脏病、红细胞增多症、贫血、颈椎病等。

2．抗血小板聚集

（1）阿司匹林 100 ～ 300mg，顿服。

（2）羟乙基芦丁（维脑路通）0.4 ～ 0.6g 加入 5% 葡萄糖液 250 ～ 500ml 静脉滴注，7 ～ 10 天一个疗程。

3．钙拮抗剂：防止脑动脉痉挛、扩张脑血管。常用尼莫地平 20 ～ 40mg，每日 3 次，盐酸氟桂利嗪（西比灵）5mg，每晚 1 次。

4．脑代谢活化剂：胞二磷胆碱 0.5 ～ 1.0g 加入 5% 葡萄糖液 250 ～ 500ml 静脉滴注，7 ～ 10 天一个疗程。

5．中药治疗

（1）复方丹参片 3 片，每日 3 次。或川芎嗪片 100mg，每日 3 次。

（2）丹参注射液 20ml，加入 5% 葡萄糖液 250 ～ 500ml 静脉滴注，7 ～ 10 天一个疗程。

（3）血塞通注射液 0.5g，加入 5% 葡萄糖液 250 ～ 500ml 静脉滴注，7 ～ 10 天一个疗程。

第九节　脑血栓

脑血栓是在脑动脉粥样硬化的基础上，在血流缓慢、血压偏低的条件下，血液的有形成分附着在动脉的内膜上形成血栓，称之为脑血栓。临床上以突然出现偏瘫为主要症状。

【临床表现】

1．有脑动脉硬化病史，安静或睡眠时发病。

2．具备下列一项以上症状或体征，持续 24 小时

（1）意识障碍。

（2）视力、视野障碍。

（3）轻瘫或偏瘫，或两侧瘫痪。

（4）偏侧感觉障碍。

（5）言语障碍。

（6）吞咽困难。

（7）运动失调。

3．辅助检查

（1）脑 CT 扫描提示脑水肿、脑缺血病变的低密度区域，而无出血性改变。

（2）脑 CT 扫描提示脑梗死而除外脑肿瘤。

【治疗】

1．原则

（1）急性期改善脑血液循环，控制脑水肿，增加缺血区的血液及氧的供应，降低血液黏稠度，改善微循环，防止血栓继续扩延。

（2）急性期后，尽早开始功能锻炼，降低致残率。

（3）急性期不用扩血管药物，预防"脑内盗血综合征"。

（4）慎用高渗葡萄糖，预防脑组织损伤。

（5）应用甘露醇脱水，剂量宜小，避免肾功损害。

2．一般处理　保持安静，保持呼吸道通畅，抬高头位，吸氧，监测生命体征。

3．控制脑水肿

（1）20% 甘露醇 125ml，80 ～ 120 滴 / 分，快速静脉滴注，6 小时一次，三天后减为 8 小时一次，再两天后减为 12 小时一次，再两天后减为每日一次，再两天后停用。

（2）50% 甘油盐水 50 ～ 60 ml，口服，每日 4 次。

（3）呋塞米（速尿）20 ～ 40mg，静脉推注，每日 2 ～ 3 次。

4．保持水电解质平衡

（1）限制液体量，应用 5% 葡萄糖液、5% 葡萄糖盐水、林格液为宜，按前一天尿量加 500ml 计算。

5．抗血小板聚集

（1）阿司匹林 100 ～ 300mg，顿服。

（2）羟乙基芦丁（维脑路通）400 ～ 600mg，加入 5% 葡萄糖液 250 ～ 500ml，静脉滴注，10 ～ 15 天一个疗程。

6．脑细胞活化剂　胞二磷胆碱 0.5 ～ 0.75g 加入 5% 葡萄糖液 250 ～ 500ml，静脉滴注，10 ～ 15 天一个疗程。

7．钙离子拮抗剂　脑梗死发生后，由于脑组织缺血、缺氧，病灶内神经细胞处于钙超载状态，钙离子拮抗剂不仅能减轻超载状态，防止细胞死亡，还可以减轻脑血管痉挛，改善脑循环，增加脑血流供应，常用药物有：

（1）尼莫地平：2 ～ 4mg 加入 5% 葡萄糖液 500ml 静脉滴注，每日 1 次。或 30 ～ 60mg，每日 3 次，口服。

（2）尼莫通：50ml 加入 5% 葡萄糖液 500ml 或生理盐水 500ml，以 1 ：4 的速度静脉滴注，每日 1 次。

（3）桂利嗪（脑益嗪）：25mg，口服，每日 3 次。

（4）盐酸氟桂嗪（西比灵）：5 ～ 10mg，口服，每晚 1 次。

8．防治感染　应用抗生素，如青霉素 G 400 万 ～ 600 万单位入液静脉滴注，每日 2 次。

9．中药治疗　丹参注射液 20ml 或血塞通 500mg，加入 5% 葡萄糖液 250 ～ 500ml，静脉滴注，10 ～ 15 天一个疗程。

10．病情稳定，进行康复治疗。

第十节　脑出血

脑出血又称脑溢血，起病急骤、病情凶险、死亡率非常高，是急性脑血管病中最严重的一种，为目前中老年人致死性疾病之一。

【临床表现】

1．多有高血压病史，通常在活动和情绪激动时发生。

2．突然剧烈头痛，喷射性呕吐。

3．基底节出血表现为对侧偏瘫、偏身感觉障碍、同向性偏盲，双目向对侧同向凝视、失语等。

4．脑桥出血表现为交叉性瘫痪，双眼凝视患侧，重者可出现昏迷、针尖样瞳孔、中枢性高热、四肢瘫痪。

5．小脑出血，轻者出现眩晕、头痛、呕吐，眼球震颤及共济失调。重者很快昏迷，多因急性枕大孔疝死亡。

6．脑 CT 扫描可见颅内血肿。

【治疗】

1．原则

（1）防止进一步出血，控制脑水肿，改善脑缺氧，抢救病人生命，降低致残率。

（2）控制高血压，但是不要过分降压。

（3）脑出血后，发生血管源性脑水肿，任其发展可形成脑疝，压迫脑干致呼吸衰竭而死亡，所以积极脱水治疗非常必要。

2．一般处理

（1）安静卧床，床头抬高，保持呼吸道通畅，定时翻身、叩背，防止肺炎、压疮。

（2）烦躁不安者或癫痫者，应用镇静、止痉和止痛药。

（3）注意补充热量和纠正水、电解质及酸碱失衡。

3．控制脑水肿，降低颅压　脑出血后脑水肿约在 48 小时达高峰，维持 3～5 天后逐渐消退，亦可持续 2～3 周或更长，积极控制脑水肿可防止脑疝，直接降低病死率，改善脑功能。

（1）头部降温：用冰帽或冰水以降低脑部温度，降低颅内新陈代谢，有利于减轻脑水肿及颅内高压。

（2）药物治疗：20% 甘露醇 125ml 快速静脉滴注，6～8 小时一次，3 天后递减，7～10 天后停药；呋塞米（速尿）20～40mg，静脉推注，每日 2～3 次；10% 白蛋白 50ml 静脉滴注，每日 1～2 次；激素有降低毛细血管通透性，维持血脑屏障功能，减少 CSF 生成的作用，但只限短时间应用，以防止消化道出血及血糖升高。

4．控制血压　适当选用降压药物，但要防止血压骤然下降。

5．防治并发症　早期给予抗生素以预防肺部感染。如有感染发生，给予足量有效的抗生素治疗。注意病人口腔清洁，随时吸出口腔分泌物及呕吐物，定时更换体位，保持肢体功能位等，防止压疮及关节强直。

6．止血　对非高血压脑出血者，可应用止血药物，目前主张大剂量、短时间应用 6- 氨基己酸及止血芳酸等。合并消化道出血时，给予甲氰咪胍 0.6～1.2g 或奥美拉唑 40～80mg 加入 5% 葡萄糖液 250～500ml 静脉滴注，每日 1 次。

7．脑细胞活化剂　胞二磷胆碱 0.5～0.75g 加入 5% 葡萄糖液 250～500ml 静脉滴注，每日 1 次。

8．手术治疗　进行开颅清除血肿术或行血肿穿刺疗法，目的在于消除血肿，解除脑组织受压，有效地降低颅内压，改善脑血液循环以求挽救病人生命，并有助于神经功能的恢复。

9．病情稳定进行康复治疗。

附：急性脑血管疾病的临床鉴别诊断表

	脑出血	蛛网膜下腔出血	脑血栓	脑栓塞
病史	高血压	无特殊	动脉硬化	心脏病
好发年龄	中老年	青年	中老年	青中年
常见诱因	激动、用力	激动、用力	安静休息时	房颤、血栓
起病形式	较急	较急	较缓	急骤
头痛	常有	剧烈	少见	少见
呕吐	多见	多见	少见	少见
昏迷	深而持久	见于严重者	少见	少见
血压	高	一般正常	有的较高	多正常
脑膜刺激征	可有但不多见	明显	无	无
偏瘫	有	少见	有	有
脑脊液压力	增高	增高	正常	正常
脑脊液检查	血性	血性	正常	正常

第十一节　帕金森综合征

帕金森综合征是发生于中老年人黑质和黑质纹状体多巴胺能神经元通路变性疾病。10%左右的病人有家族史。部分患者可因脑炎、脑动脉硬化、脑外伤、甲状旁腺功能减退、一氧化碳中毒、药物中毒、抗忧郁剂（甲胺氧化酶抑制剂等）等，引起类似帕金森病表现的帕金森综合征。

【临床表现】

1．起病缓慢，呈进行性加重。

2．面容　面容呆板，若假面具样。

3．姿势与步态　头部前倾，躯干向前倾屈曲，肘关节、膝关节微屈；走路步距小，初行缓慢，越走越快，呈慌张步态，两上肢不作前后摆动。

4．震颤　多见于头部和四肢，以手部最明显，手指表现为粗大的节律性震颤，呈搓丸样运动。震颤早期常在静止时出现，在随意运动和睡眠中消失，情绪激动时加重，晚期震颤可呈持续性。

5．肌肉僵硬　伸肌、屈肌张力均增高，被动运动呈齿轮样强直或铅管样强直。

6．运动障碍　与肌肉僵硬有关，如发音肌僵硬引起发音困难，手指肌僵硬使日常生活不能自理，生活起居、洗漱、进食等都感困难。可以概括为三部曲：即运动不灵、运动不能、僵直。

7．其他　易激动，偶有阵发性冲动行为；出汗、唾液、皮脂腺液等分泌增多；出现油脂脸、多汗、垂涎、大小便困难、直立性低血压、抑郁、痴呆等。

【治疗】

该病与脑组织中多巴胺含量减少，乙酰胆碱功能相对亢进有关，故应补充多巴胺含量和降低胆碱能功能。

1．多巴胺替代治疗　多巴丝肼片（美多巴），开始125mg，每天1次；一周后125mg，每天2次（12小时一次）；再一周后125mg，每天3次（8小时1次）；再一周后125mg，每天4次（6小时一次）；再过1周，将每日第一次用量增至250mg；再过1周，将每日第三次用量增至250mg；再过1周，将每日第二次用量增至250mg；再过1周，将每日第四次用量增至250mg。日总量不超过1g。有效日总量可以根据病情选择，在逐渐增量的过程中，发现病情好转，即可选择当时用量连续应用；一段时间后，病情控制不理想，再在此用量的基础上逐渐加量。

2．抗胆碱能药物　安坦2～4mg，1日3次；东莨菪碱0.2～0.4mg，1日3次。

【护理要点】

1．帕金森综合征多见于老年人，同时合并自主神经功能紊乱，消化功能减退，胃肠蠕动乏力，容易出现便秘及皮肤油脂分泌过多。应控制脂肪的摄入，多饮水，多食富含纤维素的食物，如新鲜蔬菜、水果等。应多食含酪氨酸的食物，如瓜子、杏仁、芝麻、脱脂牛奶，以促进脑内多巴胺的合成。

2．蛋白质饮食不可过量，盲目地给予过高蛋白质饮食可降低左旋多巴的疗效。因为蛋白质消化中产生的大量中性氨基酸，可与左旋多巴竞争入脑而影响其疗效。因此在膳食中适当给予蛋、奶、鱼、肉等食品，能保证蛋白质的供应即可。

3．对咀嚼、吞咽功能障碍者，进食时以坐位为宜，应选择易咀嚼、易吞咽的食物。一次进食要少，并缓慢进食，进餐后喝水，将残存食物咽下，防止吸入性肺炎。

4．预防感染　由于本病患者容易患支气管炎或肺炎，因此，在出现咳嗽或发热时要马上处理，免得严重感染时，控制困难。

第十二节　阿尔茨海默病

阿尔茨海默病也称为老年痴呆症，是一种进行性发展的致死性神经退行性疾病，临床表现为认知和记忆功能不断恶化，日常生活能力进行性减退，并有各种神经精神症状和行为障碍。60岁人群的患病率为1%，85岁人群的患病率为30%。

【临床表现】

1．起病隐匿，进行性加重，无缓解。由发病至死亡，平均病程8～10年。有些患者，认知功能减退症状病程，可持续15年或以上。

2．轻度　近记忆障碍常为首发和最明显症状。个人生活尚能基本能自理；出现人格改变，缺乏主动性，活动减少，孤独，自私；对周围环境兴趣减少；对周围人较为冷淡，甚至对亲人漠不关心；情绪不稳，易激惹，对新的环境难以适应。

3．中度　患者不能独立生活。表现为日益严重的记忆障碍，忘记自己的家庭住址及亲友的姓名，尚能记住自己的名字；常因记忆减退而出现错构和虚构；失认以面容认识不能最为常见，不认识自己的亲人和朋友，不认识镜子中自己的影像；失用表现为不能正确地以手势表达，无法作出连续的动作，不能工作，难以完成家务劳动；情绪波动不稳；怀疑被他人偷窃；怀疑配偶不贞；可伴有片断的幻觉；睡眠障碍，白天思睡、夜间不宁；行为紊乱，常藏污纳垢，乱拿他人之物；亦可表现为本能活动亢进，当众裸体，有时出现攻击行为。

4．重度　记忆力、思维及认知功能受损。忘记自己的姓名和年龄；不认识亲人；语言表达能力进一步退化，只有自发言语，内容单调或反复发出不可理解的声音，最终丧失语言功能；活动逐渐减少，逐渐丧失行走能力，甚至不能站立，最终只能终日卧床，大、小便失禁；晚期患者可有原始反射，表现为肌张力增高，肢体屈曲；最后发展为严重痴呆，常因压疮、骨折、肺炎、营养不良等继发疾病或衰竭而死亡。

5．脑电图检查　第一阶段多数正常；第二阶段可见到慢波明显增多；第三阶段可见到全面的慢波。

6．脑 CT 检查　第一阶段，多数正常；第二阶段，可见脑室增大及脑沟变宽；也有少数病人检查结果正常；第三阶段，CT 检查结果为全面的脑萎缩。

【治疗】

1．中药治疗　六味地黄丸、补中益气汤、归脾汤、天王补心丹，四种传统补肾中药都具有抗衰老及抗氧化作用，对于早老性痴呆、神经衰弱及健忘均有疗效。

2．补充叶酸和维生素 B_{12}　可能有助于阻止和延缓阿尔茨海默病病情恶化。

3．常用药物

（1）乙酰胆碱酯酶（AChE）抑制剂：阿尔茨海默病的一个主要原因是胆碱不足，具有增强胆碱能作用的药物，在阿尔茨海默病的治疗方面发挥了重要作用。包括：他克林、盐酸多奈哌齐（安理申）、重酒石酸卡巴拉汀胶囊（艾斯能）、加兰他敏等，以及 N- 甲基 -D- 天门冬氨酸（NMDA）受体拮抗剂：盐酸美金刚（易倍申）等。

（2）改善脑血液循环和脑细胞代谢的药物：此类药物如吡拉西坦片（脑复康）、甲磺酸阿米三嗪萝巴新片（都可喜）、甲磺酸双氢麦角毒碱片（喜得镇）、己酮可可碱、麦角溴烟酯（思尔明，脑通）等。

（3）钙拮抗剂：此类药物易于通过血脑屏障，选择性扩张脑血管，减少因钙离子内流造成的神经细胞损伤或死亡，从而改善记忆和认知功能。常用的有：尼莫地平、氟桂利嗪（西比灵）、脑益嗪（桂利嗪）等。

（4）激素类药物：使用雌激素治疗阿尔茨海默病，可以缓解女性患者的症状，并可以延缓或防止病情发展。

（5）非甾体抗炎药物：因为阿司匹林具有增强脑血流量，防止血液凝固的作用。

小剂量阿司匹林可以减少阿尔茨海默病恶化。布洛芬、双氯芬酸（双氯灭痛）、萘普生等都有可能成为治疗阿尔茨海默病的有效药物。

（6）自由基清除剂和抗氧化剂：维生素 C 具有清除自由基、抗氧化作用，能够稳定细胞膜。

【护理要点】

1．服药护理

（1）服药时必须有人在旁陪伴，帮助病人将药全部服下，以免遗忘或错服。

（2）对伴有抑郁症、幻觉和自杀倾向的痴呆患者，家人一定要把药品管理好，放到病人拿不到或找不到的地方。

（3）痴呆老人常常不承认自己有病，或者常因幻觉、多疑而认为家人给的是毒药，所以他们常常拒绝服药。需要耐心说服。可以将药研碎拌在饭中吃下，对拒绝服药的病人，一定要看着病人把药吃下，让病人张开嘴，观察是否咽下，防止病人在无人看管后将药吐掉。

（4）痴呆患者服药后常不能诉说其不适，家属要细心观察患者有何不良反应，及时调整给药方案。

（5）卧床病人、吞咽困难的病人不宜吞服药片，最好研碎后溶于水中服用。

（6）昏迷的病人通过鼻饲，由胃管注入药物。

2．起居护理

（1）起居要有规律，不能变化无常，一般应早睡早起。

（2）对入睡困难的病人，可应用阿普唑仑片（佳乐定）0.4～1.2mg，睡前口服。

3．进食护理

（1）强调"三定、三高、三低和两戒"，即定时、定量、定质，高蛋白质、高不饱和脂肪酸、高维生素，低脂肪、低热量、低盐和戒烟、戒酒。

（2）食用含有神经细胞代谢修复重要物质的、富含卵磷脂的食物：如大豆类制品、蛋黄、磨菇及鱼类等。

（3）食用对神经细胞有保护作用的、含丰富亚油酸的食品：如各类坚果、花生、核桃、芝麻、松子、榛子、葵花籽等。

4．排泄护理　定时排便，保持大便通畅。

5．情志护理

（1）鼓励老年人多参加社会活动。

（2）有轻度症状的患者应进行力所能及的体力活动，多动手动脑。

（3）稳定情绪，减少不良刺激，在护理人员的指导下进行听音乐、读书看报等适当的益智活动。

第十三节　癫　痫

癫痫是多种原因引起的，大脑局部神经元异常高频放电所导致的大脑功能失调综合征。癫痫发生的原因为两类：原发性（功能性）癫痫和继发性（症状性）癫痫。原发性癫痫原因不明；继发性癫痫又称症状性癫痫，与脑炎、脑肿瘤、缺氧、一氧化碳中毒、脑外伤、脑血栓、脑出血后遗症有关。

【临床表现】

1．大发作　以发作性意识丧失和全身抽搐最常见。半数病人发作前有先兆，如头昏、精神错乱、上腹部不适、视听和嗅觉障碍。发作时有全身肌肉强直、呼吸停顿，头眼偏向一侧，数秒钟后有阵挛性抽搐，抽搐逐渐加重，历时数十秒钟，阵挛期呼吸恢复，口吐白沫伴大小便失禁，抽搐后全身松弛或进入昏睡，此后意识逐渐恢复。

2．小发作　为短暂意识障碍丧失，而无全身痉挛现象。有时可有节律性眨眼、低头、两眼直视、上肢抽动等。

3．局限性发作　以局部症状为特征，持续数秒或数十秒，一般见于大脑皮层有器质性损害的病人，表现为一侧口角、手指或足趾的发作性抽动或感觉异常，一般无意识障碍。

4．精神运动性发作　为发作性意识障碍，精神症状，表现为发作突然，意识模糊，有不规则及不协调动作，如吮吸、咀嚼、寻找、叫喊、奔跑、挣扎等。病人的举动无动机、无目标、盲目而有冲动性，发作持续数小时，有时长达数天。缓解后病人对发作经过无记忆。

5．辅助检查

（1）脑电图检查可见明确病理波、棘波、尖波、棘－慢波或尖－慢波。

（2）继发性癫痫：颅脑 CT、磁共振检查可发现相应的病灶。

【治疗】

1．病因治疗　治疗原发病。

2．各类癫痫治疗

（1）大发作治疗：

1）苯巴比妥（鲁米那）：首选药。肌内注射：苯巴比妥钠（鲁米那钠）0.2g，6 ～ 8 小时重复 0.1g。口服：开始 90mg/ 天，无效逐渐加量至 300mg/ 天，1 次口服。

2）苯妥英钠：口服：0.1g，3 次 / 日，日最大量不能大于 0.6g，维持量 0.1g，睡前服。

3）卡马西平：为次选药。维持量 600 ～ 1200mg/ 天，分 2 ～ 3 次口服。

4）以上药物选择一种，完全控制发作 3 年后，考虑逐渐减量停药。

（2）小发作治疗：

1）硝西泮（硝基安定）：15 ～ 60mg / 天，分 3 次，口服。

2）氯硝西泮（氯硝基安定）：6mg/ 天，分 2 ～ 3 次，口服。

3）以上药物选择一种，完全控制发作一年后，考虑逐渐减量停药。

（3）精神运动性发作：

1）卡马西平：首选。

2）苯妥英钠：次选。

3）氯硝西泮（氯硝基安定）：次选。

4）以上药物选择一种，多需长期终身服药。

【癫痫持续状态的治疗】

1．治疗原则

（1）选择足量有效药物控制发作。

（2）维持生命功能，预防控制并发症。

（3）积极寻找发病原因，进行病因治疗。

（4）发作控制后，进行长期维持治疗。

2．治疗药物

（1）地西泮（安定）：是治疗各型癫痫的首选药，作用快，1 ～ 3 分钟生效。用法：地西泮 10 ～ 20mg，缓慢静脉注射至抽搐停止。随后，地西泮 50mg 加入 5% 葡萄糖液 500ml，以每小 40ml 速度静脉滴注，连续 10 ～ 20 小时，日总量不超过 120mg。

（2）苯巴比妥钠：肌内注射，第一次 0.2g，以后 6 ～ 8 小时肌内注射 0.1g。

（3）异戊巴比妥钠：0.5g 溶于注射用水 10ml，以 50 ～ 100mg/ 分速度缓慢静脉注射，发作停止立即停止注射。

（4）以上治疗选择一种，治疗中注意呼吸、心率变化。发作控制后继续鼻饲或口服抗癫痫药物。

3．处理并发症

（1）保持呼吸道通畅：吸氧，将患者头侧向一方，使分泌物自然流出。

（2）缓解高热：复方氨林巴比妥注射液（安痛定）2ml，肌内注射。温水或乙醇擦浴。

（3）控制脑水肿：20% 甘露醇 125 ～ 250ml，快速静脉滴注。

（4）防治酸中毒：5% 碳酸氢钠 125 ～ 250ml，静脉滴注。

【癫痫病治疗中的注意事项】

1．发现病人有先兆症状，迅速让病人平卧或就近躺在平整的地方。

2．抢在患者出现先兆症状前，保护患者舌头，将一块包有纱布的压舌板放在患者的上、下磨牙之间。

3．阵挛期患者四肢肌肉收缩，易造成关节脱臼和四肢擦伤，可适当用力按压四肢大关节处，限制抽动幅度，但是不要强行按压，否则会造成骨折或肌肉损伤。

4．一些处于朦胧状态的病人，会出现一些无意识、无目的的冲动，甚至有自伤、自杀、伤人、毁物等行为，要注意防范，保证安全。

第十四节　哮　喘

哮喘是由多种细胞，特别是肥大细胞、嗜酸性粒细胞和 T 淋巴细胞参与的慢性气道炎症，在易感者中，此种炎症可引起反复发作的喘息、气促、胸闷、咳嗽等症状，多在夜间、凌晨发生，是严重威胁健康的一种慢性疾病。

【临床表现】

1．呼气性呼吸困难　病人被迫端坐，头向前倾，双肩耸起，双手用力撑床，用力喘气，伴有咳嗽、咳痰等症状。

2．发作前有过敏症状　如鼻痒、眼睛痒、打喷嚏、流涕、流泪和干咳等。

3．呈慢性反复发作　表现四季都能发作，发作期与缓解期都有胸闷、气急，咳黏稠痰，有时伴低热等症状。

4．发作时可并发气胸、纵隔气肿、肺不张。

5．长期反复发作和感染会并发慢性支气管炎、肺气肿、支气管扩张、间质性肺炎、肺纤维化和肺原性心脏病。

6．哮喘持续发作时常因为呼吸极度困难而窒息，或因心力衰竭、体力不支而死亡。

7．肺部听诊　双肺满布哮鸣音。

8．外源性哮喘　外源性哮喘是患者对致敏原产生的过敏反应，致敏原包括尘埃、花粉、动物毛发、衣物纤维等。情绪激动或剧烈运动也可能引起发作。

9．内源性哮喘　内源性哮喘以成年人和女性居多，原因不清，内源性哮喘对药物治疗没有外源性哮喘理想，治疗后呼吸管道不容易恢复正常。

【治疗】

1．吸氧　持续低流量。

2．解痉平喘

（1）β₂肾上腺素受体激动剂：沙丁胺醇喷雾剂：每次喷 1 ～ 2 次，每天 3 ～ 4 次。沙丁胺醇（舒喘灵）0.5mg，加入 5% 葡萄糖液 250 ～ 500ml，静脉滴注；特布他林（叔丁喘宁，博利康尼）2.5 ～ 5.0mg，口服，每日 2 次。

（2）茶碱类：

口服：氨茶碱 0.1 ～ 0.2g，每日 3 次；氨茶碱缓释片（舒氟美、葆乐辉），0.1 ～ 0.2g，每日 2 次。

注射：氨茶碱 0.25g 或二氢丙茶碱（喘定）0.5g，加入 5% 葡萄糖液 20 ～ 40ml，缓慢静脉推注，注射时间应大于 10 分钟。然后方法①氨茶碱 0.5g 或二氢丙茶碱（喘定）0.5g ～ 0.75g，加入 5% 葡萄糖液 500ml 中维持静脉滴注。或者方法②氨茶碱 0.25g ～ 0.5g 或二氢丙茶碱（喘定）0.5g ～ 0.75g，加入 5% 葡萄糖液 250 ～ 500ml，静脉滴注。氨茶碱日注射量一般不超过 1.5g。二氢丙茶碱副作用较小，但是效果较氨茶碱差，日注射量一般不超过 2g。

3．糖皮质激素　吸入、口服或静脉应用糖皮质激素，是中、重度哮喘发作的重要治疗药物，按照病情需要，选用合适的用法、剂量和疗程，待症状缓解后逐渐减量和停用。

（1）吸入剂：倍氯米松：每次喷 1 ～ 2 次，每天 3 ～ 4 次。

（2）口服剂：氢化可的松 20 ～ 40mg 或地塞米松 0.75 ～ 3.0mg，清晨顿服。

（3）静脉用药：地塞米松 10 ～ 30mg/ 天或氢化可地松 100 ～ 300mg/ 天，加入 5% 葡萄糖液 250 ～ 500ml，静脉滴注。

4．抗组胺药物　酮替酚 1mg，口服，每日 1 次。

5．控制感染　哮喘持续状态有时是严重感染引起的，所以应同时使用有效抗生素。

【预防】

1．避开过敏源　尽量避免或减少接触花粉、灰尘、尘螨、动物的毛发；要常清洗寝具、地毯、家具、空调。

2．避免冷空气，预防感冒。

3．饮食宜清淡　多吃新鲜蔬菜和水果，忌肥腻生冷食物；慎食海鲜。

4．慎用的药物　解热镇痛药、普萘洛尔（心得安）和氧烯洛尔（心得平）等阻断β- 肾上腺素能受体的药物。

5．不宜长期服用糖皮质激素　因激素类药物可导致骨折、胃溃疡、抵抗力下降。

第十五节　慢性支气管炎

本病是感染或非感染因素引起的气管、支气管黏膜及其周围组织的慢性非特异性炎症。其病理特点是支气管腺体增生、黏液分泌增多。临床出现连续 2 年以上，每年持续 3 个月以上的咳嗽、咳痰或气喘等症状。早期症状轻微，多在冬季发作，春暖后缓解；晚期炎症加重，症状长年存在，不分季节。疾病进展可并发阻塞性肺气肿、肺源性心脏病，严重影响健康。

【临床表现】

1．部分病人在起病前有急性支气管炎、流感或肺炎等急性呼吸道感染史。常在寒冷季节发病，出现咳嗽、咳痰，尤以晨起为著，痰呈白色黏液泡沫状，黏稠不易咳出。

2．急性发作时，症状加剧，痰量增多，黏稠度增加或为黄色脓性，偶有痰中带血。

3．反复发作后，支气管黏膜的迷走神经感受器反应性增高，副交感神经功能亢进，可出现过敏现象而发生喘息。

4．喘息型支气管炎病人在症状加剧或继发感染时，常有哮喘样发作，气急不能平卧。

5．合并肺气肿后，随着肺气肿程度增加，出现呼吸困难并逐渐加剧。

6．体征　肺底部可听到干、湿啰音。喘息型支气管炎在咳嗽或深吸气后可听到哮喘音，发作时，满肺广泛哮鸣音。长期发作的病例出现肺气肿的体征。

7．X 线征象　单纯型慢性支气管炎，可见两肺下部纹理增粗，或呈索条状。若合并支气管周围炎症，可有斑点阴影重叠其上。

【治疗】

1．控制感染

（1）常用口服抗生素：

1）阿莫西林：0.5g/ 次，每日 4 次，口服；或氨苄西林 0.5g，每日 4 次，口服。

2）头孢氨苄：0.5g/ 次，每日 4 次，口服。

3）头孢拉定：0.5g/ 次，每日 4 次，口服。

4）头孢呋辛：0.5g/ 次，每日 2 次，口服。

5）头孢克洛：0.5g/ 次，每日 2 次，口服。

6）罗红霉素：0.15g/ 次，每日 2 次，口服。

7）阿奇霉素（希舒美）：0.5 g/ 次，每日 1 次，口服。

8）环丙沙星：0.4g / 次，每日 2 次，口服。

9）氧氟沙星：0.2 g / 次，每日 2 次，口服。

10）左氧氟沙星（左克）：0.2 g / 次，每日 2 次，口服。

（2）常用静脉抗生素：

1）青霉素 G：400 万～ 600 万单位，加入生理盐水 250 ～ 500 ml，静脉滴注，每日 2 次。

2）头孢曲松钠：2g/ 次，加入生理盐水 100ml 静脉滴注，每日 2 次。

3）头孢拉定：2g/ 次，加入生理盐水 100ml 静脉滴注，每日 2 次。

4）头孢他定：2g/ 次，加入生理盐水 100ml 静脉滴注，每日 2 次。

5）头孢哌酮 - 舒巴坦：2g/ 次，加入生理盐水 100ml 静脉滴注，每日 2 次。

6）氨曲南：2g/ 次，加入生理盐水 100ml 静脉滴注，每日 2 次。

7）氧氟沙星或左氧氟沙星：0.2 g / 次，静脉滴注，每日 2 次。

8）克林霉素：0.6 ～ 1.2g/ 次，加入 5% 葡萄糖液 500ml 静脉滴注，每日 1 次。

9）阿奇霉素：500mg/次，加入5%葡萄糖液500ml静脉滴注，每日1次。

10）其他：妥布霉素：240mg，加入5%葡萄糖液500ml静脉滴注，每日1次。

替硝唑：0.8g/次，静脉滴注，每日1次，用于厌氧菌感染。

（3）常用静脉联合用药（供参考）：

1）青霉素+妥布霉素：用于严重感染，价格便宜，但是要注意肾功能损害。

2）青霉素+氧氟沙星或左氧氟沙星：用于严重感染。

3）青霉素+替硝唑：用于合并厌氧菌感染者。

4）头孢曲松钠+替硝唑：用于下呼吸道感染合并厌氧菌感染。

5）妥布霉素+替硝唑：用于对青霉素和头孢菌素类过敏，并合并厌氧菌感染。

（4）注意事项：

1）因为老年人肝、肾功能下降，而青霉素和头孢菌素类药物副作用较少，所以老年人抗感染应首选青霉素和头孢菌素类。

2）青霉素与头孢菌素类有交叉过敏反应，应用青霉素之前要询问过敏史，证实无过敏史才能进行皮试。如果对青霉素过敏，头孢菌素类药物禁用。如果仅是青霉素皮试过敏，改用头孢菌素类药物时，用前要重新皮试，皮试阴性方可应用。

3）在使用青霉素和头孢菌素类药物过程中，要注意巡视，预防发生迟发性超敏反应，随时做好过敏反应抢救措施。

4）抗菌治疗疗程一般7～14天，反复感染病例可适当延长。

5）严重感染时可考虑联合用药。

6）高龄老人药物用量要酌情减少。

7）用药过程中，要注意观察药物的不良反应，避免肝、肾功能损害。

2．祛痰

（1）盐酸氨溴索片（沐舒坦，盐酸溴环已胺醇）：30mg，口服，每日3次。

（2）羧甲司坦片（化痰片，羧甲基半胱氨酸）：500mg，口服，每日3次。

（3）复方甘草口服溶液：10ml，口服，每日3次。

（4）川贝枇杷膏：10ml，温开水稀释后口服，每日3次。

（5）盐酸氨溴索（沐舒坦）超声雾化吸入：当痰黏稠不易咳出时，用0.2%液体超声雾化吸入，稀释气道内分泌物。

（6）盐酸氨溴索（沐舒坦）：30mg加入5%葡萄糖液250ml，静脉滴注，每日1次。

3．镇咳　不宜单纯采用镇咳药物，因影响痰液咳出，会使病情加重。

4．解痉平喘

（1）氨茶碱0.1～0.2g，口服，每日3次。

（2）舒喘灵2～4mg，每日3次，口服。

（3）博利康尼2.5mg，口服，每日2～3次。

（4）地塞米松0.75～2.25mg，每日清晨顿服。

（5）二羟丙茶碱（喘定）0.5～0.75g/天，加入5%葡萄糖液500ml静脉滴注，用于病情严重者。

（6）地塞米松5～20mg/天，加入5%葡萄糖液500ml静脉滴注，用于病情严重者。

第十六节 慢性肺源性心脏病

是由肺组织、肺动脉血管或胸廓的慢性病变，引起肺组织结构和功能的异常，造成肺血管阻力增加，肺动脉压力增高，使右心扩张、肥大、伴或不伴右心衰竭的心脏病，简称慢性肺心病。患病年龄多在 40 岁以上，患病率随年龄增长而增高。原发病以慢性支气管炎、肺气肿最常见。急性发作以冬春季多见，常因呼吸道感染而诱发肺、心功能不全。

【临床表现】

病程进展缓慢，可分为代偿与失代偿二个阶段。

1．功能代偿期

（1）有慢性支气管炎表现：慢性咳嗽、咳痰或哮喘，逐步出现乏力、呼吸困难。

（2）有肺气肿表现：桶状胸、肺部叩诊呈过清音、肝浊音上界下降、心浊音界缩小、呼吸音低、闻及干湿啰音、心音轻、有时只能在剑突下处听到。

（3）累及心脏的主要表现：肺动脉区第二音亢进，上腹剑突部有明显心脏搏动，颈静脉可有怒张。

2．功能失代偿期

（1）呼吸衰竭：早期主要表现为发绀、心悸和胸闷等。

（2）低氧血症和高碳酸血症：出现精神神经障碍，称为肺性脑病。表现为头痛、头胀、烦躁不安、语言障碍，并有幻觉、精神错乱、抽搐或震颤等。动脉血氧分压（PaO_2）低于 3.3kPa（25mmHg），二氧化碳分压（$PaCO_2$）超过 9.3kPa（70mmHg）时，中枢神经系统症状更明显，出现神志淡漠、嗜睡、昏迷以至死亡。

（3）心力衰竭：多发生在急性呼吸道感染后，常合并呼吸衰竭。出现气喘、心悸、少尿、发绀加重、上腹胀痛、食欲缺乏、恶心、呕吐等右心衰竭症状。体检示颈静脉怒张、心率增快、心前区闻奔马律或有相对性三尖瓣关闭不全引起的收缩期杂音，杂音可随病情好转而消失。可出现各种心律失常，特别是房性心律失常。肝肿大伴压痛、肝颈静脉回流征阳性、水肿、腹水，严重者可发生休克。重症患者可有肾功能不全、弥散性血管内凝血、肾上腺皮质功能减退所致面颊色素沉着等表现。

3．X 线检查

（1）肺气肿表现。

（2）肺动脉高压表现。

（3）心脏变化：心脏呈垂直位，或者右心房扩大，心力衰竭时全心扩大。

4．心电图变化

（1）电轴右偏：重度顺钟向转位，$V_5R/S \leqslant 1$。

（2）肺性 P 波：Ⅱ、Ⅲ、aVF 导联中 P 波高尖，振幅可达 0.22mV 或以上。或低电压时 P 波电压 > 1/2R 波。

（3）肢体导联普遍低电压。

（4）完全或不完全性右束支传导阻滞。

【治疗】

1．控制感染

（1）选择青霉素、头孢曲松钠、头孢拉定、头孢哌酮 - 舒巴坦、妥布霉素、环丙沙星、氧氟沙星、阿奇霉素、克林霉素、替硝唑等药物连续给药 7 ～ 14 天或以上。

（2）注意事项：

① 用药过程中注意过敏反应和避免肝、肾功能损害。

② 长期应用抗生素要防止真菌感染，一旦真菌成为肺部感染的主要病原菌，应调整或停用抗生素，给予抗真菌治疗。

2．改善呼吸功能

（1）综合措施：吸氧、缓解支气管痉挛、清除痰液、保持呼吸道畅通。

（2）应用呼吸兴奋剂：根据病情缓急，给予尼可刹米（可拉明）0.375g，静脉推注；或 1.125 ～ 1.875g，加入 5% 葡萄糖液 500ml 缓慢静脉滴注。

（3）应用支气管解痉剂：可用二羟丙茶碱（喘定）0.25 ～ 0.5g，或氨茶碱 125 ～ 250mg，加入 20 ～ 40ml 生理盐水，缓慢静脉推注；或二羟丙茶碱（喘定）0.5 ～ 0.75g，或氨茶碱 500mg，加入 5% 葡萄糖液 500ml 缓慢静脉滴注。

3．控制心力衰竭

（1）轻度心力衰竭给予吸氧、改善呼吸功能、控制呼吸道感染后，症状即可减轻或消失。

（2）较重者加用利尿剂控制。

（3）必要时应用人血白蛋白加利尿剂。

4．利尿剂的应用

（1）紧急情况下快速利尿：呋塞米（速尿）20 ～ 40mg，静脉推注，必要时加地塞米松 5 ～ 10mg，静脉推注。

（2）排钾与保钾利尿剂小量、间歇、交替使用：常用排钾利尿有：双氢克尿塞、呋塞米（速尿）；保钾利尿剂：氨苯蝶啶、螺内酯（安体舒通）。

（3）人血白蛋白加利尿剂：合并低蛋白血症者可应用人血白蛋白 10g，缓慢静脉滴注，滴注完毕半小时后给予呋塞米（速尿）20 ～ 40mg 静脉推注，可明显减轻水肿，控制心衰。

5．强心剂的应用

（1）洋地黄类药物在呼吸功能未改善前，疗效差，使用剂量宜小，否则极易发生毒性反应。最好采用作用快、排泄快的毛花苷丙（西地兰）、毒毛花苷 K，从小剂量应用。

（2）毛花苷丙（西地兰）0.2mg 或毒毛花苷 K 0.125mg，加入 5% 葡萄糖液或生理盐水 20ml，缓慢静脉推注。

（3）口服洋地黄类药物的应用：每天口服地高辛 0.125 ～ 0.25mg，采取一次给药法。

（4）卡托普利的应用：小剂量地高辛控制不满意时，可加用卡托普利 25 ～ 75mg/日，分 3 口次口服。注意血压、中性粒细胞降低和蛋白尿等副作用。

6．血管扩张剂的应用　酚妥拉明 10 ～ 20mg 加入 5% 葡萄糖液 250 ～ 500ml 中，缓慢静脉滴注，每日 1 次。硝普钠、硝酸异山梨酯（消心痛）、多巴胺和多巴酚丁胺等药物均有一定疗效。(详见本章第五节"心力衰竭")

7.控制心律失常

(1)控制感染、纠正缺氧、纠正酸碱和电解质平衡失调后，心律失常会缓解。

(2)如果未缓解，应用普罗帕酮（心律平）150mg，8小时1次。避免使用β受体阻滞剂，以免引起支气管痉挛。

8.肾上腺皮质激素的应用

(1)有效控制感染后，短期大剂量应用肾上腺皮质激素，对抢救早期呼吸衰竭和心力衰竭有一定作用。

(2)用法：氢化可的松100～300mg或地塞米松10～20mg加入5%葡萄糖液500ml静脉滴注，每日一次。病情好转后2～3天渐减量停用。

(3)防止胃肠道出血：甲氰咪胍0.6～1.2g或奥美拉唑40mg加入5%葡萄糖液500ml静脉滴注。

9.处理酸碱平衡失调和电解质紊乱。

10.降低血黏度药物的应用　肝素、川芎嗪、丹参等对肺心病防治有一定疗效。

11.加强营养支持疗法　如补充复方氨基酸、脂肪乳、白蛋白等。

【护理要点】

1.做好心理护理　病人因长期患病，容易对治疗失去信心，护士应经常与患者谈心，解除其对疾病的忧虑和恐惧，增强与疾病斗争的信心，使其安心治疗。

2.做好生活护理　病人心肺功能代偿良好时，可让病人适当参加活动，但不易过度。当出现呼吸困难、发绀、水肿等症状时应绝对卧床休息。采取半坐卧位，给低流量持续吸氧。加强巡视，满足生活需求。

3.做好基础护理　病室保持整洁，光线充足，空气流通，温、湿度适当。每日早晚用温水擦洗臀部，经常为病人翻身，保持皮肤清洁，预防压疮，做好口腔护理、防止口腔溃疡，保证营养供给。

4.饮食指导　限制钠盐摄入，鼓励病人进高蛋白、高热量、多维生素饮食。

5.控制感染　保持呼吸道通畅，痰多时可行雾化吸入，无力排痰者及时吸痰，协助病人翻身拍背。

6.密切观察病情　认真观察神志、发绀，注意体温、脉搏、呼吸、血压及心率变化，输液速度不宜过快，一般以20～30滴/分为宜，以减轻心脏负担。护士夜间要加强巡视，肺心病患者的死亡多发生在夜间0～4时，要及时发现、及时报告。

第十七节　慢性呼吸衰竭

是各种原因引起的肺通气和（或）换气功能严重障碍，以致在静息状态下亦不能维持足够的气体交换，导致缺氧伴或不伴二氧化碳潴留，从而引起一系列生理功能和代谢紊乱的临床综合征。常为支气管—肺疾患所引起，如慢性阻塞性肺疾病、重症肺结核、肺间质性纤维化、尘肺等。胸廓病变和胸部手术、外伤、广泛胸膜增厚、胸廓畸形亦可导致慢性呼吸衰竭。

【临床表现】

1．有呼吸系统慢性疾病史。

2．呼吸困难　表现在频率、节律和幅度的改变。如中枢性呼吸衰竭呈潮式、间歇或抽泣样呼吸；慢性阻塞性肺疾病是由慢而较深的呼吸转为浅快呼吸，辅助呼吸肌活动加强，呈点头或提肩呼吸；中枢神经药物中毒表现为呼吸匀缓、昏睡；严重肺心病并发呼吸衰竭二氧化碳麻醉时，则出现浅慢呼吸。

3．发绀　是缺氧的典型症状。当动脉血氧饱和度低于85%时，口唇、指甲出现发绀。红细胞增多者发绀明显；贫血者发绀不明显或不出现；严重休克末梢循环差的患者，即使动脉血氧分压正常，也可出现发绀。

4．精神神经症状　急性缺O_2可出现精神错乱、狂躁、昏迷、抽搐等症状；慢性缺O_2多有智力或定向功能障碍。

5．血液循环系统症状　严重缺O_2和CO_2潴留引起肺动脉高压，可发生右心衰竭，伴有体循环淤血体征。

6．消化系统症状　胃肠道黏膜充血水肿、糜烂渗血，或应激性溃疡，引起上消化道出血。

7．泌尿系统症状：严重呼吸衰竭对肝、肾功能都有影响，如谷丙转氨酶与非蛋白氮升高、蛋白尿、尿中出现红细胞和管型。

8．血气分析：动脉血PaO_2低于60mmHg，或伴$PaCO_2$高于50mmHg。

【治疗】

1．保持呼吸道通畅

（1）加强护理：鼓励清醒病人用力咳痰；协助咳嗽无力患者定时翻身、拍背，促进排痰。

（2）吸痰：对昏迷病人进行机械吸痰，防止呼吸道堵塞、窒息。

（3）痰液稀释：对痰液黏稠病人，可加强雾化。气管切开病人可经导管滴入生理盐水或盐酸氨溴索（沐舒坦）稀释液。

2．合理用氧　对Ⅱ型呼吸衰竭病人应给予低浓度（25%～29%）、低流量（1～2L/min）鼻导管持续吸氧，以免缺氧纠正过快引起呼吸抑制。

3．应用呼吸兴奋剂和气管扩张剂

（1）呼吸兴奋剂的应用：用于对嗜睡的病人。尼可刹米（可拉明）0.375g，静脉缓慢推注，随后予以1.875～3.75g加入500ml液体中，按25～30滴/分，静脉滴注。密切观察患者睫毛反应、神志改变，呼吸频率、幅度和节律表现，随访动脉血气，以调节剂量。如出现皮肤瘙痒、烦躁等，须减慢滴速。经4～12小时未见效，或出现肌肉抽搐反应，则应停用。

（2）气管扩张剂的应用：使用呼吸兴奋剂同时应用气管扩张剂，以解除支气管痉挛，促进CO_2排除。

【常用药物用法与用量】

（1）氨茶碱：口服：100～200mg/次，每日3次。

静脉推注：125～250mg/次，加入5%葡萄糖液20～40ml，缓慢静脉推注。

静脉滴注：250 ～ 500mg/ 次。加入 5% 葡萄糖液 500ml，缓慢静脉滴注。

（2）二羟丙茶碱（喘定）：静脉推注；250mg/ 次。500 ～ 750mg 加入 5% 葡萄糖液 500ml，静脉滴注。

4．纠正酸碱平衡失调和电解质紊乱

（1）呼吸性酸中毒：不宜补碱，主要改善肺泡通气量。

（2）呼吸性酸中毒合并代谢性酸中毒：提高通气量，纠正 CO_2 潴留；5% 碳酸氢钠 100 ～ 150ml 静脉滴注，血 pH 上升至 7.25 即可停用。

（3）呼吸性酸中毒合并代谢性碱中毒：防止 CO_2 排出过快，适量补氯、补钾，以缓解碱中毒。

5．合理使用利尿剂　在无电解质紊乱的情况下，使用呋塞米（速尿）10 ～ 20mg 静脉推注，同时注意口服补充氯化钾、氯化钠，预防碱中毒发生。

6．慎用镇静剂　病人出现失眠、烦躁、躁动不安等，是 CO_2 潴留，出现中枢抑制之前的兴奋症状，此时禁用镇静或安眠药物，以免加重 CO_2 潴留，发生肺性脑病。

7．防治消化道出血

（1）严重缺 O_2 和 CO_2 潴留：常规给予西咪替丁或雷尼替丁口服，以预防消化道出血。

（2）呕吐咖啡样物或黑便：甲氰咪胍 0.6 ～ 1.2g/ 日或奥美拉唑 40mg/ 日，入液静脉滴注。

8．营养支持　常规鼻饲高蛋白、高脂肪、低糖类（碳水化合物）、多种维生素和微量元素饮食。必要时作静脉高营养治疗，如补充氨基酸、脂肪乳、人血白蛋白等。

9．抗感染治疗　慢性阻塞性肺疾病和肺心病病人因反复感染，往往无发热、血白细胞升高等中毒症状，轻度感染也可导致呼吸衰竭发生。所以，在患者仅感气急加重、胃纳减退时，就要及时选用有效抗生素积极控制呼吸道感染。

【预后】

慢性呼吸衰竭是慢性肺部疾病发展到严重阶段的表现，病变复杂，最主要的诱因是呼吸道感染或持续哮喘发作。经积极抗感染、改善通气及对症、支持治疗后可暂时缓解，发展到最后可出现多脏器功能衰竭，预后差。

第十八节　糖尿病

是由遗传因素、免疫功能紊乱、微生物感染及自由基毒素、精神因素等原因作用于机体，导致胰岛功能减退、胰岛素抵抗而引发的糖、蛋白质、脂肪、水和电解质等一系列代谢紊乱的综合征。临床上以高血糖为主要特点，典型病例可出现多食、多饮、多尿、消瘦的"三多一少"症状。

【临床表现】

1．多食　由于大量尿糖丢失，使机体处于半饥饿状态。能量缺乏需要补充，引起食欲亢进，食量增加。同时又因高血糖刺激胰岛素分泌，使病人产生饥饿感，造成主副食比正常人摄入量明显增多，还不能满足食欲。

176

2．多饮　大量葡萄糖从尿中排除的同时也带走机体多量水分，形成多尿。水分丢失过多，发生细胞内脱水，刺激口渴中枢，出现烦渴多饮。病人排尿量和饮水量成正比关系。

3．多尿　尿量增多，每昼夜尿量达 3000～5000ml，最高可达 10000ml 以上。糖尿患者血糖浓度增高，体内不能被充分利用，特别是肾小球滤出不能完全被肾小管重吸收，以致形成渗透性利尿，出现多尿。血糖越高，排出的尿糖越多，尿量也越随之增多。

4．消瘦　由于胰岛素不足，机体不能充分利用葡萄糖，使脂肪和蛋白质分解加速，用来补充能量和热量。其结果使体内碳水化合物、脂肪及蛋白质被大量消耗，再加上水分的丢失，使病人体重减轻、形体消瘦。血糖越高，病情越重，消瘦越明显。

5．化验检查

（1）糖化血红蛋白（HbA1c）≥ 6.5%。

（2）空腹血糖（FPG）≥ 7.0 mmol/L。

（3）口服糖耐量试验时 2h 血糖 ≥ 11.1mmol/L。

（4）伴有典型的高血糖或高血糖危象症状的患者，随机血糖 ≥ 11.1 mmol/L。

【诊断标准】

1．糖尿病症状 + 任意时间血浆葡萄糖水平 ≥ 11.1mmol/L（200mg/dl）。

2．空腹血浆葡萄糖（FPG）水平 ≥ 7.0mmol/L（126mg/dl）。

3．口服葡萄糖耐量试验（OGTT）中，2h PG 水平 ≥ 11.1mmol/L（200mg/dl）。重复做 2 次，结果同前。

4 如果患者有明显的三多一少症状，尿糖又呈强阳性（+++ 以上），若空腹血糖值 ≥ 7.0mmol/L 或随机血糖 ≥ 11.1mmol/L，诊断就可确定。

【治疗】

1．非药物治疗

（1）控制饮食：一日三餐，主食以 300～400g 为宜，每天分 5～6 次进食。忌甜食和脂肪，可适当增加瘦肉、鱼、蛋、豆制品和绿色蔬菜等。

（2）控制体重：适当运动，减少进食量，利于减轻体重，改善高血糖。

2．药物治疗

（1）胰岛素分泌促进剂

1）磺脲类降糖药：主要作用刺激胰岛 β 细胞分泌胰岛素。但病人必须具备 30% 以上的正常胰岛 β 细胞功能时，此类药物才有效。一般在餐前半小时服用。对磺胺药过敏者不宜使用磺脲类降糖药。

① 格列苯脲（优降糖）：半衰期 10～16h，50% 由尿排出，作用强而持久，易发生低血糖。2.5～15mg/ 日，餐前 15～30min，分次服。

② 格列齐特（达美康）：半衰期 10～12h，强度中等，80～320mg/ 日，餐前 15～30min，分次服。

③ 格列吡嗪（美吡达）：半衰期 2～4h，90% 由尿排出，作用强而短，2.5～15mg/ 日，餐前 15～30min，分次服。

④ 格列喹酮（糖适平）：半衰期 1～2h，强度中等，95% 由胆汁排出，5% 由

尿排出，适用于轻度肾功能不全的 2 型糖尿病，60 ～ 180mg/ 日，餐前 15 ～ 30min，分次服。

⑤ 甲磺二冰脲（克糖利）：半衰期 8h，作用强，12.5 ～ 30mg/ 日，餐前 15 ～ 30min，分次服。

⑥ 格列美脲（亚莫利）：半衰期 18 ～ 24h，降糖作用非常强，剂量 1 ～ 8mg/ 次 / 日，对其他磺脲类失效者，本药仍有效。

2）非磺脲类降糖药：此类药物也有刺激胰岛素的作用，但其结构和作用部位与磺脲类不同。适用于体型不胖、有潜在胰岛素分泌能力但对磺脲类效果不佳者。

① 瑞格列奈（诺和龙）

② 美格列奈

③ 美格列定

④ 纳格列奈（唐力）

（2）影响碳水化合物代谢的药物：此类药物不刺激胰岛素分泌，可能与抑制食欲，抑制消化道对葡萄糖的吸收，促进外周组织对葡萄糖的利用，加速葡萄糖的无氧氧化，抑制肝、肾的糖异生，增强机体对胰岛素的敏感性有关。主要有双胍类降糖药，适应于 2 型糖尿病肥胖者，单纯饮食控制不理想者首选双胍类；磺脲类无效的 2 型糖尿病患者改用或加用此药。

1）苯乙双胍（降糖灵）：半衰期 2 ～ 4h，25 ～ 150mg/ 日，分次服，现已少用。

2）二甲双胍：开始时用小剂量，每次 250mg，口服 2 ～ 3 次 / 日，餐中服，按需逐渐调整剂量，每日以 2000mg 为度，老年人减量。

（3）延缓碳水化合物消化和吸收的药物：这类药物口服进入肠道后，与 α- 糖苷酶相结合，竞争性和可逆性地抑制小肠中碳水化合物的分解，并延长了碳水化合物的吸收，使碳水化合物的分解延长至整个小肠区域，从而延缓了葡萄糖进入血液的速度，拉平了糖尿病患者的血糖昼夜曲线，减轻餐后高血糖对胰腺 β 细胞的刺激作用；增加胰岛素敏感性。发挥其降低餐后血糖、空腹血糖及糖化血红蛋白水平的作用。本品单独使用不会引起低血糖，也不影响体重，由于它基本上不进入循环系统，故全身副作用极小。与磺脲类合用有协同作用。

1）阿卡波糖（拜糖平）：150 ～ 300mg/ 日，分 3 次于第 1 口饭时嚼服。

2）伏格列波糖（倍欣）：0.3 ～ 0.6mg/ 日。老年人用量酌减。

（4）胰岛素治疗：胰岛素是体内惟一的降糖激素。

1）适应证：

①重型、消瘦、营养不良者。

②轻、中型经饮食和口服降血糖药治疗无效者。

③合并严重代谢紊乱、重度感染、消耗性疾病、进行性视网膜、肾和神经病变、急性心肌梗死、脑血管意外者，也可用于纠正细胞内缺钾。

2）各剂型胰岛素的作用：

①短效胰岛素：注射后 20 ～ 30min 起效，高峰为 2 ～ 4h，持续 5 ～ 8h。剂型有：普通（短效）胰岛素、诺和灵 R、优泌林 R。特点是起效快、浓度大，单位时间内降

糖效果强，可以皮下、肌肉或静脉注射。主要用于酮症酸中毒的抢救、重度高血糖和初用胰岛素患者的剂量调节，也可与中效胰岛素配合使用。

②中效胰岛素：即低精蛋白锌胰岛素，起效时间 1.5 ～ 4h，高峰 6 ～ 10h，持续 12 ～ 14h。因为同样数量的胰岛素被缓慢分散吸收，因而血浓度低，但持续时间长，单位时间内降糖效果稍差。主要用于睡前注射降低黎明高血糖；或每日 1 ～ 2 次注射治疗病情较轻的糖尿病；或与口服降糖药配合治疗餐后高血糖等。

③长效胰岛素：即精蛋白锌胰岛素，起效时间 3 ～ 4h，高峰 14 ～ 20h，持续时间 24 ～ 36h，单位时间内降糖作用更差。目前已很少单独应用。

④预混胰岛素：根据需要，将短效制剂和中效制剂（R 和 N）进行不同比例的混合，生产出作用时间介于两者之间的预混胰岛素。目前应用比较广泛的有：诺和灵 30R、50R，优泌林 30R、50R。

3）各剂型胰岛素的使用方法：

①诺和灵 30R 或优泌林 30R、50R：2 次 / 日，适合于大部分空腹和餐后血糖增高的患者。优点是吸收好，作用强，一天两次患者容易接受。缺点是有的患者午餐后高血糖不易控制，需加用一次口服降糖药，如二甲双胍。

餐前皮下注射：1 日 3 ～ 4 次，早餐前用量最多，午餐前次之，晚餐前又次之，夜宵前用量最少。使用剂量应个体化。可按病人尿糖多少确定剂量，一般 24h 尿中每 2 ～ 4g 糖，注射 1 个单位（U）。中型糖尿病人，每日需要量为 5 ～ 40U；较重病人用量在 40U 以上。

静脉注射：糖尿病昏迷，日用量在 100U 左右，与葡萄糖 50 ～ 100g 合用。

②短效胰岛素：一天 3 ～ 4 次。适用于血糖很高、或初次使用胰岛素、或糖尿病感染、手术的患者。优点是可根据餐前血糖和进食量调节胰岛素用量，容易掌握，低血糖较少。缺点是夜间和清晨高血糖不易控制。

③早餐前和午餐前用短效胰岛素，晚餐用诺和灵 30R：适合于一天两次诺和灵 30R 血糖控制不佳者。

④三餐前短效胰岛素，睡前中效胰岛素：适合于老年糖尿病。三餐前用短效胰岛素控制餐后血糖，睡前注射中效胰岛素，可维持夜间的基础胰岛素分泌量，比较符合生理性胰岛素分泌规律，有效抑制肝内葡萄糖产生，减少脂肪分解，保持夜间血糖平稳，而且低血糖发生率少。

⑤胰岛素泵：对于需要终生注射胰岛素的患者，可安装胰岛素泵。

第十九节　糖尿病酮症酸中毒

糖尿病酮症酸中毒是糖尿病的一种急性并发症。是血糖急剧升高引起胰岛素严重不足激发的酸中毒。常见诱因有感染、胰岛素治疗中断或不适当减量、饮食不当、手术、创伤等。主要病理生理变化是酸中毒、严重失水、电解质紊乱、周围循环衰竭和肾衰竭等。

【临床表现】

1．糖尿病"三多"症状加重，极度乏力，并出现脱水征。

2．酸中毒导致呼吸深快，部分患者可出现类似烂苹果气味的酮臭味。

3．胃肠道症状　食欲下降、恶心、呕吐，可出现腹痛，易误诊为消化系统疾病。

4．神志改变　早期有头痛、头晕、萎靡，继之出现烦躁、嗜睡、昏睡、昏迷。

5．血液检查　血糖多数为 16.7～33.3mmol/L，有时可达 55.5mmol/L。

6．尿液检查　尿糖或尿酮体呈强阳性，与血糖水平不成正比，可有蛋白和管型。

【治疗】

1．补液　原则上先快后慢，补液参考量按病人体重的 10% 估计。补液速度：开始 4h 内补总量的 1/4～1/3，8～2h 可补总量的 2/3，其余部分可在 24～48h 内补完。

2．胰岛素治疗　宜小剂量速效，以静脉滴注为主。

（1）血糖＞33.3mmol/L 者，首次冲击量静脉推注 8～12U，然后持续静脉滴注；

（2）一般病例不用冲击量，胰岛素 4～8U/h，加入生理盐水 500ml 持续静脉滴注，2～4h 补液后，如血糖下降不足原数值的 30%，则胰岛素用量加倍。

（3）血糖降至 14mmol/L 左右，改用胰岛素 4～12U 加 5% 葡萄糖 500ml 静脉滴注，胰岛素与葡萄糖的比例约为 1.2∶6，维持血糖在 11.1mmol/L 左右，尿糖（+）～（++），以避免血糖过低和脑水肿。

（4）当病人酮体消失可进食时，改用胰岛素 4～10U/次，皮下注射，4～6h 一次。

（5）病情不甚严重，无血液循环障碍者，可用胰岛素首剂 20U，肌内注射。以后每小时 5～10U，2～4h 后血糖下降不满意，则改用静脉滴注方案。

3．补钾　尿量＞40ml/h，补钾，每 1000ml 液体中补充 10% 氯化钾 20～30ml。停止静脉输液后，口服氯化钾 1.0g/次，3～4次/日，共 5～7日。

4．补碱　轻度酸中毒不必常规补碱。重度酸中毒，尤其有循环衰竭时则需补碱。

5．吸氧。

6．治疗诱因，如有感染迹象，应尽早用抗生素。

第二十节　糖尿病高渗性昏迷

糖尿病高渗性昏迷是一种常发生在老年 2 型糖尿病患者的急性并发症，临床表现与酮症酸中毒相似，只是尿中没有酮体，少有酸中毒。常见诱因有：感染、外伤、急性胰腺炎、急性胃肠炎、脑血管意外、严重肾疾患、高糖摄入、血液或腹膜透析、水摄入不足和药物影响，如应用糖皮质激素、利尿剂、免疫抑制剂、β 受体阻滞剂等。本病病情危重，并发症多，病死率高达 40%，应高度警惕。

【临床表现】

1．血糖多为 33.3mmol/L，一般在 33.3～66.6mmol/L。

2．多见于老年人，好发年龄为 50～70 岁。约 2/3 病人发病前无糖尿病史，或仅有轻度症状，发病前数日，有糖尿病症状加重的表现。

3．常有不同程度的神经精神症状，如嗜睡、幻觉、定向障碍、偏盲、癫痫样抽搐、昏迷等。

4．在感染、心肌梗死、手术等应激情况下出现多尿症状。

5．脱水明显，常伴有循环衰竭，如皮肤干燥，皮肤弹性下降、眼球凹陷、脉搏细速、脉压减小、直立性低血压等。

【治疗】

1．补液治疗　开始先以生理盐水 1000 ～ 2000ml，静脉滴注。

2．胰岛素治疗

（1）胰岛素 10 ～ 20U 入生理盐水 250ml，以每小时 5 ～ 10U 速度静脉滴注，同时监测血糖，血糖下降速度为每小时 3.9 ～ 6.1 mmol/L。

（2）当血糖降至 13.9 mmol/L 时，可以将胰岛素加入 5% 葡萄糖中静脉滴注，按每 3 ～ 4g 糖加胰岛素 1U 计算。治疗中监测血糖，不断调整糖与胰岛素剂量。

（3）主张小剂量胰岛素静脉滴注维持总剂量，每日胰岛素总量控制在 40 ～ 50U 为宜。

（4）决定停止胰岛素静脉滴注前 1h，皮下注射普通胰岛素 8U，防止血糖回升。

3．纠正电解质及酸碱平衡失调

（1）每小时尿量 > 40ml 时可以补钾，每 1000ml 液体中补充 10% 氯化钾 20 ～ 30ml。若每小时尿量 < 30ml，暂不补钾。

（2）轻症病人经输液和应用胰岛素后，酸中毒可以逐渐纠正，可以不必补碱。

第二十一节　低血糖

低血糖是指血糖水平低于 4.0mmol/L 的现象，常发生在广泛性肝病引起饥饿性低血糖，或者正在服用降糖药物、注射胰岛素治疗期间的糖尿病患者。

【临床表现】

1．有应用胰岛素和降糖药物的病史。

2．有晚期肝硬化、重度脂肪肝、弥漫性肝癌等疾病。

3．饥饿感、精神不安、脉搏加快、瞳孔散大、焦虑、头晕、共济失调、震颤、出汗、昏迷，甚至惊厥。

4．血糖监测　血糖 < 4 mmol/L。

【治疗】

口服糖水。

50% 葡萄糖溶液 50 ～ 100ml，静脉注射。必要时，再以 5% 葡萄糖液 500ml，静脉点滴，直至病情稳定。

第二十二节　痛　风

痛风又称"高尿酸血症"。是人体内嘌呤代谢发生紊乱，尿酸的合成增加或排出减少造成。尿酸在人体血液中浓度过高，会在关节膜或肌腱里形成痛风石，发生关节炎。一般发作部位为大拇指关节，踝关节，膝关节等。发作部位出现红、肿、热、痛。疼痛剧烈，多在子夜发作，使人从睡眠中痛醒。痛风初期，症状多见于下肢。若持续性高尿酸血症，可引起痛风性肾病、尿路结石、急性梗阻性肾病等。

【临床表现】

1．反复发作的急性关节炎，伴血尿酸增高　男性＞420μmol/L，女性＞350μmol/L。

2．秋水仙碱试验治疗有效。即在关节炎急性发作的数小时内，每1～2小时口服秋水仙碱0.5～1mg，如果是急性痛风，一般在服药2～3次后关节疼痛缓解。

3．X线摄片　显示四肢骨关节较为明显的骨质改变、关节间隙和骨性关节面异常及关节肿胀。

4．关节液中有特异的尿酸盐结晶体。

5．肾功能障碍　长期持续高尿酸血症，会使过多的尿酸盐结晶沉淀在肾内，造成痛风性肾病，或引起肾功能障碍。

6．缺血性心脏病　持续的高尿酸血症会使过多的尿酸盐结晶沉淀在冠状动脉内，加上血小板的凝集亢进，会加速动脉硬化的进展。

7．肾结石　痛风病人出现肾结石的概率为正常人的1000倍左右；尿中的尿酸量越高、酸碱度越酸，越容易发生结石。

8．肥胖症　主要原因是经常暴饮暴食。肥胖会使尿酸合成亢进，造成高尿酸血症，也会阻碍尿酸的排泄，易引起痛风。

9．高脂血症　痛风的人常暴饮暴食，多有肥胖现象，因此多合并高脂血症。

10．糖尿病　对痛风病人做口服葡萄糖负荷试验，结果发现有30%～40%合并非胰岛素依赖型糖尿病。是肥胖及暴饮暴食引起胰岛素感受性低所致。

11．高血压　痛风病人大约有1/2合并高血压，除了因肾机能障碍引起的肾性高血压之外，痛风病人合并肥胖也是原因之一。

【治疗】

1．终止急性关节炎发作

（1）秋水仙碱：止炎止痛效果好，毒性大。骨髓抑制、肝肾功能不全、白细胞减少者禁用。口服法：0.5mg/h或1mg/2h，一日总量4～8mg，持续24～48h。静脉法：1～2mg加入生理盐水20ml，5～10分钟缓慢静脉推注。4～5h可重复，日总剂量不超过4mg，可减少胃肠道反应。

（2）非甾体抗炎药：效果不如秋水仙碱，但是作用温和。常用：吲哚美辛50mg，每日3次。或选择保泰松、双氯灭痛、布洛芬、萘普生等药物。

（3）糖皮质激素：上述两药无效或禁忌时应用。常用泼尼松30mg，清晨顿服。

2．间歇期和慢性期治疗

（1）促进排泄药：用药期间多喝水，碳酸氢钠3～6g，每日分3次口服。

1）丙磺舒0.25g，每日2次，2周内增至0.5g，每日3次。

2）磺吡酮50mg，每日2次，渐增至100mg，每日3次。

3）苯溴香豆素25～100mg，每日1次。

（2）抑制尿酸合成药：别嘌呤醇0.1g，每日3次，渐增至0.2g，每日3次。可诱发并加重关节炎，故在关节发炎时，应该停止使用。

（3）保护肾功能。

【预防】

1．忌食高嘌呤食品　避免或禁食动物内脏、虾、蟹、凤尾鱼、沙丁鱼、蛤类、浓肉汤、食用菌类、海藻类、菜花类、笋类、豆类、花生、腰果、乳酸饮品、酵母菌及啤酒等食物。

2．戒酒。

3．避免过度劳累、着凉。

4．多喝白开水，促进尿酸排泄。浓茶、咖啡等有兴奋神经作用的饮料能引起痛风发作，应禁用。

5．牛奶、蛋类，大部分蔬菜、水果可不限。辣椒、咖喱、胡椒、花椒、芥末、生姜等调料均能兴奋神经，可诱使痛风发作，应慎用。

6．碱性物质可促进尿酸排泄，保护肾。倡导食用发面面食、放碱的粥类、马铃薯等碱性食品。西瓜和冬瓜不但是碱性食品，而且具有利尿作用，对痛风患者有利。

第二十三节　慢性胃炎

慢性胃炎是由各种病因引起的胃黏膜慢性炎症。60% 以上的慢性胃炎患者存在幽门螺杆菌（Hp）感染。Hp 感染→慢性浅表性胃炎→萎缩性胃炎→肠化生或不典型增生→胃癌。这一发展途径已得到临床验证。

【发病原因】

1．幽门螺杆菌感染。

2．饮食和环境因素。

3．自身免疫因素。

4．其他因素　幽门括约肌功能不全时含胆汁和胰液的十二指肠液反流入胃，可削弱胃黏膜屏障功能。其他如酗酒、服用非类固醇类抗炎药（阿司匹林、速效感冒胶囊）等药物时，也可损伤胃黏膜。

【临床表现】

1．幽门螺杆菌引起的慢性胃炎多数患者无症状。

2．有症状者表现为上腹痛或不适、上腹胀、早饱、嗳气、恶心等消化不良症状。

【诊断】

确诊必须依靠胃镜检查及胃黏膜活组织病理学检查。幽门螺杆菌检测有助于病因诊断。怀疑自身免疫性胃炎应检测相关自身抗体及血清胃泌素。

【治疗】

1．根除幽门螺杆菌的治疗适应证

（1）伴有胃黏膜糜烂、萎缩及肠化生、异型增生者。

（2）有消化不良症状者。

（3）有胃癌家族史者。

2．四联治疗方案

（1）奥美拉唑：每次 20mg，每日 2 次，空腹服用。

（2）丽珠得乐：每次 2 粒，每日 2 次，空腹服用。

（3）阿莫西林：每次 0.5g，每日 2 次。

（4）克拉霉素：每次 0.25g，每日 2 次。

3．注意事项

（1）有胃闷胀、泛酸、嗳气者，可适当合用多潘立酮（吗丁啉）或甲氧氯普胺（胃复安），饭前半小时服用。

（2）有胃部绞痛者，可适当合用山莨菪碱（654-2）等解痉剂或其他有止痛作用的胃药。

（3）慢性萎缩性胃炎患者中有极少数人可恶变为胃癌，因此建议每年进行一次胃镜复查。

【预防】

预防慢性胃炎的发生比治疗更重要。

1．生活有规律　忌暴饮暴食或饥饱不均。保持精神愉快。精神抑郁或过度紧张和疲劳，容易造成幽门括约肌功能紊乱，胆汁反流而发生慢性胃炎。

（1）进食时要细嚼慢咽，使食物充分与唾液混合，有利于消化和减少胃部的刺激。

（2）饮食宜按时定量，营养丰富，多摄入含维生素 A、B 族维生素、维生素 C 多的食物。

2．戒烟忌酒　烟草中的有害成分能促使胃酸分泌增加，对胃黏膜产生有害的刺激作用，过量吸烟会引起胆汁反流。过量饮酒或长期饮用烈性酒能使胃黏膜充血、水肿，甚至糜烂，使慢性胃炎发生率明显增高。

3．慎用对胃黏膜有损伤的药物　如阿司匹林、速效感冒伤风胶囊等药物的长期滥用会使胃黏膜受到损伤，从而引起慢性胃炎甚至溃疡病。

4．慎用辛辣食品

（1）慎用过酸、过辣等刺激性食物及生冷不易消化的食物。

（2）慎服浓茶、浓咖啡等有刺激性的饮料。

第二十四节　上消化道出血

上消化道出血是指屈氏韧带以上的消化道，包括食管、胃、十二指肠、胰、胆、胃空肠吻合术后的空肠病变等疾病引起的出血，大量出血时常伴有血容量减少，引起急性周围循环衰竭，是老年病人常见急症。

【发病原因】

1．胃肠道疾病　食管炎、食管癌，食管消化性溃疡，食管损伤，胃十二指肠消化性溃疡，急性胃炎、慢性胃炎、胃黏膜脱垂、胃癌、急性胃扩张、十二指肠炎等。

2．门静脉高压　肝硬化、门静脉炎，门静脉血栓形成、门静脉受邻近肿块压迫等。

3．胆道疾病　胆道结石、胆囊炎、胆道肿瘤等。

4．胰腺疾病　胰腺炎、胰腺肿瘤等。

5．动脉瘤破入食管、胃或十二指肠。

6．纵隔肿瘤或脓肿破入食管。

7．全身性疾病　血液病、尿毒症、动脉粥样硬化、过敏性紫癜。

8．非甾体消炎药引起的急性胃黏膜损害　如乙酰水杨酸、保泰松、吲哚美辛等。

9．应激性溃疡　败血症，创伤、烧伤或大手术后，休克，肾上腺糖皮质激素治疗后，脑血管意外或其他颅脑病变，肺气肿与肺源性心脏病，急性呼吸窘迫综合征，重症心衰等引起的应激状态。

【临床表现】

1．呕吐咖啡样物、呕血　呕血呈现红色或血块提示出血量大且速度快，如呕血呈棕褐色咖啡渣样，则表明血液在胃内停留时间长，经胃酸作用形成正铁血红素所致。

2．黑便　出血部位在幽门以上者常有呕血和黑便，在幽门以下者可仅表现为黑便。血液在肠内推进快，粪便呈暗红色甚至鲜红色；血量不大，在肠内停留时间较长，表现为黑便，呈柏油样黑便，黏稠而发亮，是因血红蛋白中铁与肠内硫化物作用形成硫化铁所致。

3．出血量 400ml 以内可无症状；出血量中等可引起贫血或进行性贫血、头晕软弱无力，突然起立可产生晕厥、口渴，肢体冷感及血压偏低等；大量出血，达 1500～2500ml 时，即可发生休克。

4．中度或大量出血病例，于 25 小时内发热，多在 38℃以下，持续数日～1 周。

5．氮质血症。

【治疗】

1．绝对卧床、保暖、禁食、平卧位将下肢抬高、头侧位。

2．观察神志、末梢循环、尿量、呕血及便血的色、质、量，血压、体温、脉搏、呼吸、心电图变化。

3．停用诱发或加重溃疡病症状的药物。

4．迅速建立两条静脉通道。

5．烦躁者给予镇静剂，门脉高压出血患者烦躁时慎用镇静剂。

6．补充血容量　血红蛋白低于 90g/L、收缩压低于 90mmHg 时，先给予右旋糖酐或 706 代血浆 500ml，24 小时不超过 1000ml，以免抑制网状内皮系统，加重出血倾向。必要时输血。

7．药物治疗

（1）奥美拉唑：40～80mg/日，静脉滴注，分 2 次。如出血量大，首剂可给予 80mg，以后以 8mg/小时维持；西咪替丁 400mg 静脉滴注，每日 3～4 次；雷尼替丁 400mg，静脉滴注，每日 3～4 次。上述药物用 3～5 日，血止住后改为口服。

（2）口服三七粉、云南白药，也有一定止血效果。

（3）去甲肾上腺素：对消化性溃疡和糜烂性胃炎出血，可用去甲肾上腺素 8mg 加入冰盐水 100ml，口服或作鼻胃管滴注。

（4）垂体后叶素：食管、胃底静脉曲张破裂出血时垂体后叶素是首选药物。20U，溶于 5% 葡萄糖液 200ml，于 20 分钟内缓慢静脉滴注，必要时每 3～4 小时可重复应用，每日不超过 3 次。

8．三腔气囊管压迫止血：适用于食管、胃底静脉曲张破裂出血。

9．纤维内镜直视下止血。

10．手术治疗：老年人不易止血又易复发，宜及早手术。

第二十五节　晚期癌症

人体几乎每个部位都可能遭受癌症侵害，癌症的基本单位是癌细胞。正常细胞的增生是有限度的，而癌细胞的增生是无止境的，它大量消耗患者体内的营养物质，同时又释放多种毒素，导致人体消瘦、无力、贫血、食欲缺乏、发热、脏器坏死、出血、合并感染、功能受损，最终导致病人由于器官功能衰竭而死亡。每年，癌症在全球致死约 800 万人，我国有 270 万人因此而丧生。为了治疗癌症，科学家们付出了极大的努力，但直到现在，我们还是没找到攻克癌症的办法。

【处理要点】

1．饮食护理

（1）癌症是一种慢性消耗性疾病，许多病人就是由于身体消耗衰竭而终。加强营养能增强病人的抵抗力，提高对治疗的耐受力，加速病体的恢复。

（2）饮食以病人喜好为原则：盲目忌口会使病人无所适从，对病人康复有害无益。

（3）定时定量、少食多餐：癌症病人普遍食欲不佳．所以饮食应注意食品花样，保证色香味俱全，清淡可口。部分病人味觉异常，食欲差，可进食少量的腐乳、辣酱之类以增加食欲。

（4）高蛋白、低脂肪饮食：注意增加鸡、鱼、蛋、奶、瘦肉、豆制品等优质蛋白质的摄入，肥肉等油腻食物可适量摄取。

（5）减少糖类食品的摄入：癌细胞的能量主要来源于糖，癌细胞对糖的摄取能力是正常细胞的 10～20 倍，所以应减少糖类摄入，但不是禁用，因为糖也是人体必需的营养物质。

（6）采用科学的烹饪方法：病人饮食的烹饪方法以蒸、煮、烩、炒、汤为主，忌煎炸。调味应低盐清淡，不食霉变食物。热症应忌姜、葱、辣椒等热性刺激性食物。寒症应忌寒凉冰冻食物。

（7）多食新鲜蔬菜和水果：许多新鲜的水果和蔬菜不仅含有丰富的维生素、纤维素、微量元素，而且有一定抗癌作用。如胡萝卜、白菜、青椒、菠菜、香菜、韭菜、芦笋、蘑菇、香菇、银耳、柑橘、草莓、西红柿、海参、紫菜、芹菜、山楂、苹果、大枣、甘薯、无花果、猕猴桃、菠萝、蜂蜜等。

（8）保持良好的进食环境和气氛：进食时心情要愉快，不忧虑，不生气，心情舒畅可增加食欲，也有助于食物的消化吸收，有利于营养的摄取和健康的恢复。

2．心理护理

（1）了解癌症病人心理活动：一般为依赖性增加、被动性加重、行为变得幼稚、自尊心增强、疑心加重、主观感觉异常、情绪易激动、焦虑和恐惧、害怕孤独、总认为应受到别人的关怀和照顾、亲人们应该为其做出奉献。

（2）帮助癌症病人减轻心理负担：鼓励癌症病人摆脱情绪困扰，以建设性积极态度生活，达到治愈癌症的目地。

（3）给病人心理安慰和支持：癌症病人十分痛苦，有的病人可能脾气很大，护理人员要忍耐和理解，要分担病人的痛苦，尤其在病人病情恶化甚至无望时，更应给病人以心理上的安慰和精神上的支持。

（4）直接进行暗示疗法：通过"暗示"，减轻病人精神上的压力，提高病人免疫能力，对病人有较好的疗效。

（5）药物治疗：使用抗焦虑药、抗抑郁药、抗精神病药物或麻醉药等，减轻因癌症诊断或治疗而继发的适应障碍，如严重的焦虑，严重的抑郁、精神分裂症、疼痛、恶心、呕吐、失眠等。

（6）鼓励病人多与病友交流：通过病友之间的相互交流，使病人学会如何面对各种各样的问题。并且通过病人之间的互相交流、互相帮助、互相鼓励，使病人改善性格，保持良好的心态。

（7）鼓励病人加强劳动：传统观念认为，照顾病人应该是关怀细心，体贴入微，把病人当成婴儿一样对待，事无巨细，一律包办代替，不让患者动手。其实，代替病人劳动运作，对病人不利。癌症病人生命的延续和正常人一样，是靠不停地锻炼而取得的成功，事事代替，等于剥夺了病人自我动员机体内潜能和抗病能力的宝贵机会，会强化病人的衰弱和无力感，使他们对生命产生怀疑，甚至失去信心，对疾病的康复不利。

3．缓解疼痛

（1）解热止痛抗炎药：常用的有阿司匹林、吲哚美辛（消炎痛）、保泰松、对乙酰氨基酚（扑热息痛）、布洛芬缓释胶囊（芬必得）等，止痛作用比较弱，但没有成瘾性。此类药物有造成胃出血的可能，所以有严重胃病的病人不适合使用，另外，肾功能不好的患者也应慎用。

（2）中枢性止痛药：以曲马朵为代表，是人工合成的中枢性止痛药，其止痛机制与阿片类药不完全相同，故列为非麻醉性止痛药。曲马朵的止痛作用较弱，约为吗啡的 1/10。主要用于中等程度的疼痛。此类药物对于胃肠道的刺激较小，适合有胃病的病人使用。用法：曲马朵 50 ～ 100mg，8 小时 1 次。

（3）精神性止痛药：连续使用本品可致耐受和成瘾，故不可滥用。国家对其使用有严格的规定，常用药有盐酸布桂嗪注射液（强痛定），用法：肌内注射，每次 50 ～ 100mg，一日 1 ～ 2 次。

（4）麻醉性止痛药：以阿片类药物为代表。这类药物止痛作用很强，但非癌痛患者反复使用会成瘾，3 ～ 5 日产生耐受性，1 周以上可形成依赖，故非癌症患者不能随便使用。

用法：吗啡 10mg，肌内注射，每日极量 60mg；硫酸吗啡缓释片（美施康定）20 ～ 30mg，口服，每日 2 ～ 3 次，每日极量 120mg。

（5）用于癌症的止痛药物很多，约 70% 的癌症患者在病程的某一阶段会感到疼痛，其中 70% ～ 80% 是中重度疼痛。癌症疼痛的判断标准是："病人说痛，就是痛；

病人说有多痛，就是有多痛。"只要是癌症病人，治疗的目标之一就是要让癌症患者无痛。因此对癌症患者的止痛药物不限制使用，但有相关程序。癌症止痛治疗要严格遵循 WHO 的三阶梯镇痛原则实行。

（6）三阶梯镇痛原则：所谓癌痛治疗的三阶梯方法就是在对癌痛的性质和原因做出正确评估后，根据病人的疼痛程度和原因适当的选择相应的镇痛剂。

1）轻度疼痛的患者应选用解热镇痛剂类的止痛剂；如：阿司匹林、吲哚美辛（消炎痛）、布洛芬缓释胶囊（芬必得）等。

2）中度疼痛则应选用弱阿片类药物；如：可待因，以及曲马朵、盐酸布桂嗪（强痛定）等。

3）重度疼痛则应选用强阿片类药物。如：吗啡、美沙酮、硫酸吗啡缓释片（美施康定）、盐酸羟考酮缓释片（奥施康定）、芬太尼透皮贴剂（多瑞吉）等。

4．抗感染治疗　有些病人的疼痛与已经形成的感染或潜在的感染有关，应当及时应用抗感染药物治疗。

第二十六节　慢性肾衰竭

慢性肾衰竭又称慢性肾功能不全，是指各种原因造成的慢性进行性肾实质损害，致使肾明显萎缩，不能维持其基本功能，临床出现以代谢产物潴留，水、电解质、酸碱平衡失调，全身各系统受累为主要表现的临床综合征，也称为尿毒症。

【临床表现】

1．早期表现为无力、精神欠佳，以后出现食欲差、恶心、呕吐等消化系统症状。

2．病情进一步发展出现贫血、心悸、皮肤瘙痒、肢体感觉异常、麻木等。

3．晚期侵及心血管系统出现高血压、心包炎、心肌病、心律紊乱及心力衰竭。

4．侵及血液系统出现严重贫血，血红蛋白可低达 30g/L，有出血倾向，出现鼻衄、牙龈出血、皮肤瘀斑等。

5．侵及呼吸系统出现间质性肺炎，X 片示肺门两侧有蝴蝶状阴影，两肺底有湿性啰音，患者有胸疼和胸腔积液表现。

6．侵及中枢神经系统表现为表情淡漠、注意力不集中，重者有癫痫发作及昏迷，还可有下肢周围神经病变的表现。

7．由于钙、磷代谢紊乱，维生素 D 代谢障碍和继发甲状旁腺功能亢进导致肾性骨病，表现为骨疼、行走困难，易发生骨折。

8．免疫功能低下，频发感染。

【治疗】

1．治疗基础疾病

（1）控制感染。

（2）纠正水、电解质紊乱及酸中毒。

（3）治疗心力衰竭。

（4）禁用肾毒性药物。

2．延缓慢性肾衰竭

（1）饮食疗法：

① 限制蛋白质饮食：以优质蛋白质，如鸡蛋、牛奶、瘦肉等，占总量50%～70%。限制植物蛋白的比例，慎食或不食花生、豆类食品。

② 高热量摄入：摄入足量碳水化合物和脂肪以减少蛋白质作为提供热量而分解。可食甜薯、芋头、土豆、麦淀粉、玉米淀粉替代米、面做主食。

③ 其他：给予低磷食品；高血压病、心衰病人采纳低盐饮食；少尿病人控制钾的摄入；少尿、水肿、心衰病人严格控制水的摄入。

（2）补充必需氨基酸，以增加蛋白质合成，降低血磷，改善长期低蛋白饮食所致的营养不良状态和免疫低下状况。

（3）控制全身和肾小球内高压力：首选血管紧张素转换酶抑制剂，或血管紧张素Ⅱ受体阻滞剂。如依那普利5～10mg，每日1次。厄贝沙坦150～300mg，每日1次。75岁以上高龄病人初始量可用75mg，每日1次。

（4）中药治疗：口服大黄或煎剂灌肠对轻症尿毒症有降低尿素氮的功效。

（5）药物治疗：

① 包醛氧淀粉，粉剂，5～10g，饭后温开水冲服或与粥同服，每日2～3次。

② 口服甘露醇亦可通过导泻降低血尿素氮（BUN）及血肌酐（SCR），但不适用重症病人。

③ 红细胞生成素2000单位，皮下注射，每周3次，同时服用铁剂可纠正贫血。

（6）血液透析：血肌酐高于707μmol/L，开始出现尿毒症时，应进行透析治疗。

第二十七节　压　疮

【发病原因】

由于各种原因使身体局部长期受压，使血液循环受阻，导致组织缺氧，引起皮肤及皮下组织缺血，而发生了水疱、溃疡或坏疽。由于溃疡基部及边缘的毛细血管和静脉淤血，逐渐形成大量肉芽组织，使溃疡或坏疽区在皮下迅速穿凿扩大。溃疡导致细菌感染，于数天内即可向深部发展，累及骨膜甚至骨质引起局灶性骨膜炎或骨髓炎。好发人群为：

1．昏迷及瘫痪的老人和卧床不起、体质衰弱的老人。

2．长期卧床、翻身不便、肢体感觉迟钝的患糖尿病的老人。

3．骨折后长期固定或肥胖的卧床老人。

4．营养不良、低蛋白血症、维生素缺乏的老人。

5．各种原因导致水肿的老人。

6．发热、大小便失禁的老人。

7．烦躁不安被约束、服用镇静剂控制躁动的痴呆老人。

【临床表现】

1．压疮常见于贴近骨头的皮肤，如：手肘部、脚跟部、臀部、脚踝部、肩背部、头颅枕部等。

2．第一阶段：局部皮肤变红。

3．第二阶段：局部皮肤出现水疱或形成开放性溃疡。

4．第三阶段：皮肤破裂，皮下组织损害。

5．第四阶段：压疮变深，甚至伴肌腱、肌肉和骨骼的炎症。

【压疮的分期及症状】

第一期：红斑期（压疮Ⅰ度）

为压疮初期。局部皮肤受压，出现暂时血液循环障碍，表现为红肿、热、麻木或触痛。此期皮肤表面无破损情况，为可逆性改变。

第二期：水疱期（压疮Ⅱ度）

红肿部位继续受压，血液循环得不到改善，静脉回流受阻，受压部位因淤血而呈现紫红色，有皮下硬节或有水疱形成。水疱破溃后，可见潮湿红润的创面，老人有疼痛感。

第三期：浅溃疡期（压疮Ⅲ度）

静脉血回流严重受阻，局部淤血导致血栓形成，使局部组织缺血、缺氧形成溃疡。症状为表皮水疱破溃，出现真皮层组织感染，浅层组织坏死，溃疡形成。

第四期：深溃疡期（压疮Ⅳ度）

局部组织缺血、缺氧继续加重，坏死组织变黑，脓性分泌物增多，有臭味，溃疡扩大，向深部扩散，甚至到达骨骼，严重者出现脓毒败血症。

【压疮的分期护理要点】

第一期：红斑期（压疮Ⅰ度）：

1．去除病因　鼓励和帮助卧床老人经常改变体位，增加翻身次数，以改善局部血液循环，纠正局部缺血、缺氧，对瘫痪、昏迷老人，实行每2小时翻身一次，必要时每小时翻身一次；对大小便失禁老人采取保留导尿、勤换尿垫等有效措施，保持局部干燥。合理饮食，加强营养，改善全身情况。

2．保护骨突出部分　保持床单位干燥、清洁、柔软，根据个体需要，对长期卧床老人提供海绵垫，以支撑身体空隙处和容易受压的部位，必要时使用防压疮气垫床。

3．物理治疗　按照医嘱应用75%乙醇擦拭压疮周围皮肤，或者用40～50W红外线烤灯、频谱仪照射，距离皮肤40～50cm，感觉稍有温热即可，每次20分钟，以促进局部血液循环，利于消炎镇痛。

4．加强营养　合理饮食，增加蛋白质摄入，改善全身情况。

第二期：水疱期（压疮Ⅱ度）：

1．去除病因　增加翻身次数，必要时每小时翻身一次。

2．保护骨突出部分　根据个体需要，提供海绵垫或谷糠垫，以加强局部皮肤的支撑，应用防压疮气垫床。

3．控制感染　遵医嘱，根据无菌操作原则，用无菌注射器抽尽局部皮肤表面大水疱内的液体，进行碘伏消毒后用无菌纱布覆盖固定。对未溃破的小水疱，要注意保护，避免摩擦，防止破裂，表面进行碘伏消毒，无菌纱布覆盖，让其自行吸收。

4．物理治疗　应用75%乙醇擦拭、按摩压疮周围皮肤；也可以用40～50W红外线烤灯、频谱仪照射，根据皮肤耐受力调整距离，使皮肤温热，每次20～30分钟，要加强观察，防治烫伤。

5．加强营养　合理饮食，增加蛋白质摄入，控制低蛋白血症，改善全身情况。

第三期：浅溃疡期（压疮Ⅲ度）

1．去除病因　保护骨突出部分，控制感染，物理治疗，加强营养。

2．清洁换药　用碘伏消毒创口周围，再以过氧化氢（双氧水）、生理盐水冲洗创口，必要时要剪去坏死组织，最后用庆大霉素敷料覆盖固定。碘伏溶液对细菌有较强的杀灭作用，对皮肤黏膜无刺激性。

第四期：深溃疡期（压疮Ⅳ度）

1．去除病因　保护骨突出部分，控制感染，物理治疗，加强营养。

2．清洁换药　遵照医嘱，遵循无菌技术操作规程，每天上、下午各换药1次。用碘伏棉球消毒创口后，用手术刀或剪子去除腐肉及黑痂，直至暴露健康组织以促进新鲜肉芽组织生长。用碘伏消毒创口周围，以过氧化氢（双氧水）、生理盐水冲洗创口，用庆大霉素敷料覆盖固定。必要时进行外科扩创，放置引流条，保持创口引流通畅。

附表

Braden压疮危险因素评估表
（用于老年人入院评估和阶段评估填写）

姓名	性别	年龄	房间	床号
分值	4	3	2	1
精神状态	清醒	淡漠	模糊	昏迷
营养状况	好	一般	差	极差
运动能力	运动自如	轻度受限	重度受限	运动障碍
活动能力	活动自如	扶助行走	依赖轮椅	卧床不起
排泄控制	能控制	尿失禁	大便失禁	二便失禁
循环	毛细血管 再灌注迅速	毛细血管 再灌注减慢	轻度水肿	中、重度水肿
使用药物	未使用 镇静剂 和类固醇	使用镇静剂	使用类固醇	使用 镇静剂 和类固醇
体温	正常	低热	中等度热	高热
计分				
总分		医疗部主任签字： 生活部主任签字： 责任人签字：		家属签字：

备注：
1. 评估表共分8个项目，每项目分4个等级，满分32分。
2. 分数越低，发生压疮的危险性越高。
3. 评分≤16分，容易发生压疮。
4. 评分结果及时通知责任人，以给予高度重视。
5. 评分结果及时通知家属，以取得家属的理解和配合。

第二十八节　疥　疮

一、疥疮主要传播途径

1. 直接接触　如与患者同床共被、握手、抱过患病的小孩等，尤其身体的密切接触，更易被传染。
2. 间接接触　如接触了被疥虫污染的衣服、毛巾、鞋袜、被褥、浴巾等。疥疮传播速度快且传染性很强，一般疥虫离开人体能存活2～3天，因此使用病人用过的衣服、被褥、鞋袜、帽子、枕巾可被间接传染，因而该病在一家人或集体宿舍中往往相互传染。

二、疥疮发病部位

多见于皮肤皱折处及薄嫩部位（如指缝、腕部、肘窝、腋窝、乳房下、脐周、下腹部、外生殖器和股内侧等部位），故民间有流传说"疥疮像条龙，先在手上行，腰中绕三圈，腿上扎大营"。但成年人头面部和掌跖部不易受累，而婴幼儿任何部位均可受累，尤其是阴部及腋下。

三、易感人群

1. 流动人群　如采购员、推销员、业务员、司机等，这些人经常走南闯北，到处住宿。
2. 住集体宿舍的人员　学生、农民工、打工者、老年人等。
3. 监狱服刑人员。

四、临床表现

1. 成人疥疮　主要表现是瘙痒、红色小丘疹、丘疱疹、小水疱、结节和结痂。
2. 老年人疥疮　瘙痒严重，由于对疥虫反应较弱，所以无明显炎症反应。
3. 婴幼儿疥疮　很难找到"隧道"和疥虫，皮疹形态不典型，好发于头面部，"隧道"色淡而浅在，隐约如线状，基底轻度炎症而呈粉红色，易伴发水疱，且易透过角质层窥见虫点，呈白色小点状突起，患儿常剧烈瘙痒，可严重影响夜间睡眠。

4．结节性疥疮　又称为疥疮结节，多见于阴囊、臀、腹及股部，呈红棕色结节，奇痒，病程持续数月到 1 年以上才逐渐消退。

5．挪威疥疮　又称痂皮性疥疮，是一种严重的疥疮，本型系 1848 年首先在挪威报告的一种疥疮的异型，故称挪威疥疮。它是一种免疫异常反应，多发于体弱、精神病、免疫缺陷和大量应用皮质类固醇的患者。临床表现主要为皮肤干燥、结痂，出现角化过度的红斑鳞屑性斑块，还可出现糜烂、脓疱、恶臭，毛发干枯脱落、指甲变厚变扭曲、全身淋巴结肿大，鳞屑厚，病情重，传染性极强。

此外还有局限性疥疮等。

五、疥疮的预防

注意个人卫生，隔离并对患者进行治疗，对污染的衣服、被褥、床单等用开水烫洗灭虫，如不能烫洗者，可在阳光下暴晒后放置 1 周以上再用。也可浸泡在 0.5% 甲酚皂溶液（来苏儿）中 5 分钟即可杀死疥虫。

六、疥疮的治疗

1．最常用的外用药物是 10% 硫黄软膏（儿童为 5% 硫黄软膏）

用法：先用温热水洗澡，之后换上一身干净的衣裤；再外用 5% ～ 10% 硫黄软膏涂抹（涂抹部位从颈部以下涂遍全身，包括手缝、脚心、乳房下、腋窝下、大腿根部、肛门及外生殖器等部位都要涂抹均匀，需要注意无皮疹的部位亦要涂遍；有皮疹的部位多抹一些，之后反复按摩一会儿），每日需要 1 ～ 2 次，连续 3 ～ 5 天。第 5 天后洗澡，换上清洁衣裤，连续治疗 2 ～ 3 个疗程。治疗后 1 ～ 2 周内如有新疹发生需重复治疗。需要注意在用药期间为了充分保持药效，更好杀灭疥虫，涂药期间应不洗澡，不换衣服，保证皮肤及衣物上沾的药物能够充分发挥杀虫作用。另外，患者换下的衣裤、被单、枕巾等需要煮沸消毒。被褥等无法煮沸的物品可在太阳下暴晒消毒，也可用密闭的大塑料口袋密封暂时贮存起来，等 2 ～ 3 周后疥虫饿死才能够继续使用。

2．隔离　患病期间不与其他人同睡同卧，以免接触传染他人；家庭或集体宿舍的所有患者必须同时、同步接受治疗才能根治。

3．正规治疗后的处理　疥虫被杀灭后，但皮肤的瘙痒以及湿疹样变可能会持续数周才能逐渐消退，这可能与疥虫引起的超敏反应状态有关，并不是治疗的失败。此时需要加用抗组胺药物，必要时给予短期口服皮质激素。

4．其他外用药物　常用 3% 水杨酸、10% 克罗米通乳膏、扑灭司林霜、10% ～ 25% 苯甲酸苄酯洗剂或乳剂等。

5．疥疮结节的治疗　液氮冷冻，焦油凝胶外涂，曲安奈德新霉素贴膏局部外贴，皮损内注射泼尼松龙或曲安西龙、曲安奈德等。

6．内服药物治疗　瘙痒严重者可于睡前口服镇静止痒药，如马来酸氯苯那敏（扑尔敏）。

第二十九节　跌　倒

《老年人跌倒干预技术指南》

跌倒是我国 65 岁以上老年人伤害死亡的首位原因。发现老年人跌倒时应该怎么办？卫生部 2011 年 9 月 6 日公布的《老年人跌倒干预技术指南》提出：不要急于扶起，要分情况进行处理。

以下为《老年人跌倒干预技术指南》部分内容，供爱心护理院医生参考。

一、前言

跌倒是指突发、不自主的、非故意的体位改变，倒在地上或更低的平面上。按照国际疾病分类（ICD ~ 10）对跌倒的分类，跌倒包括以下两类：（1）从一个平面至另一个平面的跌落；（2）同一平面的跌倒。

跌倒是我国伤害死亡的第四位原因，而在 65 岁以上的老年人中则为首位。老年人跌倒死亡率随年龄的增加急剧上升。跌倒除了导致老年人死亡外，还导致大量残疾，并且影响老年人的身心健康。如跌倒后的恐惧心理可以降低老年人的活动能力，使其活动范围受限，生活质量下降。

老年人跌倒的发生并不是一种意外，而是存在潜在的危险因素，老年人跌倒是可以预防和控制的。在西方发达国家，已经在预防老年人跌倒方面进行了积极的干预，大大降低了老年人跌倒的发生。本指南从公共卫生角度总结了国内外老年人跌倒预防控制的证据和经验，提出了干预措施和方法，以期对从事老年人跌倒预防工作的人员和部门提供技术支持，有效降低老年人跌倒的发生。

二、老年人跌倒流行状况

老年人跌倒发生率高、后果严重，是老年人伤残和死亡的重要原因之一。据美国疾病预防控制中心 2006 年公布数据显示：美国每年有 30% 的 65 岁以上老年人出现跌倒。随着美国老龄化的发展，直接死于跌倒的人数从 2003 年的 13 700 人上升到 2006 年的 15 802 人。此外，报道还显示：在过去的 3 个月中，580 万 65 岁以上老人有过不止一次的跌倒经历。一年中，180 万 65 岁以上老人因跌倒导致活动受限或医院就诊。2006 年全国疾病监测系统死因监测数据显示：我国 65 岁以上老年人跌倒死亡率男性为 49.56/10 万，女性为 52.80/10 万。

老年人跌倒造成沉重的疾病负担。仅 2002 年，美国老年人因跌倒致死 12 800 人，每年因跌倒造成的医疗总费用超过 200 亿美元，估计到 2020 年因跌倒造成的医疗总费用将超过 320 亿美元；在澳大利亚，2001 年，用于老年人跌倒的医疗支出达到 0.86 亿澳元，估计 2021 年将达到 1.81 亿澳元。

我国已进入老龄化社会，65 岁及以上老年人已达 1.5 亿。按 30% 的发生率估算，每年将有 4000 多万老年人至少发生 1 次跌倒。严重威胁着老年人的身心健康、日常活动及独立生活能力，也增加了家庭和社会的负担。

三、老年人跌倒危险因素

老年人跌倒既有内在的危险因素，也有外在的危险因素，老年人跌倒是多因素交互作用的结果。

（一）内在危险因素

1．生理因素

（1）步态和平衡功能：步态的稳定性下降和平衡功能受损是引发老年人跌倒的主要原因。步态的步高、步长、连续性、直线性、平稳性等特征与老年人跌倒危险性之间存在密切相关性。老年人为弥补其活动能力的下降，可能会采取更加谨慎地缓慢踱步行走，造成步幅变短、行走不连续、脚不能抬到一个合适的高度，引发跌倒的危险性增加。另一方面，老年人中枢控制能力下降，对比感觉降低，躯干摇摆较大，反应能力下降、反应时间延长，平衡能力、协同运动能力下降，从而导致跌倒危险性增加。

（2）感觉系统：感觉系统包括视觉、听觉、触觉、前庭及本体感觉，通过影响传入中枢神经系统的信息，影响机体的平衡功能。老年人常表现为视力、视觉分辨率、视觉的空间 / 深度感及视敏度下降，并且随年龄的增长而急剧下降，从而增加跌倒的危险性；老年性传导性听力损失、老年性耳聋甚至耳垢堆积也会影响听力，有听力问题的老年人很难听到有关跌倒危险的警告声音，听到声音后的反应时间延长，也增加了跌倒的危险性；老年人触觉下降，前庭功能和本体感觉退行性减退，导致老年人平衡能力降低，以上各类情况均增加跌倒的危险性。

（3）中枢神经系统：中枢神经系统的退变往往影响智力、肌力、肌张力、感觉、反应能力、反应时间、平衡能力、步态及协同运动能力，使跌倒的危险性增加。例如，随年龄增加，踝关节的躯体震动感和踝反射随拇指的位置感觉一起降低而导致平衡能力下降。

（4）骨骼肌肉系统：老年人骨骼、关节、韧带及肌肉的结构、功能损害和退化是引发跌倒的常见原因。骨骼肌肉系统功能退化会影响老年人的活动能力、步态的敏捷性、力量和耐受性，使老年人举步时抬脚不高、行走缓慢、不稳，导致跌倒危险性增加。老年人股四头肌力量的减弱与跌倒之间的关联具有显著性。老年人骨质疏松会使与跌倒相关的骨折危险性增加，尤其是跌倒导致髋部骨折的危险性增加。

2．病理因素

（1）神经系统疾病：卒中、帕金森病、脊椎病、小脑疾病、前庭疾病、外周神经系统病变。

（2）心血管疾病：直立性低血压、脑梗死、小血管缺血性病变等。

（3）影响视力的眼部疾病：白内障、偏盲、青光眼、黄斑变性。

（4）心理及认知因素：痴呆（尤其是 Alzheimer 型），抑郁症。

（5）其他：昏厥、眩晕、惊厥、偏瘫、足部疾病及足或脚趾的畸形等都会影响机体的平衡功能、稳定性、协调性，导致神经反射时间延长和步态紊乱。感染、肺炎及其他呼吸道疾病、血氧不足、贫血、脱水以及电解质平衡紊乱均会导致机体的代偿能力不足，常使机体的稳定能力暂时受损。老年人泌尿系统疾病或其他因伴随尿频、尿急、尿失禁等症状而匆忙去洗手间、排尿性晕厥等也会增加跌倒的危险性。

3．药物因素　研究发现，是否服药、药物的剂量，以及复方药都可能引起跌倒。很多药物可以影响人的神智、精神、视觉、步态、平衡等方面而引起跌倒。可能引起跌倒的药物包括：

（1）精神类药物：抗抑郁药、抗焦虑药、催眠药、抗惊厥药、安定药。

（2）心血管药物：抗高血压药、利尿剂、血管扩张药。

（3）其他：降糖药、非甾体类抗炎药、镇痛剂、多巴胺类药物、抗帕金森病药。

药物因素与老年人跌倒的关联强度见表1。

表1　药物因素与老年人跌倒的关联强度表

因素	关联强度
精神类药	强
抗高血压药	弱
降糖药	弱
使用四种以上的药物	强

4．心理因素　沮丧、抑郁、焦虑、情绪不佳及其导致的与社会的隔离均增加跌倒的危险。沮丧可能会削弱老年人的注意力，潜在的心理状态混乱也和沮丧相关，都会导致老年人对环境危险因素的感知和反应能力下降。另外，害怕跌倒也使行为能力降低，行动受到限制，从而影响步态和平衡能力而增加跌倒的危险。

（二）外在危险因素

1．环境因素　昏暗的灯光，湿滑、不平坦的路面，在步行途中的障碍物，不合适的家具高度和摆放位置，楼梯台阶，卫生间没有扶拦、把手等都可能增加跌倒的危险，不合适的鞋子和行走辅助工具也与跌倒有关。

室外的危险因素包括台阶和人行道缺乏修缮，雨雪天气、拥挤等都可能引起老年人跌倒。

2．社会因素　老年人的教育和收入水平、卫生保健水平、享受社会服务和卫生服务的途径、室外环境的安全设计，以及老年人是否独居、与社会的交往和联系程度都会影响其跌倒的发生率。

四、老年人跌倒后的处理

（一）老年人自己如何起身？

1．如果是背部先着地，应弯曲双腿，挪动臀部到放有毯子或垫子的椅子或床铺旁，然后使自己较舒适地平躺，盖好毯子，保持体温，如可能要向他人寻求帮助。

2．休息片刻，等体力准备充分后，尽力使自己向椅子的方向翻转身体，使自己变成俯卧位。

3．双手支撑地面，抬起臀部，弯曲膝关节，然后尽力使自己面向椅子跪立，双手扶住椅面。

4．以椅子为支撑，尽力站起来。

5．休息片刻，部分恢复体力后，打电话寻求帮助——最重要的就是报告自己跌倒了。

（二）老年人跌倒的现场处理

发现老年人跌倒，不要急于扶起，要分情况进行处理：

1．意识不清，立即拨打急救电话

（1）有外伤、出血，立即止血、包扎。

（2）有呕吐，将头偏向一侧，并清理口、鼻腔呕吐物，保证呼吸通畅。

（3）有抽搐，移至平整软地面或身体下垫软物，防止碰、擦伤，必要时牙间垫较硬物，防止舌咬伤，不要硬掰抽搐肢体，防止肌肉、骨骼损伤。

（4）如呼吸、心搏停止，应立即进行胸外心脏按压、口对口人工呼吸等急救措施。

（5）如需搬动，保证平稳，尽量平卧。

2．意识清楚

（1）询问老年人跌倒情况及对跌倒过程是否有记忆，如不能记起跌倒过程，可能为晕厥或脑血管意外，应立即护送老年人到医院诊治或拨打急救电话。

（2）询问是否有剧烈头痛或口角歪斜、言语不利、手脚无力等提示脑卒中的情况，如有，立即扶起老年人可能加重脑出血或脑缺血，使病情加重，应立即拨打急救电话。

（3）有外伤、出血，立即止血、包扎，并护送老年人到医院进一步处理。

（4）查看有无肢体疼痛、畸形、关节异常、肢体位置异常等提示骨折情形，如无相关专业知识，不要随便搬动，以免加重病情，应立即拨打急救电话。

（5）查询有无腰、背部疼痛，双腿活动或感觉异常及大小便失禁等提示腰椎损害情形，如无相关专业知识，不要随便搬动，以免加重病情，应立即拨打急救电话。

（6）如老年人试图自行站起，可协助老人缓慢起立，坐、卧休息并观察，确认无碍后方可离开。

（7）如需搬动，保证平稳，尽量平卧休息。

（8）发生跌倒均应在家庭成员/家庭保健员陪同下到医院诊治，查找跌倒危险因素，评估跌倒风险，制订防止措施及方案。

附表一:【老年人跌倒风险评估工具】(用于老年人入院和阶段评估)

老年人跌倒风险评估表

运动	权重	得分	睡眠状况	权重	得分
步态异常 / 假肢	3		多醒	1	
行走需要辅助设施	3		失眠	1	
行走需要旁人帮助	3		夜游症	1	
跌倒史			用药史		
有跌倒史	2		新药	1	
因跌倒住院	3		心血管药物	1	
精神不稳定状态			降压药	1	
谵妄	3		镇静、催眠药	1	
痴呆	3		戒断治疗	1	
兴奋 / 行为异常	2		糖尿病用药	1	
意识恍惚	3		抗癫痫药	1	
自控能力			麻醉药	1	
大便 / 小便失禁	1		其他	1	
频率增加	1		相关病史		
保留导尿	1		神经科疾病	1	
感觉障碍			骨质疏松症	1	
视觉受损	1		骨折史	1	
听觉受损	1		低血压	1	
感觉性失语	1		药物 / 乙醇戒断	1	
其他情况	1		缺氧症	1	
			年龄 80 岁及以上	3	
得分合计:		结果评定:		时间:	
医生签字:		家属签字:			
备注: 1. 最终得分:低危:1 ~ 2 分; 中危:3 ~ 9 分; 高危:10 分及以上。 2. 本表一式两份,爱心护理院和老年人监护人各一份。要求复写。					

附表二：老年人日常生活能力定量表（用于老年人入院和阶段评估）

日常生活能力评定量表

患者姓名：　　　　　　医保证编号：　　　　　　身份证号：

病情描述及诊断：

项目	评定标准	评分		
		分值标准	初步测评得分	复核测评得分
1. 进食	较大和完全依赖	0		
	需部分帮助（夹菜、盛饭）	5		
	全面自理	10		
2. 洗澡	依赖	0		
	自理	5		
3. 梳洗修饰	依赖	0		
	自理（能独立完成洗脸、梳头、刷牙、剃须）	5		
4. 穿衣	依赖	0		
	需一半帮助	5		
	自理（系开钮扣、开关拉链和穿鞋）	10		
5. 控制大便	昏迷或失禁	0		
	偶尔失禁（每周＜1次）	5		
	能控制	10		
6. 控制小便	失禁或昏迷或需他人导尿	0		
	偶尔失禁（＜1次/24小时；＞1次/周）	5		
	能控制	10		
7. 如厕	依赖	0		
	需部分帮助	5		
	自理	10		
8. 床椅转移	完全依赖别人	0		
	需大量帮助（2人），能坐	5		
	需小量帮助（1人），或监护	10		
	自理	15		

9．行走	不能走	0		
	在轮椅上独立行动	5		
	需1人帮助（体力或语言督导）	10		
	独自步行（可用辅助器具）	15		
10．上下楼梯	不能	0		
	需帮助	5		
	自理	10		
合计		100		
生活部主任签字		医师签字		家属签字	
时间				

注：1．满分为100分。得分≥60分表示有轻度功能障碍，能独立完成部分日常活动，需要一定帮助；59～41分表示有中度功能障碍，需要极大的帮助才能完成日常生活活动；≤40分表示有重度功能障碍，日常生活不能独立完成，需要全部照料。

2．本表一式两份，爱心护理院和老年人监护人各一份。要求复写。

思考题

1．高血压危象的处理要点是什么？

2．老年人常见的心律失常包括哪些？心电图有何特点？

3．急性左心衰竭的处理要点是什么？

4．休克的一般紧急处理措施是什么？

5．老年人跌倒后如何处理？

第十章 爱心护理院常用药物和用药原则

本章重点概述

入住爱心护理院的老年人多数同时患有多种慢性疾病，需要长期治疗，用药种类较多，药物不良反应也明显增加。保证老年人有效、安全用药，是值得全社会共同关注的问题。作为爱心护理院的医生，为老年人提供正确的药物治疗方法显得尤为重要。本章重点介绍爱心护理院内的常用药物特点及老年人的用药原则。

第一节 常用抗微生物药物

β-内酰胺类抗生素

【β-内酰胺类抗生素的共同优点】

1．繁殖期杀菌剂。

2．抑制敏感菌细胞壁的形成，导致敏感菌死亡。因为人类无细胞壁，所以对人类的毒性微弱。

3．除青霉素 G 和半合成耐青霉素酶的新型青霉素外，其他均为广谱抗生素。

【β-内酰胺类抗生素的共同缺点】

1．易致过敏，会发生皮疹等过敏反应，严重者可发生过敏性休克，应用前必须做皮试。

2．口服药的胃肠道反应与剂量成正相关。

一、青霉素类抗生素

（一）青霉素 G 钠和青霉素 V

1．应用注意事项

（1）应用前询问过敏史，用药前必须做皮试。

（2）稀释后立即应用，避免效价降低和致敏衍生物"青霉烯酸"形成。

（3）老年人每日用量不超过 1000 万 U，以防发生神经毒性反应。

（4）不宜与快速抑菌剂（红霉素、氯霉素、四环素）合用，以免发生拮抗降低效价。

（5）正常情况下脑脊液含量少，脑膜炎时易通过血脑屏障。

（6）肾衰竭无尿病人，半衰期延长不多，应用本品不受限制。

（7）100 万 U 含钠离子 40mg，大剂量应用时注意钠对病人的影响。

（8）肌内注射局部疼痛，静脉滴注可发生静脉炎，加小量糖皮质激素可预防。

2．常用药物

（1）青霉素 G 钠：为繁殖期杀菌剂，适用于溶血性链球菌、肺炎链球菌、脑膜炎奈瑟菌、敏感金黄色葡萄球菌感染，如敏感菌引起的呼吸道感染、脓肿等，亦可用于草绿色链球菌、肠球菌所致心内膜炎、气性坏疽、厌氧球菌感染，炭疽、梅毒、钩端螺旋体病、淋病等，与特异抗毒素联合可用于破伤风及白喉的治疗，并可用于风湿病的预防。

【用法用量】400 万～600 万 U 加入生理盐水 250～500ml，静脉滴注，2 次/日。重症感染成人常用量每日 1000 万～2000 万 U。

（2）青霉素 V：抗菌谱同青霉素 G 钠，对酸稳定，口服吸收好，饭后服用比空腹效果好，适用于扁桃体炎、咽炎、中耳炎、支气管炎、肺炎、猩红热、丹毒、蜂窝织炎等。

【用法用量】口服，250mg/次，4 次/日。

（二）广谱青霉素

1．阿莫西林（阿莫仙）：口服吸收好，尿路排除浓度高，适应于敏感菌引起的尿路感染和呼吸道感染。

【注意事项】对 β- 内酰胺酶不稳定，易耐药而失效。

【用法用量】口服，0.5～1g/次，4 次/日。

2．氨苄西林（氨苄青霉素、安比仙）：作用机制同青霉素，对革兰阳性球菌作用不如青霉素，对革兰阴性杆菌作用强，对肠球菌优于青霉素。

【注意事项】发生皮疹多，约占 15%，在葡萄糖液中不稳定。

【用法用量】成人常用量每日 2～3g，加入生理盐水 250ml 静脉滴注，2 次/日。

3．替卡西林（羧噻吩青霉素）：主要用于重症铜绿假单胞菌（绿脓杆菌）感染。

【用法用量】2～4g 加生理盐水 100ml，静脉滴注，3～6 小时 1 次。1 日总量不超过 14g。

4．哌拉西林（氧哌嗪青霉素）：具有毒性低，抗菌谱广的特点，适用于各种革兰阳性菌和革兰阴性菌引起的感染，对一些厌氧菌也有抗菌活性。

【用法用量】成人常用量：每次 2～6g，加入生理盐水 100ml，静脉滴注，6～8 小时 1 次。1 日总量不超过 20g。

5．阿洛西林（苯咪唑青霉素、阿乐欣）：主要用于铜绿假单胞菌、淋病奈瑟菌、流感杆菌、脆弱拟杆菌引起的呼吸道、胃肠道、胆道、泌尿道感染，及烧伤、妇科、围生期、骨或软组织感染和脑膜炎、心内膜炎、败血症等。

【注意事项】不良反应同青霉素。

【用法用量】成人常用量：每次 2～5g，加入生理盐水 100ml，静脉滴注，3 次/日。1 日总量不超过 16g。

6．美洛西林（硫苯咪唑青霉素）：主要用于铜绿假单胞菌、大肠埃希菌、吲哚阳性和吲哚阴性变形杆菌、脆弱拟杆菌引起的呼吸道、胃肠道、泌尿道、妇科、骨、软组织感染等。

【注意事项】不良反应同青霉素。

【用法用量】每次 2～3g，加入生理盐水 100ml，静脉滴注，3 次/日。日总量不超过 15g。

（三）主要作用于革兰阴性菌的青霉素

（1）替莫西林：对 β- 内酰胺酶高度稳定，总体抗菌活性较头孢他啶、头孢曲松差，主要用于耐药菌株的治疗。

【注意事项】 不良反应少，偶有皮疹和恶心。

【用法用量】 重症感染：每次 2g，加入生理盐水 20ml，静脉推注，2 次 / 日。

（2）美西林：半合成青霉素，对革兰阴性菌有较强的杀菌作用，尤其是大肠埃希菌，适用于敏感菌所致的尿路感染、胆道感染、细菌性痢疾、伤寒等。不易产生耐药。

【用法用量】 成人常用量：每日 1.2 ～ 3.2g，分 2 ～ 4 次静脉滴注。

二、头孢菌素类抗生素

（一）第一代头孢菌素类抗生素（于 1964—1974 年合成）

1．对革兰阳性菌作用较强，对铜绿假单胞菌和厌氧菌耐药。

2．对 β- 内酰胺酶不稳定。

3．对肾有一定毒性，与氨基糖苷类或强利尿剂合用更为明显。

4．可有皮疹等反应。

常用药物有：

1．头孢氨苄（先锋Ⅳ、头孢力欣）：抗菌作用较头孢唑林差，口服吸收好，大部分无变化经尿排出，适用于敏感菌所致的尿路感染、也可用于革兰阳性球菌引起的咽喉炎、肺炎等。

【用法用量】 口服：每日 2 ～ 4g，分 2 ～ 4 次口服。

2．头孢唑林（头孢唑林钠、先锋Ⅴ、赛福宁）：在第一代头孢菌素中抗菌作用最强，适用于敏感菌所致的支气管炎、尿路感染、皮肤感染等各种感染。

【用法用量】 成人每次 1 ～ 2g，加入生理盐水 100ml，静脉滴注，3 ～ 4 次 / 日。

3．头孢拉定（先锋Ⅵ、头孢雷定、泛捷复、赛福定、赛非德、君必清）：抗菌作用同头孢氨苄，99% 经尿排出，适用于敏感菌所致的尿路感染。

【用法用量】 成人每次 2 ～ 4g，静脉滴注，2 次 / 日。口服：0.25 ～ 0.5g/ 次，4 次 / 日。

4．头孢羟氨苄（力欣奇、赛锋、欧意、安泰、仙逢久、康迪力达）：抗菌谱同头孢唑林，对葡萄球菌、溶血性链球菌、肺炎链球菌、大肠埃希菌、奇异变形杆菌、肺炎杆菌有抗菌活性，适用于敏感菌所致的呼吸道、咽部、皮肤及尿路感染。

【用法用量】 口服：成人 0.5 ～ 1g，2 次 / 日。

（二）第二代头孢菌素类抗生素（于 1974—1979 年合成）

1．对革兰阳性菌和多数肠杆菌科细菌具抗菌活性，对铜绿假单胞菌耐药居多。

2．对 β- 内酰胺酶较稳定。

3．对肾毒性小。

4．可有皮疹等反应。

常用药物有：

1．头孢呋辛（安可欣、达力新、明可欣、特力欣、西力欣、新福欣等）：对革兰阳性菌具一定抗菌活性，对部分肠杆菌、流感杆菌、淋病奈瑟菌所产生的β-内酰胺酶稳定。适用于敏感菌所致的呼吸道、尿道、脑膜、大手术围手术期感染的预防。

【注意事项】偶有转氨酶增高、血红蛋白降低等。

【用法用量】静脉用药：每次1.5g，加入生理盐水100ml，静脉滴注，2次/日。

2．头孢呋辛酯（希路信、巴欣、联邦赛福欣、库欣等）：抗菌谱同头孢呋辛，胃肠道吸收好，适用于敏感菌所致的呼吸道、皮肤、软组织感染，尤其是老年人气管炎。

【注意事项】胃肠道反应与剂量成正相关。

【用法用量】口服：成人0.25g，2～4次/日。

3．头孢克洛（头孢氯氨苄、头孢克罗、希刻劳、新达罗、喜福来、史达功、克赛福、可福乐、欣可诺、氯头孢菌素）抗菌谱同头孢唑林，对葡萄球菌、化脓链球菌、肺炎链球菌、大肠埃希菌、奇异变形杆菌、流感杆菌有良好抗菌作用，口服吸收好，适用于敏感菌所致的呼吸道、泌尿道、皮肤、软组织感染。

【注意事项】胃肠道反应与剂量成正相关。

【用法用量】口服：0.25g，8小时一次，日总量不超过4g。

（三）第三代头孢菌素类抗生素（于1980年以后合成）

1．对革兰阳性菌具抗菌活性，但较第一代头孢菌素弱，对革兰阴性杆菌作用强，超过第一、第二代头孢菌素。

2．有一定量渗入脑脊液。

3．对β-内酰胺酶高度稳定。

4．对肾毒性低。

5．可有皮疹等反应。

常用注射剂：

1．头孢噻肟（凯福隆、泰可欣、治菌必妥、凯帝龙、亚太）：对革兰阳性菌具抗菌活性，但较第一代头孢菌素弱，对革兰阴性菌抗菌活性较强，如：大肠埃希菌、肺炎杆菌、流感杆菌、变形杆菌、脑膜炎奈瑟菌、淋病奈瑟菌等，适用于敏感菌所致的各种感染，包括化脓性脑膜炎，尿路感染尤为适宜。

【注意事项】老年人伴肾功能不全者慎用。

【用法用量】成人每次2～4g，加入生理盐水100ml，静脉滴注，2次/日。有报道严重感染最大量可用到12g。

2．头孢哌酮（先锋必、达诺欣、欣达宁、泰福欣）：对铜绿假单胞菌抗菌活性强于头孢噻肟，其余较头孢噻肟差，适用于敏感菌所致的各种感染。

【注意事项】个别有全血细胞减少、一过性转氨酶增高等。肾功能不全无需减量。

【用法用量】成人每次2g，加入生理盐水100ml，静脉滴注，2次/日。

3．头孢他啶（复达欣、凯复定、头孢甲羧肟、泰得欣）：抗菌谱广，抗菌作用强，对铜绿假单胞菌抗菌活性在第三代头孢菌素中最强，适用于医院内感染，尤其是多重耐药的革兰阴性杆菌所致的严重感染，如败血症、脑膜炎等。

【注意事项】老年人伴肾功能不全者慎用，减量至2/3～1/2应用。

【用法用量】成人每次2～3g，加入生理盐水100ml，静脉滴注，2次/日。

4．头孢曲松（头孢三嗪、头孢三嗪噻肟、罗氏芬、丽珠芬、菌必治、科瑞、凯噻欣）：抗菌谱和抗菌活性同头孢噻肟，对流感杆菌、淋病奈瑟菌、脑膜炎奈瑟菌抗菌活性在第三代头孢菌素中最强。

【注意事项】肾功能不全但肝功正常的患者无需减量。

【用法用量】成人每次 2g，加入生理盐水 100ml，静脉滴注，2 次 / 日。

5．头孢甲肟（头孢氯噻肟唑、倍司特克）：对革兰阳性和革兰阴性需氧和厌氧菌均有抗菌活性，对大肠埃希菌、肺炎杆菌、奇异变形杆菌、流感嗜血杆菌、肠道厌氧菌有强大抗菌作用，适用于敏感菌所致的败血症、呼吸、胆道、泌尿、生殖系统感染。

【注意事项】用药期间及停药一周内忌酒。

【用法用量】成人每日 2g，加入生理盐水 100ml，静脉滴注，2 次 / 日。

6．头孢唑肟（益保世灵、头孢去甲噻肟）：抗菌作用同头孢噻肟。

【注意事项】可有过敏、腹泻、恶心、呕吐等。肾功能不全者减至 2/3 ～ 1/2 应用。

【用法用量】成人每次 2g，加入生理盐水 100ml，静脉滴注，2 次 / 日。

7．头孢地秦（莫敌）：抗菌谱和抗菌活性同头孢噻肟和头孢曲松，有增强机体免疫力的功能，常用于敏感菌引起的下呼吸道、尿路、外科感染。

【注意事项】少数肝功异常、皮疹、药物热、胃肠道反应。肾功能不全者减至2/3 ～ 1/2 应用。

【用法用量】成人每次 2g，加入生理盐水 100ml，静脉滴注，2 次 / 日。

常用口服剂：

1．头孢克肟：广谱抗生素，对革兰阳性菌的链球菌、肺炎链球菌，革兰阴性菌的淋病奈瑟菌、大肠埃希菌、克雷伯菌、沙雷菌、变形杆菌、流感嗜血杆菌的杀菌作用强，主要由肾排出，用于敏感菌引起的呼吸道、尿道及胆囊炎、中耳炎、鼻窦炎、猩红热等。

【注意事项】胃肠道反应与剂量成正相关。

【用法用量】口服：成人 50 ～ 100mg/ 次，2 次 / 日。

2．头孢他美酯（头孢美特酯）：对肠杆菌属有广谱抗菌作用，对脆弱杆菌的抗菌活性同其他第三代头孢菌素，对需氧及厌氧菌产生的 β- 内酰胺酶高度稳定。适用于敏感菌引起的耳鼻咽喉、呼吸道、泌尿系感染。

【注意事项】可有一过性转氨酶增高、皮疹、胃肠道反应。

【用法用量】口服：成人 0.5 ～ 1g/ 次，2 次 / 日。

3．头孢布烯（先力腾）：抗菌谱和抗菌活性与头孢克肟相似。在现有的第三代口服头孢菌素中生物利用度最好。对肺炎球菌的作用较差。适用于敏感菌引起的呼吸道、泌尿道及胃肠道感染。

【用法用量】口服：成人 400mg，1 次 / 日。

4．头孢特仑酯：对肠杆菌科等革兰阴性杆菌有高度抗菌作用，对肺炎链球菌有良好抗菌作用，对脆弱类杆菌及梭杆菌属以外的厌氧菌有一定抗菌活性，主要用于敏感菌引起的耳鼻咽喉、呼吸道、泌尿生殖系、皮肤、软组织等多种感染。

【注意事项】可有一过性转氨酶增高、皮疹、胃肠道反应。

【用法用量】口服：成人 100 ～ 200mg/ 次，3 次 / 日。

5．头孢泊肟酯（头孢丙肟酯、博拿）：对革兰阳性菌如葡萄球菌、链球菌属及革兰阴性菌如大肠埃希菌、克雷伯菌属、变形杆菌、淋病奈瑟菌、流感杆菌等作用很强。适用于敏感菌引起的呼吸道、泌尿道等感染。

【用法用量】成人 0.1 ～ 0.2g/ 次，2 次 / 日。

（四）第四代头孢菌素类抗生素

1．比第三代头孢菌素抗菌谱更广，对革兰阳性菌作用增强。

2．对 β- 内酰胺酶比第三代头孢菌素更稳定。

3．对铜绿假单胞菌抗菌作用同头孢他啶，个别品种作用强于头孢他啶。

常用药物：

1．头孢吡肟（头孢匹美、马斯平）：对金黄色葡萄球菌的活性较头孢他啶强，对肺炎链球菌、化脓性淋球菌、流感杆菌、肺炎杆菌、产气杆菌、阴沟杆菌的活性明显强于头孢他啶，对铜绿假单胞菌也有较好的抗菌作用。用于敏感菌所致的各种严重感染。

【注意事项】

（1）偶有肝功异常、头痛、皮疹、胃肠道反应。

（2）肾功能不全者减至 2/3 ～ 1/2 应用。

【用法用量】成人每次 1 ～ 2g，加入生理盐水 100ml，静脉滴注，2 次 / 日。

2．头孢匹罗　抗菌谱同头孢吡肟，对阴沟杆菌的活性优于头孢吡肟。

【注意事项】不良反应同头孢吡肟。

【用法用量】成人每日 1 ～ 2g，加入生理盐水 100ml，静脉滴注，2 次 / 日。

3．头孢克定　抗菌谱同头孢吡肟，对铜绿假单胞菌的作用较头孢他啶强 4 ～ 16 倍。

【注意事项】不良反应同头孢吡肟。

【用法用量】成人每次 1 ～ 2g，加入生理盐水 100ml，静脉滴注，2 次 / 日。

三、其他 β- 内酰胺类抗生素

（一）头霉素类

1．头孢西丁（美福仙、头孢夹氧噻吩、头孢酊钠）：对厌氧菌有一定抗菌活性，对铜绿假单胞菌、肠球菌、肠杆菌耐药。适用于治疗混合性厌氧 - 需氧菌的感染。

【注意事项】

（1）对敏感菌感染，尽量不与氨基糖苷类合用，以免增加肾毒性。

（2）不宜用于脆弱拟杆菌所致的败血症。

（3）对院内感染的腹腔感染、败血症和危及生命的腹膜炎病人，宜选用氨基糖苷类、甲硝唑联合应用。肾功能不全者慎用。

【用法用量】静脉用药：成人 2 ～ 3g，3 ～ 4 次 / 日。

2．头孢美唑　（先锋美他醇、头孢甲四唑、头孢氰唑钠）：对革兰阳性菌、革兰阴性菌、厌氧菌均有抗菌作用，对葡萄球菌和其他革兰氏阳性菌优于第三代头孢菌素。对 β- 内酰胺酶稳定，主要由尿排出，用于敏感菌所致的肺炎、支气管炎、腹膜炎、胆道感染、泌尿道感染。

【注意事项】与强利尿剂合用可加重肾损害。

【用法用量】成人每次 1g，加入生理盐水 100ml，静脉滴注，2 次 / 日。

3. 头孢替坦（头美双硫唑）：对多数革兰阴性杆菌有抗菌活性，对革兰阳性球菌作用差，对肠球菌及铜绿假单胞菌耐药。适用于革兰阴性菌和厌氧菌所致的各种感染。

【注意事项】可有皮疹、胃肠道不适。

【用法用量】成人每次 1 ~ 2g，加入生理盐水 100ml，静脉滴注，2 次 / 日。

（二）氧头孢烯类

拉氧头孢（头孢拉他、羟羧氧酰胺菌素）：作用机制、抗菌谱和药理特性类似第三代头孢菌素。对革兰阳性菌作用弱，对革兰阴性杆菌抗菌活性很强，对流感嗜血杆菌高度敏感，对厌氧菌抗菌活性最强。适用于敏感菌所致的各种感染。对胆道感染、泌尿道感染、脑膜炎、脑脓肿、肝脓肿尤为适宜。

【注意事项】

（1）胃肠反应与剂量成正相关。

（2）肝功能一过性改变。

（3）皮疹。

（4）肾功能障碍。

（5）全血细胞减少。

（6）溶解后尽快应用，注射速度宜慢，但要在 30 ~ 60min 内静脉滴注完毕。

【用法用量】成人每日 1 ~ 2g，加入生理盐水 100ml，静脉滴注，2 次 / 日。

（三）单环类

氨曲南（氨噻羧单胺菌素、君刻单、菌克单）：对革兰阴性菌，包括铜绿假单胞菌有较强抗菌活性，对其他 β- 内酰胺类抗生素和氨基糖苷类已耐药的细菌仍有抗菌活性。适用于革兰阴性菌引起的下呼吸道感染、复杂尿路感染、败血症、外科感染、妇科感染、淋病、流行性脑脊髓膜炎等疾病。

【注意事项】

（1）偶有味觉异常、皮疹、胃肠反应。

（2）慎用于肝功严重损害者，老人减量应用。

（3）与 β- 内酰胺类、氨基糖苷类、甲硝唑联用起协同作用。

（4）不能与其他抗生素混同一瓶内使用。

【用法用量】

成人每次 1 ~ 4g，加入生理盐水 100ml 静脉滴注，2 次 / 日。日总量不超过 8g。

（四）碳青霉烯类

1. 亚胺培南 / 西司他丁钠（伊米配能 / 西司他丁钠、泰能、泰宁）：抗菌谱广，抗菌活性强，可抑制 98% 以上的主要致病菌。主要用于败血症、心内膜炎、泌尿生殖系、皮肤、软组织、腹腔、骨和关节的感染。

【注意事项】

（1）可有皮肤过敏、胃肠反应和一过性转氨酶增高。

（2）有肾前氮质血症倾向者易出现肾功能损害。

（3）可引起中枢神经系统不良反应，故不用于治疗脑膜炎。

【用法用量】成人每次 1 ～ 2g，加入生理盐水 100ml，静脉滴注，2 次 / 日。

2．美罗培南（美平）：抗菌作用较亚胺培南广，可用于败血症、呼吸道、泌尿生殖道、肝胆系统、皮肤、软组织的严重细菌感染。

【注意事项】同亚胺培南。

【用法用量】成人每次 0.5 ～ 1g，加入生理盐水 100ml，静脉滴注，2 次 / 日。

（五）β- 内酰胺酶抑制剂及其与 β- 内酰胺抗生素的复合制剂

1．阿莫西林克拉维酸钾（阿莫西林 - 克拉维酸、君尔清、奥格门丁、安美汀、安灭菌、安奇）：对革兰阳性和革兰阴性菌均有抗菌活性。

【注意事项】可有胃肠、皮疹等反应，停药后自行缓解。

【用法用量】常用量：1 ～ 2 片，3 次 / 日。

2．替卡西林克拉维酸（替卡西林 - 克拉维酸、特美汀）：对革兰阳性菌、革兰阴性菌、厌氧菌均有抗菌活性。

【用法用量】成人 3.2g，加入 100ml 生理盐水静脉滴注，2 次 / 日。最大剂量 4 次 / 日。

3．氨苄西林舒巴坦双酯（氨苄西林 - 舒巴坦双酯、舒他西林）：

【用法用量】成人 0.5g，加入 100ml 生理盐水，静脉滴注，2 次 / 日。

4．氨苄西林舒巴坦（氨苄西林 - 舒巴坦、优立新、舒安新）：

【用法用量】成人每次 1.5 ～ 3g，加入 100ml 生理盐水，静脉滴注，3 ～ 4 次 / 日。最大剂量不超过 12g/ 日。

5．头孢哌酮钠舒巴坦（头孢哌酮 - 舒巴坦、舒普深、锋派星、优普同、瑞普欣、舒尔欣、先舒、铃兰欣）：对多种常见致病菌有强大的抗菌作用。适用于敏感菌引起的呼吸道、泌尿道、妇科、腹腔、皮肤、软组织、骨、关节等感染及败血症、脑膜炎的治疗。

【注意事项】

（1）可有胃肠道、皮疹、转氨酶暂时增高等反应。

（2）个别病人可引起维生素 K 缺乏，应查凝血酶元，必要时加用维生素 K。

（3）肝肾功能不全者，剂量需调整。

【用法用量】成人每日 1 ～ 4g，加入 100ml 生理盐水，静脉滴注，2 次 / 日。

6．他唑巴坦（三唑巴坦）：舒巴坦的衍生物，抑酶作用优于克拉维酸和舒巴坦

7．哌拉西林他唑巴坦（哌拉西林 - 他唑巴坦、特治星）：哌拉西林对产 β- 内酰胺酶的细菌活性较弱，因为他唑巴坦的存在，增强并扩展了哌拉西林的抗菌谱，使许多对哌拉西林耐药菌成为敏感菌。适用于敏感菌引起的下呼吸道、泌尿道、妇科、腹腔、皮肤、软组织、骨、关节、粒细胞减少症病人感染及败血症等。

【注意事项】

（1）可有胃肠道、皮疹、转氨酶暂时增高等反应。

（2）妊娠期和哺乳期慎用。12 岁以下儿童暂不用。

（3）肾功能不全者调整剂量。

【用法用量】静脉用药：成人每次 4.5g，静脉滴注，3 次 / 日。

氨基糖苷类抗生素

【作用与用途】

对革兰阳性菌、革兰阴性菌均有作用，对革兰阴性菌有强抗菌活性，主要阻碍细菌蛋白质的合成而杀菌。主要药物有：链霉素、卡那霉素、庆大霉素、西梭霉素、妥布霉素、丁胺卡那霉素、乙基西梭霉素等抗生素。

【注意事项】

（1）有过敏反应：尤以链霉素易引起，发生率仅次于青霉素 G。

（2）有耳毒性：对第八对脑神经损害。

（3）有肾毒性：可致肾小球细胞变性，出现蛋白尿、管形尿、尿红细胞，老年人剂量大、合用呋塞米（速尿）等，易发生肾毒性。发生率：新霉素＞卡那霉素＞庆大霉素＞链霉素，奈替米星毒性最低，乙基西梭霉素更低。

（4）神经肌肉阻断作用：主要表现呼吸抑制，与剂量大、静脉滴注速度快有关。

【常用药物用法与用量】

1．庆大霉素：口服：80mg/次，3次/日，用于肠炎。静脉滴注：240 ～ 320mg/次，加入 5% 葡萄糖盐水 500ml，1 次/日。

2．妥布霉素：240 ～ 320mg 加入 5% 葡萄糖盐水 500ml，静脉滴注。常用于肠炎。

大环内酯类抗生素

【作用与用途】

1．抗菌谱与青霉素近似，对革兰阳性菌和革兰阴性菌有效，并对流感嗜血杆菌、部分志贺菌属（痢疾杆菌）及大肠埃希菌等有一定的抑制作用。

2．对支原体、立克次体、衣原体也有抑制作用。

3．对青霉素产生耐药性的菌株，对本类抗生素敏感。

4．常作为青霉素过敏的替代药物，用于控制呼吸道、消化道、泌尿系统和皮肤的感染等。

5．大环内酯类抗生素药物有：红霉素、麦迪霉素、螺旋霉素、乙酰螺旋霉素、交沙霉素、柱晶白霉素。新大环内酯类有阿奇霉素、克拉霉素、罗红霉素等。

【注意事项】

1．禁用于对红霉素及其他大环内酯类过敏的患者。

2．红霉素及克拉霉素禁与特非那丁合用，以免引起心脏不良反应。

3．肝功能损害患者如有指征需要应用时，要适当减量并定期复查肝功能。

4．肝病患者不宜应用红霉素酯化物。

5．乳糖酸红霉素粉针剂使用时必须首先以注射用水完全溶解，再加入生理盐水或 5% 葡萄糖液中，药物浓度不宜超过 0.5%，缓慢静脉滴注。

【常用药物用法与用量】

1．罗红霉素

口服：150mg/次，2次/日或300mg/次，1次/日。7 ～ 10 天一个疗程。

2．阿奇霉素

（1）口服：500mg/次，1次/日，连用3天，改为250mg/次，1次/日，继续口服2～5天。用于一般感染。

（2）静脉滴注：500mg/次，加入5%葡萄糖液250ml，1次/日。连用2～3天，改为口服，500mg/次，1次/日，连用7～10天。用于社区获得性肺炎。

3．克拉霉素

（1）250mg/次，2次/日，连服5～14天。用于一般感染。

（2）500mg/次，2次/日，连服5～14天。用于重症感染。

（3）500mg/次，2次/日，与奥美拉唑40mg合用，1次/日，连服14天。控制幽门螺杆菌。

林可酰胺类抗生素

【作用与用途】

1．用于革兰阳性菌和厌氧菌引起的呼吸道、泌尿系、生殖系、皮肤、骨关节的感染等。

2．与青霉素、氯霉素、头孢菌素类和四环素类之间无交叉耐药，与大环内酯类有部分交叉耐药。

【注意事项】

1．禁用于对林可霉素和克林霉素过敏的患者。

2．有腹痛、胀气、腹泻、恶心、呕吐、口渴等反应。

3．偶有皮疹、药物热、嗜酸粒细胞增多等反应。

4．有前列腺增生的老年男性偶有尿潴留反应。

5．严重肾功能损害应用时需调整剂量。

6．林可霉素与新生霉素、卡那霉素在同瓶静脉滴注时有配伍禁忌。与大环内酯类抗生素拮抗。也可能影响青霉素及头孢菌素的杀菌作用。

【常用药物用法与用量】

1．林可霉素

成人1.2～2.4g，加入5%葡萄糖液250～500ml，静脉滴注，1次/日。

2．克林霉素

（1）口服：成人150～300mg/次，3次/日。

（2）静脉滴注：0.6～1.2g，加入5%葡萄糖液250～500ml，静脉滴注，1次/日。

氟喹诺酮类抗生素

【作用与用途】

1．氟喹诺酮类药物妨碍细菌DNA回旋酶，造成细菌DNA的不可逆损害，而使细菌细胞不再分裂。

2．氟喹诺酮分为一、二、三、四代。

3．第一代氟喹诺酮类，只对大肠埃希菌、志贺菌及少部分变形杆菌有抗菌作用，具体品种有萘啶酸和吡咯酸。

4．第二代氟喹诺酮类，对肠杆菌属、枸橼酸杆菌、铜绿假单胞菌、沙雷杆菌也有一定抗菌作用，主要品种是吡哌酸。

5．第三代氟喹诺酮类对葡萄球菌等革兰阳性菌也有抗菌作用，对一些革兰阴性菌的抗菌作用则进一步加强。常用有诺氟沙星、氧氟沙星、培氟沙星、依诺沙星、环丙沙星等。

6．第四代氟喹诺酮类对革兰阳性菌抗菌活性增强，对厌氧菌作用增强，对肺炎支原体、肺炎衣原体、军团菌以及结核分枝杆菌的作用增强，如加替沙星、莫昔沙星等，特点是不良反应更小，但价格较贵。

7．以上药物可用于呼吸道、胆道、胃肠道、泌尿系、生殖系、皮肤等感染。

【主要不良反应】

1．胃肠道反应：恶心、呕吐、不适、疼痛等。

2．中枢反应：头痛、头晕、睡眠不良等，并可致精神症状。

3．可诱发癫痫，有癫痫病史者慎用。

4．本类药物可影响骨骼代谢，老年人慎用。

5．可产生结晶尿，尤其在碱性尿中更易发生。

6．大剂量或长期应用本类药物易致肝损害。

7．禁用于对氟喹诺酮类药物过敏的患者。

【常用口服药用法与用量】

1．吡哌酸（PPA）：0.5g/次，3次/日。常用于肠炎。

2．环丙沙星：0.5g/次，2次/日。常用于肠炎、尿路感染、咽炎、气管感染等。

3．诺氟沙星：0.4g/次，2次/日。常用于尿路感染、肠炎等。

4．氧氟沙星：0.2g/次，2次/日。常用于尿路、生殖系、气管、胃肠感染等。

5．左氧氟沙星（左克、来立信）：0.2g/次，2次/日。常用于慢性支气管炎急性发作、肺炎、肾盂肾炎、复杂尿路感染、皮肤软组织及生殖系感染等。

【常用静脉药用法与用量】

1．环丙沙星：0.4g/次，2次/日，静脉滴注。

2．氧氟沙星：0.4g/次，2次/日，静脉滴注。

3．左氧氟沙星（左克）：0.2 g/次，2次/日，静脉滴注。常用于较重的慢性支气管炎急性发作、肺炎、肾盂肾炎、复杂尿路感染、皮肤软组织及生殖系感染等。

4．加替沙星：0.2g/次，2次/日，静脉滴注。用于慢性支气管炎急性发作重症、社区获得性肺炎、医院感性肺炎、淋病性尿路感染、宫颈炎等。

其他类抗生素

（一）磷霉素

【作用与用途】

敏感菌所致的呼吸道感染、皮肤软组织感染、肠道感染、泌尿道感染、败血症、脑膜炎、腹膜炎、骨髓炎、子宫附件炎、子宫内感染、盆腔炎等。与β-内酰胺类、氨基糖苷类、大环内酯类联合用药有协同作用。

【注意事项】

1．主要为轻度胃肠道反应，如恶心，纳差、中上腹不适、稀便或轻度腹泻，一般不影响继续用药。

2．偶可发生皮疹、嗜酸性粒细胞增多，周围血象红细胞、血小板一过性降低。

3．白细胞降低、血清氨基转移酶一过性升高，头晕，头痛等反应。

4．在快速及大剂量滴注时偶见静脉炎。

5．极个别患者可能出现过敏休克。

【用法用量】

1．用法：先用灭菌注射用水溶解，加入5%葡萄糖注射液或氯化钠注射液250～500ml静脉滴注。

2．用量：成人4～12g/日/次，缓慢静脉滴注，严重感染可用至16g/日，

（二）甲硝唑和替硝唑

【作用和用途】

具广谱抗厌氧菌和抗原虫的作用，临床主要用于预防和治疗厌氧菌引起的感染，如呼吸道、消化道、腹腔及盆腔化脓性感染，皮肤软组织、骨和骨关节等部位的感染，以及脆弱拟杆菌引起的心内膜炎、败血症及脑膜炎等，此外还广泛应用于预防和治疗口腔厌氧菌感染。

【注意事项】

1．经肝代谢，肝功不良者药物可蓄积，应酌情减量。

2．应用期间应减少钠盐摄入量，如食盐过多可引起钠滞留。

3．服药期间禁酒。

4．可诱发白假丝酵母菌（白色念珠菌）感染，必要时可合并用抗真菌药。

5．可引起周围神经炎和惊厥，遇此情况应考虑停药或减量。

6．可致血象改变，白细胞减少等，应予注意。

7．用后尿液呈红色，注意不要干扰诊断。

【常用药物用法与用量】

1．甲硝唑：口服用药：每次0.2～0.4g，3次/日，7～10日为一疗程。静脉用药：0.5g/次，2次/日，静脉滴注。

2．替硝唑：成人0.8g/次，1次/日，静脉滴注。厌氧菌严重感染，宜选用本品。

（三）制霉菌素

【作用用途】有广谱抗真菌作用。用于治疗消化道、阴道、皮肤假丝酵母菌（念珠菌）感染。

【注意事项】

1．较大剂量可发生腹泻、恶心、呕吐和上腹疼痛等消化道反应，减量或停药后迅速消失。

2．对本品过敏患者禁用。

3．对全身真菌感染无治疗作用。

【用法与用量】

口服：成人50万～100万U/次，3次/日。

第二节　抗病毒药物

（一）吗啉胍

【商品名称】病毒灵

【作用用途】本品为抗病毒药。用于流感病毒及疱疹病毒感染。

【用法用量】口服。成人：一次0.2g，3～4次/日。

【不良反应】可引起出汗、食欲缺乏及低血糖等反应。

【注意事项】

1．对本品过敏者禁用。

2．本品性状发生改变禁止使用。

【规格】片剂：0.1g。

（二）利巴韦林

【商品名称】病毒唑

【作用用途】广谱抗病毒药。适用于病毒性上呼吸道感染、皮肤疱疹病毒感染。

【用法用量】

1．口服

（1）病毒性上呼吸道感染：成人一次150mg，3次/日，连用7天。

（2）皮肤疱疹病毒感染：成人一次300mg，3次/日，连用7天。

2．静脉滴注

成人一次0.5g，加入氯化钠注射液或5%葡萄糖注射液稀释成每1ml含1mg的溶液后，静脉缓慢滴注，2次/日。

【不良反应】常见的不良反应有贫血、乏力等，停药后即消失。较少见的不良反应有疲倦、头痛、失眠、食欲减退、恶心、呕吐等，并可致红细胞、白细胞及血红蛋白下降。

【注意事项】

（1）对本品过敏者禁用。

（2）有严重贫血、肝功能异常者慎用。长期或大剂量服用对肝功能、血象有不良反应。

（3）对诊断的干扰：口服本品后引起血胆红素增加者可高达25%。大剂量可引起血红蛋白下降。

（4）尽早用药。呼吸道合胞病毒性肺炎病初3日内给药一般有效。本品不宜用于未经实验室确诊为呼吸道合胞病毒感染的患者。

（5）本品有较强的致畸作用，孕妇禁用。

【相互作用】本品与齐多夫定同用时有拮抗作用。

【规格】片剂：20mg；50mg；100mg。针剂：1ml：100mg。

（三）阿昔洛韦

【商品名称】邦纳

【作用用途】本品为抗病毒药。临床用于单纯疱疹病毒感染、带状疱疹、免疫缺陷者水痘的治疗等。

【用法用量】

1. 口服

（1）单纯疱疹：成人常用量一次 1 片，3 次 / 日，共 5 日；复发性感染一次半片至 1 片，5 次 / 日，共 5 日；复发性感染的慢性抑制疗法，一次半片，3 次 / 日，共 6 个月，必要时剂量可加至一次 1 片，3 次 / 日，共 6 ~ 12 个月。

（2）带状疱疹：成人常用量一次 2 片，5 次 / 日，共 7 ~ 10 日。

2. 静脉滴注：成人日最大剂量为 30mg/kg。

【不良反应】偶有头晕、头痛、关节痛、恶心、呕吐、腹泻、胃部不适、食欲减退、口渴、白细胞下降、蛋白尿及尿素氮轻度升高、皮肤瘙痒等，长程给药偶见痤疮、失眠、月经紊乱。

【注意事项】

1. 对本品过敏者禁用。

2. 脱水或有肝、肾功能不全者慎用。

3. 严重免疫功能缺陷者长期或多次应用本品治疗后可能引起单纯疱疹病毒和带状疱疹病毒对本品耐药。

4. 本品对单纯疱疹病毒的潜伏感染和复发无明显效果，不能根除病毒。

【相互作用】

1. 与齐多夫定合用可引起肾毒性，表现为深度昏睡和疲劳。

2. 与丙磺舒合用可使本品的排泄减慢，半衰期延长，体内药物蓄积。

3. 与干扰素或甲氨蝶呤（鞘内）合用，可能引起精神异常，应慎用。

4. 与肾毒性药物合用加重肾毒性，应慎用。

【规格】咀嚼片（邦纳）：0.4g。粉针剂：0.25g。

第三节　中枢兴奋药物

（一）贝美格注射液

【商品名称】美解眠

【作用用途】用于巴比妥类及其他催眠药中毒。

【用法用量】静脉滴注：50mg 加 5% 葡萄糖注射液 250 ~ 500ml 稀释后静脉滴注，至病情改善。

【不良反应】可引起恶心、呕吐。

【注意事项】吗啡中毒者禁用。静脉滴注速度不宜过快（滴速 10 ~ 15 滴 / 分），以免产生惊厥。

【规格】针剂：20ml：50mg。

（二）尼可刹米注射液

【商品名称】可拉明

【作用用途】选择性兴奋延髓呼吸中枢，适用于中枢性呼吸抑制及各种原因引起的呼吸抑制。

【用法用量】皮下注射、肌内注射、静脉注射：成人：常用量 一次 0.25 ~ 0.5g，必要时 1 ~ 2 小时重复用药；极量一次 1.25g。

【不良反应】常见面部刺激症、烦躁不安、抽搐、恶心、呕吐等。大剂量时可出现血压升高、心悸、出汗、面部潮红、呕吐、震颤、心律失常、惊厥、甚至昏迷。

【注意事项】抽搐及惊厥患者禁用。

【相互作用】与其他中枢兴奋药合用，有协同作用，但是可引起惊厥。

【规格】针剂：2ml：0.375g。

（三）洛贝林

【商品名称】山梗菜碱

【作用用途】本品主要用于各种原因引起的中枢性呼吸抑制。

【用法用量】静脉给药：成人常用量：一次 3mg；极量：一次 6mg，一日 20mg。

【不良反应】可有恶心、呕吐、呛咳、头痛、心悸等。

【注意事项】剂量较大时，能引起心动过速、传导阻滞、呼吸抑制甚至惊厥。

【规格】针剂：1ml：3mg。

（四）胞磷胆碱钠注射液

【商品名称】胞二磷胆碱

【作用用途】本品为核苷衍生物，是一种辅酶，通过降低脑血管阻力，增加脑血流而促进脑物质代谢，改善脑循环。用于急性颅脑外伤和脑术后意识障碍。

【用法用量】静脉滴注：一日 0.25 ~ 0.5g，用 5% 或 10% 葡萄糖注射液稀释后缓慢滴注，每 5 ~ 10 日为一疗程。

【不良反应】偶有一过性血压下降、失眠、兴奋及给药后发热等。

【注意事项】脑出血急性期不宜大剂量应用。一般不采用肌内注射。

【规格】针剂 2ml：0.25g。

【贮藏】遮光，密闭保存。有效期一年半。

（五）注射用氨酪酸

【商品名称】异安芬

【作用用途】用于脑卒中后遗症、脑动脉硬化症、头部外伤后遗症以及一氧化碳中毒所致昏迷的辅助治疗，也可用于各型肝性脑病（肝昏迷）。

【用法用量】静脉滴注：脑卒中后遗症等：一次 0.5 ~ 1.0g，加 250 ~ 500ml 生理盐水，缓慢滴注；肝性脑病：一次 1 ~ 4g，以 5% ~ 10% 葡萄糖注射液 250 ~ 500ml 稀释后 2 ~ 3 小时内滴完。

【不良反应】偶见灼热感、恶心、头晕、失眠、便秘、腹泻。大剂量时可出现肌无力、运动失调、血压降低及呼吸抑制。

【注意事项】对本品过敏者禁用。静脉滴注过程中如出现胸闷、气急、头昏、恶心等症状，应立即停药。必须充分稀释后缓慢静脉滴注，以避免引起血压下降而导致休克。

【规格】1.0g。

第四节　抗休克药物

（一）重酒石酸间羟胺注射液

【商品名称】阿拉明

【作用用途】α受体兴奋剂。用于各种休克，包括心源性休克、感染性休克、心肌梗死性休克等。

【用法用量】肌内注射：剂量视病情而定，一般每次10～20mg，每1/2～2小时一次；静脉注射：初量0.5～5mg，继而静脉滴注，用于重症休克；静脉滴注：15～100mg加入5%葡萄糖液或氯化钠注射液500ml中滴注，调节滴速以维持合适的血压为准。

【不良反应】有心律失常、急性肺水肿、心搏停顿。过量的表现为抽搐、严重高血压、严重心律失常；局部血管严重收缩，导致组织坏死、糜烂、红肿、硬结，形成脓肿等。

【注意事项】

1. 甲状腺功能亢进、高血压、冠心病、充血性心力衰竭、糖尿病患者和疟疾病史者慎用。

2. 血容量不足者应先纠正后再应用本品。

3. 短期内连续应用，会出现快速耐受性，其作用会逐渐减弱。

【相互作用】与环丙烷、氟烷、其他卤化羟类麻醉药、单胺氧化酶抑制剂、洋地黄类药、其他拟肾上腺素药、碱性药物有相互作用。

【规格】1ml：10mg。

（二）盐酸多巴胺注射液

【商品名称】多巴胺注射液

【作用用途】交感神经系统肾上腺素受体与多巴胺受体激动剂。适用于心肌梗死、创伤、内毒素败血症、心脏手术、肾衰竭、充血性心力衰竭等引起的休克综合征；补充血容量后休克仍不能纠正者，尤其有少尿及周围血管阻力正常或较低的休克。由于本品可增加心排血量，也用于洋地黄类药和利尿剂无效的心功能不全。

【用法用量】静脉注射。成人常用量：开始时按每分钟1～5μg/kg体重，10min内以每分钟1～4μg/kg速度递增，以达到最大疗效。慢性顽固性心力衰竭：静脉滴注开始时，按每分钟0.5～2μg/kg体重逐渐递增。闭塞性血管病变：静脉滴注开始时按1μg/kg/min，逐增至5～10μg/kg/分，直到20μg/kg/分，以达到最满意效应。危重病例：先按5μg/kg/min滴注，然后以5～10μg/kg/min递增至20～50μg/kg/min，以达到满意效应。或本品20mg加入5%葡萄糖注射液200～300ml中静脉滴注，开始时按75～100μg/min滴入，以后根据血压情况，可加快速度和加大浓度，但最大剂量不超过500μg/min。

【不良反应】常见的有胸痛、呼吸困难、心悸、心律失常、全身软弱无力感；少见心跳缓慢、头痛、恶心、呕吐；手足疼痛或手足发凉；局部坏死或坏疽；过量时可出现血压升高。

【注意事项】

1．对本品过敏的患者禁用。

2．嗜铬细胞瘤患者、闭塞性血管病（包括动脉栓塞、动脉粥样硬化、血栓闭塞性脉管炎、冻伤、糖尿病性动脉内膜炎、雷诺病等）频繁室性心律失常的患者慎用。

3．应用本品治疗前要先纠正低血容量。

4．在碱性液中不稳定，遇碱分解，不宜与碱性药物配伍。

【相互作用】与硝普钠，异丙肾上腺素，多巴酚丁胺，α受体阻滞剂如酚苄明、酚妥拉明、妥拉唑林等，β-受体阻滞剂，硝酸酯类，利尿药，胍乙啶，三环类抗抑郁药，单胺氧化酶抑制剂，苯妥英钠有相互作用。

【规格】2ml：20mg。

（三）多巴酚丁胺注射液

【商品名称】多巴酚丁胺注射液

【作用用途】β_1受体激动剂。可用于器质性心脏病时心肌收缩力下降引起的心力衰竭。

【用法用量】静脉滴注。成人常用量：250mg溶于5%葡萄糖液或0.9%氯化钠注射液500ml中稀释后，以滴速每分钟2.5～10μg/kg给予，在每分钟15μg/kg以下的剂量时，心率和外周血管阻力基本无变化。一般最大剂量每分钟不超过10μg/kg。

【不良反应】可有心悸、恶心、头痛、胸痛、气短等。

【注意事项】

1．对本品过敏的患者禁用。

2．梗阻性肥厚型心肌病，心房颤动，高血压，严重的机械梗阻如重度主动脉瓣狭窄，低血容量，室性心律失常，心肌梗死的患者慎用。

【相互作用】与β受体阻滞剂、硝普钠、碳酸氢钠等碱性药物有相互作用。

【规格】2ml：20mg；5ml：250mg；粉针剂：250mg。

（四）去甲肾上腺素注射液

【商品名称】去甲肾上腺素注射液

【作用用途】α受体和β受体激动药。用于治疗急性心肌梗死、体外循环等引起的低血压；对血容量不足所致的休克、低血压或嗜铬细胞瘤切除术后的低血压，本品作为急救时补充血容量的辅助治疗，以使血压回升，暂时维持脑与冠状动脉灌注，直到补充血容量治疗发生作用；也可用于椎管内阻滞时的低血压及心搏骤停复苏后血压维持。

【用法用量】用5%葡萄糖注射液或葡萄糖氯化钠注射液稀释后静脉滴注。成人：开始以每分钟8～12μg速度滴注，调整滴速以达到血压升到理想水平；维持量为每分钟2～4μg。

【不良反应】局部组织坏死；静脉输注时沿静脉径路皮肤发白；注射局部皮肤破溃，皮肤发绀，发红，严重眩晕；皮疹、面部水肿；心律失常；血压升高后可出现反射性心率减慢；焦虑不安、眩晕、头痛、皮肤苍白、心悸、失眠；头痛及高血压、心率缓慢、呕吐、抽搐。

【注意事项】

1．禁止与其他儿茶酚胺类药合并使用，可卡因中毒及心动过速患者禁用。

2．缺氧、高血压、动脉硬化、甲状腺功能亢进症、糖尿病、闭塞性血管炎、血栓病患者、孕妇慎用。

【相互作用】与β受体阻滞剂，降压药，洋地黄类药，其他拟交感胺类，麦角制剂如麦角胺、麦角新碱或缩宫素等，三环类抗抑郁药，甲状腺激素，妥拉唑林有相互作用。

【规格】1ml：1mg。

（五）盐酸肾上腺素注射液

【商品名称】肾上腺素注射液

【作用用途】α受体和β受体激动剂。主要适用于因支气管痉挛所致的呼吸困难，可迅速缓解药物等引起的过敏性休克，亦可用于延长浸润麻醉用药的作用时间，各种原因引起的心脏骤停进行心肺复苏的主要抢救用药。

【用法用量】皮下注射。常用量：1次0.25～1mg；极量：皮下注射，1次1mg。

1．抢救过敏性休克：皮下注射或肌内注射0.5～1mg，也可用0.1～0.5mg以0.9%氯化钠注射液稀释到10ml，缓慢静脉注射，如疗效不好，可改用4～8mg，溶于5%葡萄糖液500～1000ml中静脉滴注。

2．抢救心脏骤停：以0.25～0.5mg用10ml生理盐水稀释后静脉或心内注射。

3．治疗支气管哮喘：皮下注射0.25～0.5mg，3～5分钟见效，但仅能维持1小时，必要时每4小时重复注射一次。

【不良反应】心悸、头痛、血压升高、震颤、无力、眩晕、呕吐、四肢发凉、心律失常、心室颤动等，用药局部可有水肿、充血、炎症。

【注意事项】

1．高血压、器质性心脏病、冠状动脉疾病、糖尿病、甲状腺功能亢进、洋地黄中毒、外伤性及出血性休克、心源性哮喘等患者禁用。

2．器质性脑病、心血管病、青光眼、帕金森病、噻嗪类药物引起的循环虚脱及低血压、精神神经疾病、老年人慎用。

【相互作用】与α受体阻滞剂以及各种血管扩张药、全麻药、洋地黄类药、三环类抗抑郁药、麦角制剂、利血平、胍乙啶、β受体阻滞剂、其他拟交感胺类药物、硝酸酯类有相互作用。

【规格】1ml：1mg。

（六）异丙肾上腺素注射液

【商品名称】异丙肾上腺素注射液

【作用用途】β受体激动剂。治疗心源性或感染性休克，完全性房室传导阻滞、心搏骤停。

【用法用量】心搏骤停：心腔内注射0.5～1mg。Ⅲ度房室传导阻滞，心率每分钟不及40次时：以0.5～1mg加在5%葡萄糖注射液200～300ml内缓慢静脉滴注。

【不良反应】常见口咽发干、心悸不安；少见头晕、目眩、面潮红、恶心、心率增速、震颤、多汗、乏力等。

【注意事项】

1．对本品过敏、心绞痛、心肌梗死、甲状腺功能亢进、嗜铬细胞瘤患者禁用。

2．心律失常伴有心动过速、心血管疾患包括心绞痛、冠状动脉供血不足，糖尿病，高血压，甲状腺功能亢进，洋地黄中毒所致的心动过速患者慎用。

【相互作用】与其他拟肾上腺素药物、普萘洛尔有相互作用。

【规格】1ml：1mg。

第五节　解热镇痛药与镇痛药物

（一）阿司匹林片

【商品名称】阿司匹林

【作用用途】具有解热镇痛作用；还有通过抑制外周前列腺素等的合成起镇痛、抗炎和抗风湿的作用；还有抑制血小板聚集的作用。常用于发热、头痛、神经痛、牙痛、月经痛、肌肉痛、关节痛等。

【用法用量】口服，成人：一次 0.3 ~ 0.6g，3 次 / 日，饭后服。

【不良反应】较常见的不良反应有恶心、呕吐、上腹部不适或疼痛等胃肠道反应，停药后多可消失；长期或大量应用时可发生胃肠道出血或溃疡；在服用一定疗程后可出现可逆性耳鸣、听力下降；少数病人可发生哮喘、荨麻疹、血管神经性水肿或休克等过敏反应，严重者可致死亡；剂量过大时可致肝、肾功能损害。

【注意事项】

1．对阿司匹林或其他非甾体抗炎药物过敏者禁用。

2．血友病、活动性消化性溃疡及其他原因所致消化道出血者禁用。

3．年老体弱者、有哮喘及其他过敏反应者、痛风患者、心肝肾功能不全者、血小板减少者及其他出血倾向者应慎用。

【规格】0.3g。

（二）对乙酰氨基酚

【商品名称】扑热息痛

【作用用途】本品为乙酰苯胺类解热镇痛药，用于缓解感冒引起的发热、头痛、肌肉痛、关节痛以及神经痛、偏头痛、痛经、癌痛和手术后止痛等，可用于对阿司匹林过敏的患者。对各种严重创伤性剧痛及内脏平滑肌绞痛无效。

【用法用量】口服：成人一次 0.5g，3 ~ 4 次 / 日，一日用量不宜超过 2g。退热治疗一般不超过 3 天，镇痛给药不超过 10 天。

【不良反应】偶尔可引起恶心、呕吐、出汗、腹痛、皮肤苍白等，少数病例可发生过敏性皮炎、皮疹、皮肤瘙痒、粒细胞缺乏、血小板减少、高铁血红蛋白血症、贫血、肝肾功能损害等，很少引起胃肠道出血。

【注意事项】

1．严重肝、肾功能不全患者及对本品过敏者禁用。

2．酒精中毒、患肝病或病毒性肝炎时，肾功能不全者，老年患者应慎用。

3．因疼痛服用此药时，不得连续使用5天以上，退热治疗不得超过3天。

4．服用本品后出现红斑或水肿症状应立即停药。

5．孕妇及哺乳期妇女、3岁以下儿童应避免使用。

【相互作用】长期饮酒或应用肝酶诱导剂，尤其是应用巴比妥类或抗惊厥药的患者，长期或大量服用本品时，有发生肝毒性的危险。

【规格】片剂：0.5g。

（三）索密痛

【商品名称】去痛片

【作用用途】为复方解热镇痛药。用于发热及轻、中度疼痛。

【用法用量】需要时服用，一次1～2片，1～3次/日。

【不良反应】

1．所含氨基比林和非那西丁均有明显不良反应。

2．服用氨基比林可有呕吐、皮疹、发热、大量出汗及发生口腔炎等，少数可致中性粒细胞缺乏、再生障碍性贫血、渗出性红斑、剥脱性皮炎、龟头糜烂等。

3．长期服用非那西丁可引起肾乳头坏死、间质性肾炎并发生急性肾衰竭，甚至可能诱发肾盂癌和膀胱癌，还可造成对药物的依赖性。

4．非那西丁还易使血红蛋白形成高铁血红蛋白，使血液的携氧能力下降，导致发绀，还可引起溶血、肝损害，并对视网膜有一定毒性。

【注意事项】

1．对氨基比林、非那西丁、咖啡因或苯巴妥类药物过敏者禁用。

2．长期服用可造成依赖性，并产生耐受。

3．对各种创伤性剧痛和内脏平滑肌绞痛无效。

4．孕妇及哺乳期妇女不推荐使用。老年患者慎用。

【规格】0.5g。

（四）氨基比林咖啡因片

【商品名称】氨基比林咖啡因片

【作用用途】本品为解热镇痛药，用于缓解感冒、上呼吸道感染引起的发热、头痛等症状，亦可用于神经痛、风湿痛、牙痛。

【用法用量】口服。一次1～2片，3次/日。

【不良反应】

1．胃肠道损害：可引起消化不良、黏膜糜烂、胃及十二指肠溃疡出血等。

2．肾损害：表现为急性肾功能不全、间质性肾炎、肾乳头坏死及水钠潴留、高血钾等。

3．肝损害：大剂量使用氨基比林可致肝损害，产生黄疸、肝炎等。

4．可引起头痛、头晕、耳鸣、视神经炎等中枢神经系统疾病和粒细胞减少。

【注意事项】

1．对本品过敏、胃肠道出血患者、消化道溃疡者禁用。

2．不能耐受非甾体类抗炎药或大剂量使用非甾体类抗炎药者、年老、有胃肠出血史、溃疡史，或同时使用糖皮质激素、抗凝血药，易造成胃肠道损害者应慎用。

3．年老伴心、肝、肾等并发症，使用利尿剂者应慎用。氨基比林可引起粒细胞减少，长期或大剂量使用本品应注意检查血象。

【规格】氨基比林150mg，咖啡因40mg。

（五）布洛芬

【商品名称】芬必得

【作用用途】本品为非甾体抗炎药。用于减轻中度疼痛，如关节痛、神经痛、肌肉痛、偏头痛、头痛、痛经、牙痛，也可用于减轻普通感冒或流行性感冒引起的发热。

【用法用量】口服：成人一次2片，若疼痛或发热症状不缓解，间隔4～6小时重复用药一次，24小时内不超过8片。缓释胶囊口服：成人一次1粒，2次/日。

【不良反应】恶心、呕吐、胃烧灼感或轻度消化不良、胃肠道溃疡及出血、转氨酶升高、头痛、头晕、耳鸣、视力模糊、精神紧张、嗜睡、下肢水肿或体重骤增。罕见皮疹、过敏性肾炎、膀胱炎、肾病综合征、肾乳头坏死或肾衰竭、支气管痉挛等。

【注意事项】

1．对本品及其他解热镇痛抗炎药过敏者禁用。

2．孕妇及哺乳期妇女不宜用。

3．支气管哮喘者，心功能不全、高血压、血友病或其他出血性疾病者，包括凝血障碍及血小板功能异常者、消化道溃疡病史者、肾功能不全者慎用。

4．本品为对症治疗药，用于止痛不超过5天，用于解热不得超过3天。用药期间如出现不良反应，应立即停药。

【相互作用】与其他解热、镇痛、消炎药物，肝素、双香豆素、地高辛、甲氨蝶呤、口服降糖药物、呋塞米等药物同用可有相互作用。

【规格】片剂：0.2g。缓释胶囊：0.3g。

（六）吲哚美辛片

【商品名称】消炎痛

【作用用途】本品为非甾体抗炎药，具有抗炎、解热及镇痛作用，用于缓解关节炎引起的疼痛和肿胀，软组织损伤和炎症，以及发热、偏头痛、痛经、手术后痛、创伤后疼痛等。

【用法用量】口服：抗风湿：初始剂量一次25～50mg，2～3次/日，一日最大量不应超过150mg。镇痛：首剂一次25～50mg，继之25mg，3次/日，直到疼痛缓解后可停药。退热：一次6.25～12.5mg，一日不超过3次。

【不良反应】消化不良、胃痛、胃烧灼感、恶心、返酸、溃疡、胃出血及胃穿孔、头痛、头晕、焦虑及失眠等；严重者可有精神行为障碍或抽搐等；血尿、水肿、肾功能不全，各型皮疹，最严重的为大疱性多形红斑；再生障碍性贫血，白细胞减少或血小板减少等；哮喘、血管性水肿及休克等。

【注意事项】

1．活动性溃疡病、溃疡性结肠炎及病史者；癫痫，帕金森病及精神病患者，肝、肾功能不全者；对本品或对阿司匹林或其他非甾体抗炎药过敏者；血管神经性水肿或支气管哮喘者禁用。

2．心功能不全及高血压等患者，血友病及其他出血性疾病患者，再生障碍性贫血、粒细胞减少等患者慎用。

3．用药期间应定期随访检查：血象及肝、肾功能。

4．本品宜于饭后服用或与食物或制酸药同服。14岁以下小儿、孕妇及哺乳期妇女禁用。老年患者慎用。

【相互作用】饮酒，与阿司匹林、其他水杨酸盐、皮质激素、促肾上腺皮质激素、洋地黄类药物、肝素、口服抗凝药及溶栓药、胰岛素或口服降糖药、呋塞米、布美他尼、吲达帕胺、氨苯蝶啶、硝苯地平、维拉帕米、丙磺舒、秋水仙碱、磺吡酮、锂盐、甲氨蝶呤、齐多夫定等可有相互作用。

【规格】片剂：25mg。

（七）复方氨林巴比妥注射液

【商品名称】安痛定

【作用用途】本品为解热镇痛药。主要用于急性高热时的紧急退热，对发热时的头痛症状也有缓解作用。

【用法用量】肌内注射：成人一次2ml，极量为一日6ml。

【不良反应】

1．过敏性休克，表现为胸闷、头晕、恶心、呕吐、血压下降、大汗淋漓等症状，应立即停药抢救。

2．粒细胞减少、紫癜、皮疹、荨麻疹、表皮松懈症等。

【注意事项】

1．对巴比妥类药物过敏者禁用。过敏体质者、体弱者慎用。

2．禁止与其他药物混合注射。

3．呼吸系统有严重疾病及呼吸困难者慎用。

4．本品不宜连续使用。

【相互作用】禁止同时应用能抑制呼吸的药物，避免加强本品抑制呼吸中枢作用。

【规格】针剂：2ml：氨基比林0.1g，安替比林40mg，巴比妥18mg。

（八）双氯芬酸钠双释放肠溶胶囊

【商品名称】戴芬

【作用用途】用于急性关节炎、痛风发作，慢性关节炎症、类风湿关节炎、强直性脊柱关节炎和脊柱的其他炎性、风湿性疾病，与关节和脊柱的退行性疾病有关的疼痛、创伤或手术后的肿痛，炎症、痛经，由整形、牙科手术或其他外科小手术引起的术后痛和炎症。

【用法用量】口服：正常成人的剂量为一次1粒，1次/日。必要时可增至一次1粒，2次/日。老年人应在医生的指导下服用。

【不良反应】常见恶心、呕吐、腹泻、食欲缺乏等，有时头痛、疲倦、眩晕、皮疹和胃肠道出血、肝或肾损害病例的报告罕见。

【注意事项】

1．对本品或对其他非甾体抗炎药过敏者、胃和十二指肠溃疡患者、有胃肠道炎性疾病者、黑便或原因不明的血液病患者禁用。

2．空腹或餐前随足量水服用，如出现不良反应，立即停药。

3．服药时避免饮酒，孕妇及哺乳期妇女禁用，老年患者慎用。

【相互作用】与糖皮质激素和乙酰水杨酸等其他解热镇痛药、地高辛、苯妥英钠、锂剂、甲氨蝶呤、保钾利尿药、环孢素等合用可有相互作用。

【规格】肠溶胶囊：75mg。

（九）双氯芬酸钠肠溶片

【商品名称】双氯灭痛，扶他林

【作用用途】有明显的抗风湿、消炎、镇痛及解热作用。用于炎性和退行性风湿病、类风湿关节炎、青少年型类风湿关节炎、强直性脊椎炎、骨关节病、脊椎关节炎、脊柱疼痛综合征、非关节性风湿病、痛风急性发作、创伤后及术后炎症性疼痛和肿胀、妇科疾病的疼痛或炎症，对耳、鼻、喉的严重痛性感染可作为辅助治疗药。

【用法用量】口服：成人：最初每日剂量为 100～150mg。对轻度病人或需长期治疗的病人，每日剂量为 75～100mg。通常将每日剂量分 2～3 次服用。对原发性痛经，每日剂量为 50～150mg，分次服用。药片应完整吞服，以液体送下。宜于饭前服用。

【不良反应】

1．偶见上腹疼痛、恶心、呕吐、腹泻、腹部痉挛、消化不良、涨气和厌食、头痛、头晕、晕眩、皮疹、转氨酶增高等。

2．罕见胃肠道出血、呕血、黑便、胃或肠道溃疡、便血、乏力、荨麻疹、黄疸性及无黄疸型肝炎、支气管痉挛、全身性过敏或过敏样反应等。

3．极罕见低位肠功能紊乱、口疮性口炎、舌炎、食管损伤、便秘、肠狭窄、胰腺炎、感觉障碍、视觉障碍、听力损害、耳鸣、失眠、烦燥、惊厥、抑郁、焦虑、恶梦、震颤、精神反应、味觉障碍、非感染性脑膜炎、疱疹、湿疹、血小板减少、溶血性贫血、再生障碍性贫血、脉管炎、肺炎、心悸、高血压等。

【注意事项】

1．胃或肠道溃疡、对本品过敏者禁用。

2．因服乙酰水杨酸或其他含有前列腺素合成酶抑制剂的药物而诱发哮喘、荨麻疹或急性鼻炎的患者禁用。

3．心脏、肾功能不全的患者，老年患者，服用利尿剂或有细胞外液丢失的病人慎用。

【相互作用】

1．饮酒或与其他非甾体抗炎药、阿司匹林、其他水杨酸类药物、肝素、双香豆素等抗凝药、血小板聚集抑制药同用时不良反应增加。

2．呋塞米、维拉帕米、硝苯啶、地高辛、抗糖尿病药、抗高血压药、丙磺舒、甲氨蝶呤、保钾利尿药、阿司匹林、锂剂或地高辛制剂、某些非甾体抗炎药、糖皮质激素类药、环孢菌素、氟喹喏酮类抗生素合用可能有相互作用。

【规格】片剂：25mg。

（十）丙氧氨酚复方片

【商品名称】达宁

【作用用途】本品有中等程度的镇痛效应，用于治疗各种中度轻癌性疼痛、神经性疼痛、手术后疼痛、血管性头痛、骨关节痛等。

【用法用量】口服。成人1次1～2片，3～4次/日，饭后服。

【不良反应】少数病例出现消化道反应，如恶心、呕吐、腹上区不适。偶见头晕、嗜睡、便秘、纳差、口干、无力。

【注意事项】本品中的右丙氧芬为麻醉药品，应遵照规定使用，不宜长期连续服用。对肝、肾和肾上腺皮质功能不全、妊娠、甲状腺功能减退者慎用。哺乳期妇女及孕妇慎用。老年患者慎用。

【相互作用】与乙醇合用有协同作用，易引起过量中毒反应。与中枢抑制药并用时，可致相加作用。

【规格】片剂：0.3g。

（十一）盐酸曲马多缓释片

【商品名称】奇曼丁

【作用用途】主要作用于中枢神经系统与疼痛相关的特异性受体。无致平滑肌痉挛的作用。在推荐剂量下，不会产生呼吸抑制作用，对血流动力学亦无显著影响。耐药性和依赖性很低。用于中度至重度疼痛。

【用法用量】吞服，勿嚼碎。成人及14岁以上中度疼痛的患者，单剂量为50～100mg。每日最高剂量通常不超过400mg。治疗癌痛时可考虑使用相对大的剂量。肝、肾功能不全者应慎用。老年患者的剂量要有所减少。两次服药的间隔不得少于8小时。

【不良反应】用药后可能出现恶心、呕吐、出汗、口干、眩晕、嗜睡等症状。昏迷可偶尔发生。心血管系统有心悸、心动过速、直立性低血压和循环性虚脱等。此外，头痛、便秘、胃肠功能紊乱、皮肤瘙痒、皮疹较少见。运动无力、食欲减退、排尿紊乱极少发生。精神方面副作用极少见。不能完全排除过敏性休克。

【注意事项】

1. 对本品高度敏感者以及酒精、安眠药、镇痛剂或其他精神药物急性中毒的患者禁用。

2. 本品慎用于阿片类药依赖者、病因不明的意识紊乱、呼吸中枢和呼吸功能紊乱、颅压增高而无人工呼吸设备的情况。

3. 长期使用本品，应注意耐药性或药物依赖性的形成。

4. 常用剂量情况下，本品也会有可能影响病人的驾驶或机械操作的反应能力。

5. 肝、肾功能受损的病人，因其半衰期延长，用药间隔时间要适当延长。

6. 孕妇及哺乳期妇女禁忌使用本品。

【相互作用】

1. 与中枢神经抑制药物或乙醇合用时可强化本品的镇静作用，特别是呼吸抑制作用。与神经阻滞剂合用，个别病例有惊厥的报道。

2. 接受单胺氧化酶（MAO）抑制剂治疗者，再服用本品可能会出现对中枢神经、循环、呼吸系统的严重影响。

3．含卡马西平的药物，可降低本品的镇痛效果。

【规格】缓释片：0.1g。

（十二）盐酸曲马多注射液

【商品名称】盐酸曲马多注射液

【作用用途】为非阿片类中枢性镇痛药，用于癌症疼痛、骨折或术后疼痛等各种急、慢性疼痛。

【用法用量】肌内注射，一次 50 ～ 100mg，必要时可重复，日剂量不超过400mg。

【不良反应】偶见出汗、思睡、头晕、恶心、呕吐、纳差、排尿困难。个别病例有皮疹、心悸、直立性低血压等，在疲劳时更易产生。

【注意事项】酒精、安眠药、镇痛剂等药物急性中毒、严重脑损伤、意识模糊、呼吸抑制者禁用。肾、肝功能不全者及心脏病患者酌情减量使用或慎用。不得与单胺氧化酶抑制剂同用。与中枢镇静剂，如：地西泮等合用时需减量。长期使用不能排除产生耐药性或药物依赖性的可能。禁止作为对阿片类有依赖性病人的代用品，因不能抑制吗啡的戒断症状。

【相互作用】与乙醇、镇静剂、镇痛药或其他精神药物、中枢神经系统抑制剂，如：地西泮、巴比妥类药物合用可有相互作用。

【规格】针剂：2ml：100mg。

（十三）布桂嗪片

【商品名称】强痛定

【作用用途】为速效镇痛药。镇痛作用是吗啡的 1/3，强于解热止痛药。适用于偏头痛、三叉神经痛、牙痛、炎症性疼痛、神经痛、月经痛、关节痛、外伤性疼痛、手术后疼痛，以及癌症疼痛等，属第二阶梯镇痛药。

【用法用量】

1．口服：成人每次 30 ～ 60mg，一日 90 ～ 180mg；对于慢性中重度癌痛患者，剂量可逐渐增加。首次及总量可以不受常规剂量的限制。

2．皮下或肌内注射：成人每次 50 ～ 100mg，1 ～ 2 次 / 日。疼痛剧烈时用量可酌增。对于慢性中重度癌痛病人，剂量可逐渐增加。首次及总量可以不受常规剂量的限制。

【注意事项】

1．本品为国家特殊管理的麻醉药品，必须严格遵守国家麻醉药品管理条例使用。

2．必须按规定开写麻醉药品处方和供应、管理本类药品，防止滥用。

【不良反应】

1．少数病人可见有恶心、眩晕或困倦、黄视、全身发麻感等，停药后可消失；

2．本品引起依赖性的倾向与吗啡类药相比为低，据临床报道，连续使用本品可耐受和成瘾，故不可滥用。

【规格】片剂：30mg；注射液：2ml：100mg。

（十四）哌替啶注射液

【商品名称】杜冷丁、度冷丁

【作用用途】阿片受体激动剂，为强效镇痛药，适用于各种剧痛。对内脏绞痛应与阿托品配伍应用。人工冬眠时，常与氯丙嗪、异丙嗪组成人工冬眠合剂应用。用于心源性哮喘，有利于消除肺水肿。

【用法用量】镇痛。肌内注射：成人常用量：25 ～ 100mg，一日 100 ～ 400mg，极量：一次 150mg，一日 600mg。静脉注射：成人一次按 0.3mg/kg 体重为限；晚期癌症病人解除中重度疼痛：因个体化给药，剂量可较常规为大，应逐渐增加剂量，直至疼痛满意缓解为止，但是，一般不提倡使用。

【注意事项】

1．本品为国家特殊管理的麻醉药品，必须严格遵守国家麻醉药品管理条例供应、管理、使用本类药品。

2．必须按规定开写麻醉药品处方，防止滥用。

3．室上性心动过速、颅脑损伤、颅内占位性病变、慢性阻塞性肺气肿、支气管哮喘、严重肺功能不全等禁用。

4．严禁与单胺氧化酶抑制剂同用。必须要用时，要在单胺氧化酶抑制药停用 14 天以上方可给药，而且应先试用小剂量（1/4 常用量），否则会发生难以预料的、严重的并发症，临床表现为多汗、肌肉僵直、血压先升高后剧降、呼吸抑制、发绀、昏迷、高热、惊厥，甚至循环虚脱而死亡。

5．老年人慎用。

6．未明确诊断的疼痛禁用。

7．肝功能损伤、甲状腺功能不全者慎用。

8．静脉注射后可出现外周血管扩张，血压下降。

【相互作用】

1．与芬太尼因化学结构有相似之处，两药可有交叉敏感。

2．能促进双香豆素、茚满二酮等抗凝药物增效，并用时后者应按凝血酶原时间而酌减用量；

3．哌替啶注射液不能与氨茶碱、巴比妥类药钠盐、肝素钠、碘化物、碳酸氢钠、磺胺嘧啶、磺胺甲噁唑、甲氧西林配伍，否则发生浑浊。

【不良反应】

1．耐受性和成瘾性程度介于吗啡和可待因之间，一般不应连续使用。

2．治疗剂量时可出现轻度的眩晕、出汗、口干、恶心、呕吐、心动过速及直立性低血压等。

【规格】注射液：2ml：50mg。

（十五）吗啡注射液

【商品名称】吗啡注射液

【作用用途】为纯粹的阿片受体激动剂，适用于其他镇痛药无效的急性锐痛和晚期癌痛病人的重度疼痛。尚用于心肌梗死而血压尚正常者的镇静及心源性哮喘，以减轻

226

心脏负担，使肺水肿症状暂时有所缓解。因本品对平滑肌的兴奋作用较强，故不能单独用于内脏绞痛，如：胆绞痛等，应与阿托品等解痉药合用。

【用法用量】

1. 皮下注射：常用量：一次 5～15mg，一日 15～40mg，极量：一次 20mg，一日 60mg。

2. 静脉注射：成人镇痛时常用量 5～10mg。

3. 对于重度癌痛患者。应按时服药，个体化给药，以充分缓解疼痛。首次剂量范围较大，每日 3～6 次，临睡前的剂量可以加倍。

【注意事项】

1. 本品为国家特殊管理的麻醉药品，必须严格遵守国家麻醉药品管理条例供应、管理、使用本类药品。

2. 必须按规定开写麻醉药品处方，防止滥用。

3. 禁忌证：呼吸抑制已显示发绀、颅内压增高和颅脑损伤、支气管哮喘、肺源性心脏病代偿失调、甲状腺功能减退、皮质功能不全、前列腺肥大、排尿困难及严重肝功能不全、休克尚未纠正控制前、炎性肠梗阻等病人禁用。

4. 慎用：老年人。

5. 本品连用 3～5 天即产生耐药性，1 周以上可致依赖性。对于晚期中重度癌痛患者，按世界卫生组织三阶梯止痛原则，口服给药、按时、按需、剂量个体化治疗，少见依赖及成瘾现象。

6. 未明确诊断的疼痛，尽可能不用本品，以免掩盖病情，贻误诊断。

7. 本品过量可致中毒。中毒解救：可采用人工呼吸、给氧、给予升压药提高血压、β- 肾上腺素受体阻滞药减慢心率、补充液体维持循环功能。静脉注射拮抗剂纳洛酮 0.005～0.01mg/kg，成人 0.4mg。亦可用烯丙吗啡作为拮抗药。

【相互作用】

1. 与吩噻嗪类、镇静催眠药、单胺氧化酶抑制剂、三环抗抑郁药、抗组胺药等合用，可加剧及延长吗啡的抑制作用。

2. 可增强双香豆素类药物的抗凝血作用。

3. 与西咪替丁合用，可能引起呼吸暂停、精神错乱、肌肉抽搐等。

【不良反应】

1. 有恶心、呕吐、呼吸抑制、嗜睡、眩晕、便秘、排尿困难、胆绞痛等反应。偶见瘙痒、荨麻疹、皮肤水肿等过敏反应。

2. 急性中毒的主要症状为昏迷，呼吸深度抑制、瞳孔极度缩小、两侧对称，或呈针尖样大，血压下降、发绀，尿少，体温下降，皮肤湿冷，肌无力，由于严重缺氧致休克、循环衰竭、瞳孔散大、死亡。

【规格】1ml：10mg。

（十六）吗啡控释片

【商品名称】美施康定

【作用用途】为纯粹的阿片受体激动剂。吗啡缓释片为强效镇痛药，主要适用于重度癌痛患者的镇痛。

【用法用量】必须整片吞服，不可掰开、碾碎或咀嚼。成人每隔 12 小时按时服用一次，用量应根据疼痛的严重程度、年龄及服用镇痛药史来决定用药剂量，个体间可存在较大差异。最初应用本品者，宜从每 12 小时服用 10mg 或 20mg 开始，根据镇痛效果调整剂量，以及随时增加剂量，达到缓解镇痛的目的。

【注意事项】同吗啡注射液。

【相互作用】同吗啡注射液。

【不良反应】

1．胃肠道：常见：腹痛、食欲减退、便秘、口干、消化不良、恶心、呕吐。不常见：肝酶升高、胆部疼痛、胃肠功能紊乱、肠梗阻、味觉反常。

2．中枢神经系统：常见：神经衰弱、思维混乱、头痛、失眠、肌肉不自主收缩、嗜睡、思维异常。不常见：兴奋、烦躁不安、欣快、幻觉、不适、情绪改变、感觉异常、呼吸抑制、癫痫发作、眩晕、视觉异常、戒断综合征。

3．泌尿生殖系统：不常见：绝经、性欲减退、阳痿、尿潴留。

4．心血管系统：常见：低血压、昏厥。

5．代谢和营养性疾病：不常见：外周性水肿、肺水肿。

6．呼吸系统：常见：支气管痉挛、咳嗽减少。

7．皮肤：常见：皮疹。不常见：荨麻疹。

8．全身症状：常见：寒战、瘙痒、出汗。不常见：超敏反应、过敏或中毒反应、药物依赖、面部潮红、肌张力亢进、瞳孔缩小、耐药。

【规格】片剂：30mg；10mg。

第六节　感冒症状缓解药物

（一）复方盐酸伪麻黄碱缓释胶囊

【商品名称】新康泰克

【作用用途】为缓解感冒症状的复方制剂，可减轻由普通感冒、流行性感冒引起的上呼吸道症状和鼻窦炎所致的各种症状，特别适用于缓解上述疾病的早期临床症状，如鼻塞、流涕、打喷嚏等症状。

【用法用量】口服：成人每 12 小时服 1 粒，24 小时内不应超过 2 粒。

【不良反应】可见头晕、困倦、口干、胃部不适、乏力、大便干燥等。

【注意事项】

1．对本品过敏者、严重冠状动脉疾病、有精神病史者及严重高血压患者禁用。

2．服药期间不得驾驶机、车、船，以及从事高空作业、机械作业及操作精密仪器。

3．服用本品期间禁止饮酒。

4．不能同时服用与本品成分相似的其他抗感冒药。

5．肝、肾功能不全者及老年人慎用。

【相互作用】本品不宜与氯霉素、巴比妥类、解痉药、酚妥拉明、洋地黄类药物并用。

【规格】每粒含盐酸伪麻黄碱90mg，马来酸氯苯那敏4mg。

（二）复方氨酚烷胺胶囊

【商品名称】盖克

【作用用途】为复方解热镇痛药，用于感冒引起的鼻塞、咽喉痛、头痛、发热等，也可用于流行性感冒的预防和治疗。

【用法用量】口服：一次1粒，2次/日，早晚各1次。

【不良反应】偶有皮疹、恶心、呕吐、出汗、腹痛、厌食及面色苍白、嗜睡或轻度头昏、幻觉、精神紊乱、语言含糊不清、不自主眼球运动、排尿困难、昏厥、白细胞减少等；少见头痛、视物模糊、口鼻及喉干、便秘、疲劳无力、下肢肿胀等；长期或大量使用对肝、肾功能有损害。

【注意事项】

1．对本品过敏者、活动性消化性溃疡患者禁用。

2．服用本品后避免开车、高空作业。

3．饮酒会增加本品的不良反应。肝、肾功能不全者，脑血管病史、反复发作的湿疹样皮疹病史、末梢性水肿、充血性心力衰竭、精神病或严重神经官能症、癫痫病史者应慎用。

4．不宜大量或长期用药以防引起造血系统和肝、肾功能损害。老年患者慎用。

【相互作用】增强抗凝药的抗凝作用。与巴比妥类等肝药酶诱导剂、氯霉素、其他抗震颤麻痹药、抗胆碱药、抗组胺药、吩噻嗪类或三环类抗抑郁药、中枢神经兴奋药有相互作用。

【规格】每粒含对乙酰氨基酚250mg，盐酸金刚烷胺100mg，人工牛黄10mg，咖啡因15mg，马来酸氯苯那敏2mg。

（三）清开灵颗粒

【商品名称】清开灵颗粒

【作用用途】本品为中药复方制剂，用于外感风热所致的发热、烦躁不安、咽喉肿痛；及上呼吸道感染、病毒性感冒、急性咽炎等。

【用法用量】口服，一次1～2袋，2～3次/日。

【注意事项】

1．忌烟、酒及辛辣、生冷、油腻食物。

2．不宜在服药期间同时服滋补性中药。

3．风寒感冒者不适用，表现为恶寒重、发热轻、无汗、头痛、鼻塞、流清涕、喉痒、咳嗽。

4．高血压、心脏病患者慎服；平素脾胃虚寒及久病体虚患者如出现腹泻时慎服。

5．患有肝病、糖尿病、肾病等慢性病严重者应在医生指导下服用。

【规格】每袋10g。

（四）苦甘颗粒

【商品名称】苦甘冲剂

【作用用途】用于风热感冒及风温肺热引起的恶风、发热、头痛、咽痛、咳嗽、咳痰、气喘、上呼吸道感染等。

【用法用量】开水冲服，一次 8g，3 次 / 日。

【注意事项】

1．糖尿病患者禁服。

2．忌烟、酒及辛辣、生冷、油腻食物。

3．不宜在服药期间同时服用滋补性中药。

4．高血压、心脏病患者慎服。

5．肝病、肾病、年老体弱者、过敏体质者慎用。

【规格】每袋 4g。

第七节　抗痛风药物

（一）秋水仙碱

【商品名称】阿马因、秋水仙素

【作用用途】主要用于治疗痛风性关节炎的急性发作，预防复发性痛风性关节炎的急性发作。

【用法用量】

1．急性痛风：成人 3 ~ 5mg，24 小时内不宜超过 6mg，痛风症状可于 6 ~ 12 小时减轻，24 ~ 48 小时内控制。以后 48 小时不需要服用本品。此后，每日 0.5 ~ 1.5mg，分次服用，共 7 日。

2．预防急性痛风：一日 0.5 ~ 1mg，分次服用，疗程酌定。

【不良反应】与剂量大小有明显相关，有腹痛、腹泻、呕吐、食欲缺乏等反应；长期服用可出现出血性胃肠炎，或吸收不良综合征；可出现血小板减少、中性粒细胞下降，甚至发生再生障碍性贫血，危机生命。

【注意事项】

1．禁忌：骨髓增生低下，肝、肾功能不全的患者。

2．慎用：骨髓造血功能不全，严重心脏病、胃肠道疾病、老年人患者。

3．患者减量服用。

【相互作用】本品可导致可逆性的维生素 B_{12} 吸收不良；可使中枢神经系统抑制药增效，拟交感神经药的反应性加强。

【规格】片剂：0.5mg、1mg。

（二）别嘌醇片

【商品名称】痛风宁、痛风平、路必利

【作用用途】是抑制尿酸合成的药物，用于原发性和继发性高尿酸血症。尤其是因尿酸生成过多而引起的高尿酸血症，反复发作或慢性痛风者，痛风石，尿酸性肾结石、尿酸性肾病，有肾功能不全的高尿酸血症等。

【用法用量】口服。成人常用量：初始剂量一次 50mg，1 ~ 2 次 / 日，每周可递增 50 ~ 100mg，至一日 200 ~ 300mg，分 2 ~ 3 次服。一日最大量不得超过 600mg。

【不良反应】有皮疹、腹泻、恶心、呕吐、腹痛、白细胞减少、血小板减少、贫血、骨髓抑制、脱发、发热、淋巴结肿大、肝毒性、间质性肾炎及过敏性血管炎等。

【注意事项】

1．对本品过敏、严重肝肾功能不全、明显血细胞低下者禁用。

2．不能作为抗炎药使用。服药期间多饮水，与排尿酸药合用可加强疗效。

3．有肾、肝功能损害的患者及老年人慎用；老年人用药，应减少用量。

4．用药期间应定期检查血象及肝、肾功能。

【相互作用】饮酒、氯噻酮、依他尼酸、呋塞米、美托拉宗、吡嗪酰胺或噻嗪类利尿剂均可增加血清中尿酸含量；与氨苄西林、抗凝药、硫唑嘌呤、巯嘌呤、环磷酰胺、尿酸化药、铁剂有相互作用。

【规格】片剂：0.1g。

（三）苯溴马隆片

【商品名称】痛风利仙

【作用用途】属苯骈呋喃衍生物，为促尿酸排泄药，用于原发性高尿酸血症，痛风性关节炎间歇期及痛风结节肿等。

【用法用量】口服。成人每次 50mg，1 次 / 日，早餐后服用。用药 1 ～ 3 周检查血清尿酸浓度，后续治疗中，成人每日 50 ～ 100mg。

【不良反应】有恶心、呕吐、胃内饱胀感、腹泻、荨麻疹、结膜炎、短时间的阳痿、过敏性的局部皮肤湿疹、头疼和尿意频增感、瘙痒感、颜面发红、红斑、光过敏症、浮肿、心窝部不适感等。

【注意事项】

1．对本品过敏者，中至重度肾功能损害者及肾结石患者禁用。

2．老年患者减量服用。

3．不能在痛风急性发作期服用。

4．开始治疗时用药量要小，治疗期间需大量饮水以增加尿量。

【相互作用】苯溴马隆促进尿酸排泄作用可因水杨酸盐和苯磺唑酮而减弱。

【规格】片剂：50mg。

第八节　抗癫痫药物

（一）苯妥英钠片

【商品名称】大仑丁

【作用用途】为抗癫痫药、抗心律失常药。适用于治疗全身强直阵挛性发作、复杂部分性发作、单纯部分性发作和癫痫持续状态。也可用于治疗三叉神经痛、隐性营养不良性大疱性表皮松解、发作性舞蹈手足徐动症、发作性控制障碍、肌强直症及三环类抗抑郁药过量时心脏传导障碍等。本品也适用于洋地黄中毒所致的室性及室上性心律失常，但对其他各种原因引起的心律失常疗效较差。

【用法用量】抗癫痫：成人常用量：每日 0.25 ～ 0.3g，开始时 0.1g，2 次 / 日，1 ～ 3

周内增加至 0.25 ～ 0.3g，分 3 次口服，极量一次 0.3g，一日 0.5g。用药需个体化。

抗心律失常：成人常用量：0.1 ～ 0.3g，一次服或分 2 ～ 3 次服用。

【不良反应】有齿龈增生、恶心、呕吐、胃炎、眩晕、头痛、眼球震颤、共济失调、语言不清、意识模糊、头晕、失眠、一过性神经质、舞蹈症、肌张力不全、震颤、扑翼样震颤、粒细胞和血小板减少、再生障碍性贫血、巨幼红细胞性贫血、皮疹伴高烧、剥脱性皮炎、多形糜烂性红斑、系统性红斑狼疮和致死性肝坏死、淋巴系统霍奇金病等。有致癌的报道。

【注意事项】

1．对乙内酰脲类药有过敏史或阿 - 斯综合征、Ⅱ ～ Ⅲ度房室传导阻滞，窦房结阻滞、窦性心动过缓等心功能损害者禁用。

2．嗜酒、贫血、心血管病、糖尿病、肝肾功能损害、甲状腺功能异常者慎用。

3．老年人慎用。

4．用药期间需检查血象。

【相互作用】与对乙酰氨基酚、皮质激素、洋地黄类药、口服避孕药、环孢素、雌激素、左旋多巴、奎尼丁、土霉素或三环抗抑郁药、乙醇、氯霉素、异烟肼、保泰松、磺胺类、抗凝剂、含镁铝或碳酸钙药、降糖药或胰岛素、多巴胺、利多卡因或普萘洛尔（心得安）、苯巴比妥或扑米酮、丙戊酸类、卡马西平、抗精神病药或三环类抗抑郁药可有相互作用。

【规格】片剂：0.1g。

（二）卡马西平片

【商品名称】卡马西平片

【作用用途】为抗惊厥药和抗癫痫药。用于癫痫：部分性发作：复杂部分性发作、简单部分性发作和继发性全身发作，全身性发作：强直、阵挛、强直阵挛发作；用于三叉神经痛和舌咽神经痛发作，三叉神经痛缓解后的长期预防性用药；用于脊髓结核和多发性硬化、糖尿病性周围性神经痛、患肢痛和外伤后神经痛以及疱疹后神经痛；用于预防或治疗躁狂 - 抑郁症，对锂、抗精神病药、抗抑郁药无效的或不能耐受的躁狂 - 抑郁症；用于中枢性部分性尿崩症；用于酒精癖的戒断综合征。

【用法用量】口服。成人抗惊厥常用量：初始剂量每次 0.1 ～ 0.2g，1 ～ 2 次 / 日，逐渐增加剂量直至最佳疗效。镇痛：开始一次 0.1g，2 次 / 日，第二日后每隔一日增加 0.1 ～ 0.2g，直到疼痛缓解，维持量每日 0.4 ～ 0.8g，分次服用，最高量每日不超过 1.2g。尿崩症：单用时一日 0.3 ～ 0.6g，与其他抗利尿药合用，每日 0.2 ～ 0.4g，分 3 次服用。抗躁狂或抗精神病：开始每日 0.2 ～ 0.4g，每周逐渐增加至最大量 1.6g，分 3 ～ 4 次服用。通常成人限量为 1.2g。

【不良反应】有头晕、共济失调、嗜睡、疲劳、水潴留、低钠血症、中毒性表皮坏死溶解症、皮疹、荨麻疹、瘙痒、严重腹泻、红斑狼疮样综合征、腺体病、心律失常或房室传导阻滞、骨髓抑制、中枢神经系统中毒、过敏性肝炎、低钙血症、骨质疏松、肾中毒、周围神经炎、急性尿紫质病、栓塞性脉管炎、过敏性肺炎、急性间歇性卟啉病、甲状腺功能减退、粒细胞减少、可逆性血小板减少、再生障碍性贫血、中毒性肝炎等。

【注意事项】

1．过敏、房室传导阻滞、血清铁严重异常、骨髓抑制、严重肝功能不全等病史患者禁用。

2．与三环类抗抑郁药有交叉过敏反应。

3．用药期间注意全血细胞检查、尿常规、肝功能、眼科检查。

4．一般疼痛不要用本品。

5．糖尿病人可能引起尿糖增加。

6．癫痫患者不能突然撤药。

7．酒精中毒、心脏损害、冠心病、糖尿病、青光眼、对其他药物有血液反应史、肝病、抗利尿激素分泌异常、其他内分泌紊乱、尿潴留、肾病患者慎用。

8．饭后服用。出现不良反应，应停药。

【相互作用】与对乙酰氨基酚、香豆素类抗凝药、碳酸酐酶抑制药、氯磺丙脲、氯贝丁酯（安妥明）、去氨加压素、赖氨加压素、垂体后叶素、加压素、含雌激素的避孕药、环孢素、洋地黄类、雌激素、左旋甲状腺素或奎尼丁、多西环素、红霉素与醋竹桃霉素，以及右丙氧芬、氟哌啶醇、丁二酸洛沙平、马普替林、噻吨类或三环类抗抑郁药、锂盐、单胺氧化酶抑制剂、诺米芬辛、苯巴比妥和苯妥英钠合用有相互作用。

【规格】片剂：0.1g。

（三）扑米酮片

【商品名称】扑痫酮

【作用用途】为抗癫痫药。用于癫痫强直阵挛性发作，单纯部分性发作和复杂部分性发作的单药或联合用药治疗。也用于特发性震颤和老年性震颤的治疗。

【用法用量】口服：成人常用量：50mg 开始，睡前服用，3 日后改为每日 2 次，一周后改为每日 3 次，第 10 日开始改为 250mg，每日 3 次，总量不超过每日 1.5g。维持量一般为 250mg，每日 3 次。

【不良反应】可产生视力改变、复视、眼球震颤、共济失调、认识迟钝、情感障碍、精神错乱、呼吸短促或障碍、异常的兴奋或不安等反应。偶见有过敏反应、呼吸困难、眼睑肿胀、喘鸣或胸部紧迫感、粒细胞减少、再生障碍性贫血、红细胞发育不良、巨细胞性贫血、手脚不灵活或引起行走不稳、关节挛缩、眩晕、嗜睡等。少数患者出现性功能减退、头痛、食欲缺乏、疲劳感、恶心或呕吐等，但继续服用往往会减轻或消失。可出现中毒性表皮坏死。

【注意事项】

1．肝肾功能不全、卟啉病、哮喘、肺气肿或其他可能加重呼吸困难或气道不畅等呼吸系统疾病患者慎用。

2．对巴比妥类过敏者对本品也可能过敏。

3．治疗期间需按时服药，发现漏服应尽快补服，但距下次给药前 1 小时内则不必补服，勿一次服用双倍量。用药需个体化。停药时用量应递减，防止重新发作。

4．用药期间应注意检查血细胞计数。老年患者慎用。

【相互作用】饮酒、全麻药、具有中枢神经抑制作用的药、注射用硫酸镁、抗凝药、皮质激素、洋地黄类药、盐酸多西环素或三环类抗抑郁药、单胺氧化酶抑制药、维生素 B_{12}、垂体后叶素、卡马西平、其他抗癫痫药、丙戊酸钠、苯巴比妥、苯妥英钠、避孕药合用时可有相互作用。

【规格】片剂：0.25g。

（四）丙戊酸钠缓释片

【商品名称】德巴金

【作用用途】系广谱抗癫痫药物，主要作用于中枢神经系统。用于治疗全身性及部分性癫痫，以及特殊类型的综合征；全身性癫痫适用于：失神发作、肌阵挛发作、强直阵挛发作、失张力发作及混合型发作；部分性癫痫适用于：简单性和复杂性发作、继发全身性发作。

【用法用量】口服。推荐用法剂量：最初每日剂量 10～50mg/kg，然后剂量调到最佳剂量，一般剂量为 20～30mg/kg，当此剂量不能控制发作时，可增加至足够剂量。如果病人每日用量超过 50mg/kg，应对病人仔细监测。

【不良反应】有昏睡、木僵、一过性昏迷、恶心、胃痛、脱发、轻度姿势性震颤、嗜睡、单纯纤维蛋白原减少、出血时间延长、血小板减少、贫血、白细胞减少或全血细胞减少、胰腺炎、脉管炎、体重增加、闭经、月经紊乱、听力丧失、皮疹等，罕有肝功能损害等。

【注意事项】

1．急性肝炎、慢性肝炎、个人或家族有严重肝炎史，特别是药物所致的肝炎，对丙戊酸钠过敏者，卟啉症患者禁用。

2．定期复查血常规、肝肾功能。

3．肾功能不全的病人需用本品时，要减少剂量使用。

【相互作用】与神经阻滞剂、单胺氧化酶抑制剂、抗抑郁药、苯二氮䓬类、苯巴比妥、扑痫酮有相互作用。

【规格】缓释片：500mg。

第九节　抗震颤麻痹药物

（一）盐酸苯海索片

【商品名称】安坦

【作用用途】为中枢抗胆碱药。用于帕金森病、帕金森综合征，也可用于药物引起的锥体外系疾患。

【用法用量】口服。帕金森病、帕金森综合征：开始一日 1～2mg，以后每 3～5 日增加 2mg，至疗效最好而无副反应为止。一般一日不超过 10mg，分 3～4 次服用。须长期服用，极量一日 20mg。药物诱发的锥体外系疾患：第一日 2～4mg，分 2～3 次服用，以后根据需要及耐受情况逐渐增加至 5～10mg。老年患者要减量应用。

【不良反应】有口干、恶心、呕吐、视物模糊、心动过速、尿潴留、便秘等。长期应用可出现记忆力下降、抑郁、嗜睡、幻觉、意识模糊等。

【注意事项】

1. 禁用于青光眼、尿潴留、前列腺肥大的患者。

2. 老年人长期应用容易促发青光眼。伴有动脉硬化的患者应慎用。

【相互作用】本品与乙醇、其他中枢神经系统抑制药、金刚烷胺、抗胆碱药、单胺氧化酶抑制药、制酸药、吸附性止泻剂、氯丙嗪、强心苷类合用可有相互作用。

【规格】片剂：2mg。

（二）多巴丝肼片

【商品名称】美多巴

【作用用途】用于帕金森病，脑炎后、动脉硬化性、中毒性帕金森综合征。不能用于药物引起的帕金森综合征。

【用法用量】口服。

1. 初始治疗：首次推荐量每次 1/4 片，1 次 / 日。以后每周的日服量增加 1/4 片，直至达到适合该病人的治疗量为止。有效剂量一般在每天 2～4 片之间，每日分 4 次服用。每天的服用量很少需要超过 5 片。

2. 维持疗法：平均维持量每次 1 片，3 次 / 日。

【不良反应】常见有恶心、呕吐、心律不齐、直立性低血压、失眠、情绪激动等，罕见抑郁症、精神病、异常的不随意运动、舞蹈病样动作、手足徐动症等。

【注意事项】

1. 严重的内分泌、肾、肝和心脏病患者，精神病和严重的精神神经病患者忌用此药。

2. 对有心肌梗死、冠状动脉供血不足或心律不齐的病人，应定期进行心血管系统检查，如心电图检查。

3. 患有胃、十二指肠溃疡或骨软化症的病人服用此药时应严密观察。

4. 患有青光眼的病人，应定期测量眼压。

5. 治疗初期就出现了较严重的不良反应时，停止进一步增加剂量，应减量使用。

【相互作用】与精神抑制药、阿片类药物、含有利血平的抗高血压药物，抗胆碱能药，其他抗帕金森病药物、儿茶酚胺等同用可发生相互作用。与高蛋白质饮食一同服用会影响胃肠道对左旋多巴的吸收。

【规格】片剂：0.25g。

（三）卡左双多巴控释片

【商品名称】息宁

【作用用途】本药是卡比多巴与左旋多巴以聚合物为基质的复方控释片剂。适用于原发性帕金森病、脑炎后帕金森综合征、症状性帕金森综合征、服用维生素 B_6 维生素制剂的帕金森病、帕金森综合征的病人。

【用法用量】口服。起始剂量：推荐为每次 1 片，2 次 / 日。对需要较多左旋多巴的患者，每天 1～4 片，分 2 次服用，一般耐受良好。建议服药间隔时间不短于 6 小时；每次剂量调整之间的间隔时间不少于 3 天。

【不良反应】有运动障碍、恶心、幻觉、精神错乱、头晕、舞蹈病、口干、梦异常、肌张力障碍、嗜睡、失眠、抑郁、衰弱、呕吐、厌食、胸痛、晕厥、心悸、直立性低血压、便秘、腹泻、消化不良、腹痛、深色唾液、血管神经性水肿、风疹、瘙痒症、体重减轻、抗精神病药恶性综合征、激动、焦虑、大脑反应性下降、感觉异常、定向力障碍、疲劳、头痛、锥体外系和运动障碍、跌倒、步态异常、肌痉挛、开关现象、性欲增加、精神病发作、妄想、类偏执狂观念作用、呼吸困难、面部潮红、脱发、皮疹、深色汗、视觉模糊、深色尿、心律不齐、高血压、静脉炎、口苦、流涎、吞咽困难、磨牙症、呃逆、胃肠道出血、腹胀、舌灼烧感、十二指肠溃疡发展、白细胞减少症、溶血和非溶血性贫血、血小板减少症、粒细胞缺乏症、共济失调、麻木、手颤加剧、肌肉抽搐、睑痉挛、牙关紧闭、欣快感和痴呆、抑郁伴自杀倾向、多汗、复视、瞳孔放大、眼球转动危象、尿潴留、尿失禁、阴茎异常勃起、体重增加、水肿、虚弱、声音嘶哑、全身不适、热反射刺激感、异常呼吸方式、恶性黑色素瘤、紫癜、惊厥等反应。

【注意事项】

1. 不能与非选择性单胺氧化酶抑制剂类药物同时服用。

2. 禁用于过敏、闭角型青光眼、皮肤损伤、黑色素瘤病史的患者。

3. 接受左旋多巴治疗的患者，必须在停用左旋多巴8小时后，才可开始服用本品治疗。

4. 细致观察所有患者，以防发生伴有自杀倾向的抑郁。出现运动障碍时应减少剂量。对有精神病史的患者，应谨慎使用。

5. 有严重心血管疾病、肺部疾病、支气管哮喘、肾病、肝病、内分泌疾病、消化系统溃疡、惊厥，房性、结性或室性心律失常，近期有心肌梗死史、慢性广角型青光眼患者应慎用本品。

6. 本品不适宜用于治疗药源性锥体外系症状。

7. 长期治疗时，要对肝肾功能、造血系统、心血管系统进行定期检查。

【相互作用】与抗高血压药、抗抑郁药、单胺氧化酶抑制剂、酚噻嗪类、丁酰苯类、利培酮、异烟肼、苯妥英钠和罂粟碱有相互作用。

【规格】控释片：0.25g，每片含卡比多巴50mg和左旋多巴200mg。

第十节 抗抑郁药物

（一）盐酸多塞平片

【商品名称】多虑平

【作用用途】本品为三环类抗抑郁药，用于治疗抑郁症及焦虑性神经症。

【用法用量】口服。常用量：开始一次25mg，2～3次/日，以后逐渐增加至一日总量100～250mg，最高量一日不超过300mg。

【不良反应】多汗、口干、震颤、眩晕、视物模糊、排尿困难、便秘等。偶见有皮疹、直立性低血压、癫痫发作、骨髓抑制或中毒性肝损害等。

【注意事项】

1．严重心脏病、近期有心肌梗死史、癫痫、青光眼、尿潴留、甲状腺功能亢进、肝功能损害、谵妄、粒细胞减少、对三环类药物过敏、肝肾功能严重不全、前列腺肥大慎用。

2．老年患者慎用。心血管病患者慎用，使用期间应监测心电图。

3．用药期间应定期检查血象、心、肝、肾功能。

4．患者有躁狂倾向时，应立即停药。

【相互作用】与舒托必利、乙醇、中枢神经系统抑制药、肾上腺素、去甲肾上腺素、可乐定、抗惊厥药、氟西汀、氟伏沙明、阿托品类、单胺氧化酶合用可发生相互作用。

【规格】25mg/片。

（二）氟哌噻吨美利曲辛片

【商品名称】黛力新

【作用用途】黛力新是由两种化合物组成的合剂。用于神经症，如神经衰弱、慢性疲劳综合征、神经性抑郁症、围绝经期（更年期）抑郁症、各种焦虑抑郁状态、心身疾病伴焦虑、情感淡漠、嗜酒的焦躁不安及抑郁。也用于神经性头痛、偏头痛、紧张型头痛等。

【用法用量】口服。成人：通常每天2片，早晨及中午各1片；严重病例早晨的剂量可加至2片；老年病人早晨服1片即可；维持量为每天1片，早晨口服；对失眠或严重不安的病例，建议在急性期加服镇静剂。

【不良反应】不良反应极为少见，可能会有短暂的不安和失眠。

【注意事项】

1．心肌梗死的恢复早期、束支传导阻滞，未经治疗的闭角性青光眼，急性酒精、巴比妥类药物及阿片中毒，用单胺氧化酶抑制剂的患者，2周内不能使用本品。

2．对兴奋或活动过多的病人不主张应用本品。

3．若病人已预先使用了具有镇静作用的安定剂，应逐渐停用。

【相互作用】本品与乙醇、巴比妥类、其他中枢神经系统抑制剂、单胺氧化酶抑制剂、胍乙啶、肾上腺素、去甲肾上腺素可有相互作用。

【规格】每片含相当于0.5mg氟哌噻吨的二盐酸氟哌噻吨、相当于10mg美利曲辛的盐酸美利曲辛。

第十一节　抗精神病药物

（一）利培酮片

【商品名称】维思通

【作用用途】利培酮是一种选择性的单胺能拮抗剂，用于治疗急性和慢性精神分裂症，以及其他各种精神病性状态明显的阳性症状，如：幻觉、妄想、思维紊乱、敌视、怀疑等；明显的阴性症状，如：反应迟钝、情绪淡漠及社交淡漠、少语等；也可减轻与精神分裂症有关的情感症状，如：抑郁、负罪感、焦虑等。

【用法用量】口服。

1．成人精神分裂症起始剂量：推荐剂量为每次1mg，1～2次/日，在1周左右的时间内逐渐将剂量加大到每日2～4mg，第2周内可逐渐加量到每日4～6mg，此后，可维持此剂量不变，或根据个人情况进一步调整剂量。一般最适剂量为每日2～6mg，每日最大剂量不超过10mg。

2．治疗双相情感障碍的躁狂发作：推荐起始剂量每次1～2mg，1次/日，剂量可根据个体需要进行调整。肝、肾功能损害患者起始及维持剂量应减半应用。

【不良反应】有失眠、焦虑、激越、头痛、口干、嗜睡、疲劳、注意力下降、便秘、消化不良、恶心、呕吐、腹痛、视物模糊、性淡漠、尿失禁、鼻炎、皮疹、肌紧张、震颤、僵直、流涎、运动迟缓、静坐不能和急性张力障碍、直立性低血压、反射性心动过速、高血压症状、体重增加、水肿、肝酶水平升高、迟发性运动障碍、体温失调、癫痫发作、轻度中性粒细胞下降、血小板计数减少等不良反应。

【注意事项】

1．对本品过敏的患者禁用。

2．心衰、心肌梗死、脑血管疾病、帕金森综合征、癫痫，与其他作用于中枢的药物同时服用的患者应慎用。

3．用药初期和加药速度过快时，如发生直立性低血压应考虑减量。

4．老年患者应减量服用。

【相互作用】本品对左旋多巴、其他多巴胺促效剂，卡马西平、酚噻嗪类抗精神病药、三环抗抑郁药、β-阻断剂有相互作用。

【规格】1mg/片。

（二）谷维素片

【商品名称】谷维素片

【作用用途】本品有调节自主神经功能失调、内分泌平衡障碍、镇静助眠的作用。

【用法用量】口服。一次1～2片，3次/日。

【不良反应】偶有胃不适、恶心、呕吐、口干、疲乏、皮疹、乳房肿胀、脱发、油脂分泌过多、体重增加等。停药后可消失。

【注意事项】

1．本品连续服用不得超过1周。

2．胃及十二指肠溃疡患者慎用。

【规格】10mg/片。

第十二节　镇静催眠药物

（一）苯巴比妥钠注射液

【商品名称】鲁米那钠

【作用用途】对中枢神经系统有广泛抑制作用，治疗癫痫，对全身性及部分性发作均有效，一般在苯妥英钠无效时选用。也可用于其他疾病引起的惊厥。

【用法用量】肌内注射。抗惊厥与抗癫痫持续状态：成人一次 100 ～ 200mg，必要时可 4 ～ 6 小时重复 1 次。

【注意事项】

1．肝、肾功能不全，呼吸功能障碍，卟啉病患者，对本品过敏者忌用。

2．老年患者慎用。

【相互作用】

1．与乙醇、全麻药、中枢性抑制药、单胺氧化酶抑制药等合用时，中枢抑制作用增强。

2．与口服抗凝药合用时，可降低后者的效应。

3．与皮质激素、洋地黄类、土霉素或三环类抗抑郁药合用时，可降低这些药的效应。

4．与苯妥英钠合用，使苯妥英钠的代谢加快，效应降低。

5．与卡马西平和琥珀酰胺类药合用时，亦可使这二类药物的清除半衰期缩短而使血药浓度降低。

6．与奎尼丁合用时，可增加奎尼丁的代谢而减弱其作用。

7．久用可产生耐受性与依赖性，突然停药可引起戒断症状，应逐渐减量停药。

【不良反应】常有疲倦思睡、眩晕、头痛、乏力、精神不振等延续效应。偶见皮疹、剥脱性皮炎、中毒性肝炎、黄疸等。偶见巨幼红细胞贫血，关节疼痛，骨软化等。

【相互作用】与乙醇、中枢性抑制药、单胺氧化酶抑制药、口服抗凝药、皮质激素、洋地黄类、土霉素、三环抗抑郁药、环磷酰胺、奎尼丁、钙离子拮抗剂、氟哌丁醇、吩噻嗪类和四环类抗抑郁药、布洛芬类有相互作用。

【规格】1ml：100mg。

（二）苯巴比妥片

【商品名称】鲁米那

【作用用途】主要用于治疗焦虑、失眠、睡眠时间短、早醒患者、癫痫及运动障碍。是治疗癫痫大发作及局限性发作的重要药物。

【用法用量】口服。成人常用量：催眠，30 ～ 100mg，晚上一次顿服；镇静：一次 15 ～ 30mg，2 ～ 3 次／日；抗惊厥：每日 90 ～ 180mg，可在晚上一次顿服，或每次 30 ～ 60mg，3 次／日；极量一次 250mg，一日 500mg。

【不良反应】

1．用于抗癫痫时最常见的不良反应为镇静，但随着疗程的持续，其镇静作用逐渐变得不明显。

2．可能引起微妙的情感变化，出现认知和记忆的缺损。

3．长期用药，偶见叶酸缺乏和低钙血症。

4．罕见巨幼红细胞性贫血和骨软化。

5．大剂量时可产生眼球震颤、共济失调和严重的呼吸抑制。

6．服用本品的患者中有 1% ～ 3% 的人出现皮肤反应，多见者为各种皮疹，以及哮喘，严重者可出现剥脱性皮炎和多形红斑，中毒性表皮坏死极为罕见。

7. 有报道用药者出现肝炎和肝功能异常。

8. 长时间使用可发生药物依赖，停药后易发生停药综合征。

【注意事项】

1. 严重肺功能不全、肝硬化、血卟啉病史、贫血、哮喘史、未控制的糖尿病、过敏等禁用。

2. 本药的常用量可引起老年患者兴奋、神经错乱或抑郁，用量宜减半应用。

3. 用于抗癫痫时，可能需要 10 ～ 30 天才能达到最大效果。

4. 肝功能不全者，用量应从小量开始。

5. 长期用药可产生精神或躯体的药物依赖性，停药需逐渐减量，以免引起撤药症状。

6. 轻微脑功能障碍、低血压、高血压、贫血、甲状腺功能低下、肾上腺功能减退，以及心、肝、肾功能损害患者慎用。

【相互作用】与乙醇、中枢性抑制药、单胺氧化酶抑制药、口服抗凝药、皮质激素、洋地黄类药、土霉素、三环抗抑郁药、环磷酰胺、奎尼丁、钙离子拮抗剂、氟哌丁醇、吩噻嗪类和四环类抗抑郁药、布洛芬类有相互作用。

【规格】30mg。

第十三节　抗焦虑药物

（一）地西泮

【商品名称】安定

【作用用途】本品为长效苯二氮䓬类药。用于焦虑、镇静、催眠；用于抗癫痫、抗惊厥、缓解炎症引起的反射性肌肉痉挛；用于治疗惊恐症、肌紧张性头痛；可治疗家族性、老年性和特发性震颤；可用于麻醉前给药。

【用法用量】口服。抗焦虑成人常用量：一次 2.5 ～ 10mg，2 ～ 4 次 / 日；镇静：一次 2.5 ～ 5mg，3 次 / 日；催眠：5 ～ 10mg 睡前服；急性酒精戒断：第一日一次 10mg，3 ～ 4 次 / 日，以后按需要减少到一次 5mg，3 ～ 4 次 / 日。

【不良反应】常见的不良反应有嗜睡、头昏、乏力等，大剂量应用可有共济失调、震颤；偶有皮疹、白细胞减少；个别病人会发生兴奋、多语、睡眠障碍，甚至幻觉，停药后，上述症状很快消失；长期连续用药可产生依赖性和成瘾性，突然停药可能发生撤药症状，表现为激动或忧郁。

【注意事项】

1. 对本药过敏者禁用。

2. 肝、肾功能损害者能延长本药清除半衰期。

3. 癫痫患者突然停药可引起癫痫持续状态。

4. 严重的精神抑郁可使病情加重，甚至产生自杀倾向，应采取预防措施。

5. 长期大量使用会成瘾，如长期使用应逐渐减量，不宜骤停。

6. 严重的急性酒精中毒、重度重症肌无力、急性或隐性闭角型青光眼、低蛋白血症、多动症、严重慢性阻塞性肺疾病、长期卧床病人、药物滥用和成瘾史者慎用。

【相互作用】与中枢抑制药、可乐定、镇痛药、吩噻嗪类、单胺氧化酶 A 型抑制药、抗抑郁药、抗高血压药、西咪替丁、普萘洛尔、扑米酮、左旋多巴、利福平、异烟肼、地高辛有相互作用。

【规格】2.5mg/ 片。

（二）地西泮注射液

【商品名称】安定注射液

【作用用途】为长效苯二氮䓬类药。可用于抗癫痫和抗惊厥；静脉注射为治疗癫痫持续状态的首选药，对破伤风轻度阵发性惊厥也有效；静脉注射可用于全麻的诱导和麻醉前给药。

【用法用量】静脉给药。镇静、催眠或急性酒精戒断：开始 10mg，以后按需每隔 3 ～ 4 小时加 5 ～ 10mg。24 小时总量以 40 ～ 50mg 为限。癫痫持续状态和严重频发性癫痫：静脉注射：10mg，每隔 10 ～ 15 分钟可按需增加，直到达到最大限用量。

【不良反应】常见有嗜睡、头昏、乏力等，大剂量可有共济失调、震颤；偶见皮疹、白细胞减少；个别病人发生兴奋、多语、睡眠障碍，甚至幻觉；长期连续用药可产生依赖性和成瘾性；停药可能发生撤药症状，表现为激动或忧郁。

【注意事项】

1．对本药过敏者禁用。

2．静脉注射宜缓慢，每分钟 2 ～ 5mg。

3．肝、肾功能损害者能延长本药清除半衰期。

4．癫痫患者突然停药可引起癫痫持续状态。

5．严重的精神抑郁可使病情加重，甚至产生自杀向，应采取预防措施。

6．避免长期大量使用而成瘾，如长期使用应逐渐减量，不宜骤然停药。

7．严重的急性酒精中毒、重度重症肌无力、急性或隐性闭角型青光眼、低蛋白血症、多动症、严重慢性阻塞性肺疾病、长期卧床病人、有药物滥用和成瘾史者慎用。

【相互作用】与中枢抑制药全麻药、可乐定、镇痛药、吩噻嗪类、单胺氧化酶 A 型抑制药、抗抑郁药、抗高血压药、西咪替丁、普萘洛尔、扑米酮、左旋多巴、利福平、异烟肼、地高辛有相互作用。

【规格】2ml：10mg。

（三）艾司唑仑片

【商品名称】舒乐安定

【作用用途】本品为苯二氮䓬类抗焦虑药。主要用于抗焦虑、失眠，也用于紧张、恐惧、抗癫痫和抗惊厥。

【用法用量】口服。成人镇静常用量：一次 1 ～ 2mg，3 次 / 日；催眠常用量：1 ～ 2mg，睡前服；抗癫痫、抗惊厥常用量：一次 2 ～ 4mg，3 次 / 日。

【不良反应】常见的不良反应有：口干、嗜睡、头昏、乏力等，大剂量可有共济失调、震颤；偶有皮疹、白细胞减少、肝损害；个别发生兴奋、多语、睡眠障碍，甚至幻觉，停药后，上述症状很快消失；有依赖性但较轻，长期应用停药时可发生撤药症状，表现为激动或忧郁。

【注意事项】

1．对本药过敏者忌用。

2．急性酒精中毒、肝肾功能损害、重症肌无力、急性或闭角型青光眼、严重慢性阻塞性肺疾病慎用。

3．用药期间不宜饮酒。

4．肝、肾功能损害者能延长本药消除半衰期。

5．长期应用缓慢停药，以避免撤药反应。

【相互作用】与中枢抑制药、易成瘾药、乙醇、可乐定、镇痛药、吩噻嗪类、单胺氧化酶A型抑制药、三环类抗抑郁药、抗高血压药、利尿降压药、西咪替丁、普萘洛尔、扑米酮、左旋多巴、利福平、异烟肼、地高辛有相互作用。

【规格】1mg/片。

（四）阿普唑仑片。

【商品名称】佳乐定

【作用用途】本品为苯二氮䓬类催眠镇静药和抗焦虑药。主要用于焦虑、紧张、激动，也可用于催眠或焦虑的辅助用药，也可作为抗惊恐药，并能缓解急性酒精戒断症状。

【用法用量】口服。成人抗焦虑常用量：开始一次0.4mg，3次/日，用量按需要递增，最大限量一日可达4mg。镇静催眠常用量：0.4～0.8mg，睡前服。抗惊恐常用量：0.4mg，3次/日，用量按需要递增，每日最大量可达10mg。

【不良反应】常见的不良反应有嗜睡、头昏、乏力等，大剂量偶见共济失调、震颤、尿潴留、黄疸；偶有皮疹、光敏、白细胞减少；个别患者发生兴奋、多语、睡眠障碍，甚至幻觉，停药后，上述症状很快消失；有成瘾性，长期应用停药时可发生撤药症状，表现为激动或忧郁；少数病人有口干、精神不集中、多汗、心悸、便秘或腹泻、视物模糊、低血压等。

【注意事项】

1．对本药过敏者忌用。

2．急性酒精中毒、肝肾功能损害、重症肌无力、急性或闭角型青光眼、严重慢性阻塞性肺部疾病慎用。

3．用药期间不宜饮酒。

4．肝、肾功能损害者能延长本药消除半衰期。

5．长期应用缓慢停药，以避免撤药反应。

6．精神抑郁的患者应慎用。

7．老年人对本药较敏感，从小剂量开始应用，一次0.2mg，3次/日，逐渐增加至最大耐受量。

【相互作用】与中枢抑制药、易成瘾药、乙醇、可乐定、镇痛药、吩噻嗪类、单胺氧化酶A型抑制药、三环类抗抑郁药、抗高血压药、利尿降压药、西咪替丁、普萘洛尔、扑米酮、左旋多巴、利福平、异烟肼、地高辛有相互作用。

【规格】0.4mg/片。

（五）硝西泮

【商品名称】硝基安定

【作用用途】本品为苯二氮䓬类抗焦虑药，主要用于失眠症与抗惊厥的治疗，与抗癫痫药合用治疗癫痫。

【用法用量】口服。治疗失眠：5～10mg，睡前服用。抗癫痫：一次5～10mg，3次/日。

【不良反应】常见嗜睡、无力、头痛、晕眩、恶心、便秘等。偶见皮疹、肝损害、骨髓抑制等。

【注意事项】

1．老年患者慎用。

2．长期使用可产生耐受性和依赖性。

3．肝、肾功能不全者慎用。用药期间定期检查肝功能与白细胞计数。

4．长期用药骤停时可引起惊厥等撤药反应。

5．服药期间不宜饮酒。

【相互作用】与易成瘾药、乙醇、可乐定、镇痛药、单胺氧化酶抑制药、三环类抗抑郁药、抗酸药、抗高血压药、利尿降压药、钙离子通道拮抗药、西咪替丁、普萘洛尔、卡马西平、左旋多巴、抗真菌药酮康唑、伊曲康唑有相互作用。

【规格】5mg/片。

（六）三唑仑片

【商品名称】海乐神

【作用用途】本品为苯二氮䓬类安定药。用于镇静、催眠。

【用法用量】口服。成人常用量：0.25～0.5mg，睡前服。

【不良反应】较多见的有：头晕、头痛、倦睡。偶见：恶心、呕吐、头昏眼花、语言模糊、动作失调。少数有晕厥、幻觉。本药更易发生记忆缺失。

【注意事项】

1．对本药过敏的患者忌用。

2．肝、肾功能损害者能延长本药清除半衰期。

3．癫痫患者突然停药可引起癫痫持续状态。

4．严重的精神抑郁可使病情加重，甚至产生自杀倾向，应采取预防措施。

5．避免长期大量使用而成瘾，如长期使用应逐渐减量，不宜骤然停药。

6．连续应用本药10天后，如发现白天焦虑增多应及时换药。

7．急性酒精中毒、严重慢性阻塞性肺疾病、肝肾功能损害、重症肌无力、急性闭角型青光眼慎用。

【相互作用】与中枢抑制药、易成瘾药、酒精、可乐定、镇痛药、吩噻嗪类、单胺氧化酶A型抑制药、三环类抗抑郁药、阿片类镇痛药、抗高血压药、利尿降压药、西咪替丁、红霉素、扑米酮、左旋多巴、利福平、异烟肼、地高辛有相互作用。

【规格】0.125mg/片，0.25mg/片。

第十四节　脑血管药物

（一）桂利嗪片

【商品名称】脑益嗪

【作用用途】钙通道阻滞剂。用于脑血栓形成、脑栓塞、脑动脉硬化、脑出血恢复期、蛛网膜下隙出血恢复期、脑外伤后遗症、内耳眩晕症、冠状动脉硬化及由于末梢循环不良引起的疾病等治疗。还可用于慢性荨麻疹、老年性皮肤瘙痒等过敏性皮肤病。

【用法用量】口服，每次 25～50mg，3 次／日。

【不良反应】常见嗜睡、疲惫、体重增加、抑郁和锥体外系反应，如运动徐缓、强直、静坐不能、口干、肌肉疼痛及皮疹等。

【注意事项】

1．对本药过敏、有抑郁症病史的患者禁用。

2．患有帕金森病等锥体外系疾病的患者慎用。

3．出现锥体外系症状时应减量应用或停药。

【相互作用】与酒精、催眠药、镇静药、苯妥英钠、卡马西平有相互作用。

【规格】25mg。

（二）盐酸氟桂利嗪胶囊

【商品名称】西比灵

【作用用途】选择性钙拮抗剂。适应证：偏头痛的预防治疗；由前庭功能紊乱引起的眩晕的对症治疗。

【用法用量】口服。

1．偏头痛的预防治疗：起始剂量：65 岁以下患者每晚 10mg，65 岁以上每晚 5mg。治疗 2 月后无效，应停药。维持治疗：65 岁以下患者每晚 10mg，65 岁以上每晚 5mg。每周连续给药 5 天，停药 2 天。如疗效显著，且耐受性良好，在治疗 6 个月时也应停药观察，复发时再重新给药。

2．眩晕的治疗：每日剂量同上，控制症状后及时停药，初次疗程少于 2 个月。慢性眩晕症服用 1 个月或突发性眩晕症服用 2 个月后症状未改善的患者，视为无效，应停药。

【不良反应】常见有困倦、乏力、食欲增加、体重增加等；偶见抑郁症，锥体外系症状，如运动徐缓、强直、静坐不能、口颌运动障碍、震颤等。罕见胃灼热、恶心、胃痛、失眠、焦虑、溢乳、口干、肌肉疼痛及皮疹等。

【注意事项】对本药过敏者、有抑郁症病史、帕金森病或其他锥体外系疾病症状者、急性脑出血性疾病禁用。

【相互作用】与乙醇、催眠药、镇静药合用时，加重镇静作用。

【规格】胶囊剂：5mg。

（三）盐酸丁咯地尔

【商品名称】步复迈、巴阳普瑞

【作用用途】α肾上腺素受体抑制剂。

1．用于外周血管疾病：间歇性跛行、雷诺综合征、Burger综合征、血管性痉挛。

2．用于慢性脑血管供血不足引起的症状：眩晕、耳鸣、智力减退、记忆力减退、注意力减退、定向障碍等。

【用法用量】口服：每次300mg，2～3次/日。静脉用药：每次0.2～0.4g，1次/日，用灭菌注射用水2ml溶解稀释后加入250～500ml葡萄糖液或生理盐水中静脉缓慢滴注。

【不良反应】常有胃灼热感、胃痛、恶心、头痛、头晕、嗜睡、失眠、四肢灼热感、皮肤潮红或瘙痒。偶有心悸、房颤、血清肌酐水平升高、尿量增加、月经量改变、高血压、鼻出血和银屑病等。

【注意事项】

1．对本品过敏者、急性心肌梗死、心绞痛、甲状腺功能亢进、阵发性心动过速、脑出血、有其他出血倾向、近期内大量失血的患者禁用。

2．肝、肾功能不全者及正在服用降压药的患者慎用。

【相互作用】与降压药合用可能加重血压的下降。

【规格】粉针剂（巴阳普瑞）：50mg/瓶；缓释片（步复迈）：300mg/片。

（四）盐酸倍他司汀

【商品名称】盐酸倍他司汀

【作用用途】双胺氧化酶抑制剂，脑血管用药。注射剂：主要用于梅尼埃综合征，亦可用于动脉硬化，缺血性脑血管疾病，高血压所致体位性眩晕、耳鸣等。

【用法用量】口服片剂：每次6～12mg，2～4次/日，每日最大量不得超过48mg。注射剂：一次20mg，1次/日，以2ml 5%葡萄糖注射液或生理盐水溶解，加入500ml葡萄糖注射液或氯化钠注射液中缓慢静脉滴注。

【不良反应】常有口干、胃部不适、心悸、皮肤瘙痒；偶有恶心、头晕、头胀、出汗等。

【注意事项】

1．对本药过敏者、活动期胃溃疡、嗜铬细胞瘤患者禁用。

2．消化性溃疡、支气管哮喘患者慎用。

【相互作用】勿与组胺类药物配伍。

【规格】片剂：4mg/片，注射剂：20mg/瓶。

（五）复方丹参注射液

【商品名称】香丹

【作用用途】活血通脉的中药制剂。用于脑血栓形成后遗症、血栓闭塞性脉管炎、硬皮病、视网膜中央动脉栓塞、神经性耳聋等。

【用法用量】静脉滴注：一次20ml，1次/日。以5%葡萄糖注射液250～500ml稀释后使用。

【不良反应】偶见过敏，如皮疹。

【注意事项】

1．对本药过敏或有严重不良反应病史的患者禁用。

2．本品不宜在同一容器中与其他药物混用。

【规格】针剂：10ml/支。

（六）曲克卢丁

【商品名称】维脑路通

【作用用途】能抑制血小板的聚集，有防止血栓形成的作用。用于缺血性脑血管病、血栓性静脉炎、静脉曲张等。

【用法用量】口服：常用量一次2～3片，3次/日。静脉滴注：每次240～360mg，用5%葡萄糖注射液或氯化钠注射液250～500ml稀释后静脉滴注，1次/日，10～15天为一个疗程，可用1～3疗程，每疗程间隔3～7天。

【不良反应】偶有胃肠道反应、过敏反应、潮红、头痛等。

【注意事项】

1．对本品过敏的患者禁用。

2．用药期间避免阳光直射、高温及过久站立。

【规格】片剂：60mg/片。注射剂：2ml：60mg/支。

（七）奥扎格雷钠注射液

【商品名称】丹仑、晴尔

【作用用途】本品具有抗血小板聚集和扩张血管的作用。用于治疗急性血栓性脑梗死和脑梗死所伴随的运动障碍。

【用法用量】静脉滴注：一次80mg，2次/日，2周为一疗程。

【不良反应】常有恶心、呕吐、腹泻、食欲缺乏、胀满感、荨麻疹、皮疹等；偶有室上性心律不齐、血压下降等，严重可出现出血性脑梗死、硬膜外血肿、脑内出血、消化道出血、皮下出血等。

【注意事项】

1．对本品过敏，脑出血、脑梗死并出血，有严重心、肺、肝、肾功能不全，严重心律不齐、心肌梗死，有血液病和出血倾向，严重高血压、收缩压超过200mmHg以上的患者禁用。

2．心、肝、肾功能不全的患者慎用。

【相互作用】本品与抗血小板聚集剂、血栓溶解剂及其他抗凝药合用，有协同作用，必须适当减量；避免同含钙液体混合使用，以免发生浑浊。

【规格】丹仑：250ml：80mg；晴尔：2ml：40mg。

（八）注射用血塞通冻干粉

【商品名称】络泰

【作用用途】活血祛瘀，通脉活络。用于中风偏瘫、瘀血阻络及脑血管疾病后遗症、视网膜中央静脉阻塞属瘀血阻滞证者。

【用法用量】静脉滴注：常用量一次200～400mg，加专用溶剂使其溶解，以5%

葡萄糖注射液 250 ～ 500ml 稀释后缓慢静脉滴注，15 天为一疗程，停药 1 ～ 3 天后可进行第二疗程。

【不良反应】头面部发红、潮红、轻微头部胀痛是本品常见反应；偶有轻微皮疹出现。

【注意事项】

1．脑出血急性期，既往对人参、三七过敏，对酒精高度过敏的患者禁用。

2．连续给药不得超过 15 天。

3．连续用药过程中，若发现严重不良反应，应立即停药，并进行相应处理。

【规格】络泰：400mg；200mg。

第十五节　循环系统药物

一、钙离子拮抗剂

（一）硝苯地平片

【商品名称】心痛定

【作用用途】钙离子拮抗剂。适应于心绞痛、变异型心绞痛、不稳定型心绞痛、慢性稳定型心绞痛，高血压病。

【用法用量】口服：一般起始剂量 10mg，3 次 / 日；如果患者血压明显增高，病情紧急的情况下，可以舌下含化。

【不良反应】有外周水肿、头晕、头痛、恶心、乏力、面部潮红、一过性低血压、心绞痛、心悸、鼻塞、胸闷、气短、便秘、腹泻、胃肠痉挛、腹胀、骨骼肌发炎、关节僵硬、肌肉痉挛、精神紧张、颤抖、神经过敏、睡眠紊乱、视力模糊、平衡失调、晕厥等。偶见贫血、白细胞减少、血小板减少、紫癜、过敏性肝炎、齿龈增生、抑郁、偏执、红斑性肢痛等。严重不良反应有：心肌梗死、充血性心力衰竭、肺水肿、心律失常、传导阻滞。对本品过敏者可出现过敏性肝炎、皮疹，甚至剥脱性皮炎等。

【注意事项】

1．对硝苯地平过敏的患者禁用。

2．肝、肾功能不全患者慎用。

3．因为本品降压速度较快，使用过程中要严密观察血压情况。

4．老年患者从小剂量开始用药，建议应用缓释片或控释片。

【相互作用】与硝酸酯类、β- 受体阻滞剂、洋地黄类药、西咪替丁，蛋白结合率高的药物，如双香豆素类、苯妥英钠、奎尼丁、奎宁、华法林等药物有相互作用。

【规格】10mg/ 片。

（二）硝苯地平缓释片

【商品名称】伲福达

【作用用途】钙离子拮抗剂。治疗高血压及心绞痛。

【用法用量】口服。一次 20mg，1 ～ 2 次 / 日。

【不良反应】常见踝、足与小腿肿胀，胸部疼痛，头痛，脸红，眼花，心悸，血压下降等；偶尔腹痛、恶心、食欲缺乏、便秘、牙龈肥厚等。

【注意事项】

1．低血压，严重主动脉瓣狭窄，肝、肾功能不全患者慎用。

2．口服时必须整片吞服，勿嚼碎。如需减少剂量，可沿片面"中心线"完整分割成半片后再服用。

3．老年患者从小剂量开始用药。

【相互作用】 与其他降压药，硝酸酯类，β-受体阻滞剂，高蛋白结合率药物如双香豆素、洋地黄类、苯妥英钠、奎尼丁、奎宁、华发林等药物有相互作用。

【规格】 缓释片：20mg。

（三）硝苯地平控释片

【商品名称】 拜新同

【作用用途】 钙离子拮抗剂。适应于高血压、冠心病、慢性稳定型心绞痛等。

【用法用量】 口服。

1．高血压常用剂量：一次30mg，1次/日。

2．冠心病常用剂量：一次30mg，1次/日。

3．通常初始剂量为每日30mg，必要可增加至一次60mg，1次/日。

【不良反应】 有疲劳、水肿、头痛、外周水肿、心悸、面热感、便秘、头晕等。偶有腹痛、胸痛、腿痛、低血压、直立性低血压、晕厥、心动过速、腹泻、口干、消化不良、肠胃胀气、恶心、腿部肌肉痉挛、失眠、紧张、感觉异常、嗜睡、眩晕、呼吸困难、鼻炎、瘙痒、皮疹、多尿、阳痿等。

【注意事项】

1．对本品过敏、心源性休克患者禁用。

2．老年患者从小剂量开始用药。

3．用药方法：整片用少量液体吞服，不能咀嚼或掰开后服用。

【相互作用】 与其他降压药、β-受体阻断剂、苯妥英纳、地高辛、奎尼丁、奎双普汀、达福普汀、西咪替丁、利福平、地尔硫䓬、西沙必利、双香豆素类等药物有相互作用。

【规格】 控释片：30mg。

（四）盐酸地尔硫䓬

【商品名称】 合贝爽，合心爽

【作用用途】 钙离子阻滞剂。用于治疗轻、中度高血压，心绞痛等。

【用法用量】 口服。合贝爽胶囊：每次90mg，1～2次/日。合心爽片剂：每次30～60mg，3～4次/日，餐前或睡前服用。如需增加剂量，每日剂量不超过360mg，分次服用。

【不良反应】 有浮肿、头痛、恶心、眩晕、皮疹、无力等。偶见房室传导阻滞、心动过缓、束支传导阻滞、充血性心衰、心电图异常、低血压、心悸、晕厥、心动过速、室性早搏、多梦、遗忘、抑郁、步态异常、幻觉、失眠、神经质、嗜睡、震颤、厌食、便秘、腹泻、味觉障碍、消化不良、口渴、呕吐、肝功能轻度异常、瘀点、光敏感、瘙痒、荨麻疹、多形性红斑、剥脱性皮炎、弱视、肌酸磷酸肌酶升高、呼吸困难、鼻出血、高血糖、高尿酸血症、阳痿、肌痉挛、多尿、耳鸣、骨关节痛、脱发、锥体外系综合征、齿龈增生、溶血性贫血、出血时间延长、白细胞减少、紫癜、视网膜病变、血小板减少等。

【注意事项】

1. 对本品过敏、病态窦房结综合征未安装起搏器、Ⅱ或Ⅲ度房室传导阻滞未安装起搏器、收缩压低于 90mmHg、心率低于 50 次 / 分、充血性心力衰竭的患者禁用。

2. 心、肝、肾功能受损的患者暂停使用。

3. 老年患者从低剂量开始用药。

【相互作用】与 β- 受体阻滞剂、西咪替丁、地高辛、麻醉药、苯二氮䓬类、卡马西平、环孢菌素、利福平等药物有相互作用。

【规格】缓释胶囊（合贝爽）：90mg；片剂（合心爽）：30mg。

（五）尼莫地平片

【商品名称】尼膜同、尼莫地平

【作用用途】钙离子阻滞剂。适应于预防和治疗由于动脉瘤性蛛网膜下隙出血后脑血管痉挛引起的缺血性神经损伤，老年性脑功能障碍，例如：记忆力减退、定向力和注意力障碍和情绪波动等。

【用法用量】口服。

1. 动脉瘤性蛛网膜下隙出血：一次 60mg，6 次 / 日，间隔时间不少于 4 小时，服用 7 天。

2. 老年性脑功能障碍：一次 30mg，3 次 / 日。

【不良反应】有恶心、胃肠道不适、头晕、头痛、虚弱、失眠、多动、兴奋、攻击性和多汗等。偶见运动过度、抑郁、血压下降、潮红、外周水肿、痤疮、瘙痒、皮肤发红、心动过缓、心动过速、血小板减少、呼吸困难、喘息等。

【注意事项】

1. 肝功能严重不良的患者禁用。

2. 低血压、广泛脑水肿、明显的颅内压增高的患者，患有多种疾病的老年病人伴有严重肾功能不全和心功能不全时慎用。

【相互作用】与精神镇静剂、抗抑郁药、β- 受体阻滞剂、西咪替丁、苯巴比妥、苯妥英、卡马西平、利福平等药物有相互作用。

【规格】30mg。

（六）尼群地平片

【商品名称】尼群地平

【作用用途】钙离子阻滞剂。用于治疗高血压。

【用法用量】口服。开始一次 10mg，1 次 / 日，以后可根据情况调整为 20 ～ 40mg，1 ～ 3 次 / 日。

【不良反应】较少见的有头痛、面部潮红。少见的有头晕、恶心、低血压、足踝部水肿、心绞痛发作、心力衰竭，一过性低血压、血碱性磷酸酶增高。对本品过敏者可出现过敏性肝炎、皮疹，甚至剥脱性皮炎等。

【注意事项】

1．对本品过敏及严重主动脉瓣狭窄的患者禁用。

2．肝功能不全、肾功能不全者慎用。

【相互作用】与β-受体阻滞剂、血管紧张素转换酶抑制剂、长效硝酸盐类、洋地黄类、双香豆类抗凝药、西咪替丁等药物有相互作用。

【规格】10mg。

（七）拉西地平片

【商品名称】司乐平

【作用用途】钙离子阻滞剂。治疗高血压。

【用法用量】口服。起始剂量4mg，1次/日，晨服。如病情需要，3～4周后可增加至6～8mg，1次/日。老年人初始剂量为2mg，1次/日，必要时可增至4～6mg，1次/日。可以长期连续用药。

【不良反应】有头痛、皮肤潮红、水肿、眩晕和心悸等。少见无力、皮疹、胃纳不佳、恶心、多尿等。极少数有胸痛和齿龈增生。

【注意事项】

1．对本品过敏的患者禁用。

2．肝功能不全者、心脏贮备较弱的患者慎用。

【相互作用】与β-受体阻滞剂、利尿药合用，降压作用加强；与西咪替丁、地高辛、普萘洛尔有相互作用。

【规格】4mg/片。

（八）苯磺酸氨氯地平片

【商品名称】络活喜、安内真

【作用用途】钙离子阻滞剂。治疗高血压病、慢性稳定性心绞痛及变异型心绞痛。

【用法用量】口服。

1．高血压初始剂量：5mg，1次/日，最大剂量为10mg，1次/日。虚弱或老年患者、伴有肝功能不全患者初始剂量为2.5mg，1次/日。一般的剂量调整应在7～14天后开始进行。

2．心绞痛初始剂量：5～10mg，1次/日。老年人及肝功能不全的患者建议使用较低剂量进行治疗。大多数患者的有效剂量为10mg/日。

【不良反应】有潮红、疲劳、水肿、眩晕、头痛、腹痛、恶心、心悸、嗜睡等。少见有口干、出汗、无力、全身不适、背痛、低血压、晕厥、肌张力增高、感觉异常、周围神经病变、震颤、乳腺增生、排便习惯改变、消化不良、牙龈增生、胰腺炎、呕吐、高血糖、关节痛、肌肉痉挛、紫癜、阳痿、失眠、性格改变、咳嗽、呼吸困难、脱发、皮肤变色、味觉错乱、耳鸣、尿频、血管炎、视力障碍、白细胞减少、体重增加或减少等；罕见有过敏、瘙痒症、皮疹、血管源性水肿、多形红斑、肝炎、黄疸、转氨酶升高等。

【注意事项】

1．对本品过敏的患者禁用。

2．肝功能受损的患者慎用。

3．极少数患者，特别是伴有严重冠状动脉阻塞性疾病的患者，在开始使用钙拮抗剂治疗或增加剂量时，出现心绞痛频率增加、时间延长、程度加重，或发生急性心肌梗死，用药期间要严密观察，必要时停止用药。

【规格】 片剂：络活喜：5mg/ 片；安内真：2.5mg/ 片。

（九）非洛地平缓释片

【商品名称】 波依定

【作用用途】 钙通道阻滞剂。治疗高血压、心绞痛。

【用法用量】 口服。

1．高血压常用剂量：建议 5mg，1 次 / 日，作为开始治疗剂量，维持剂量为 5 ～ 10mg，1 次 / 日。剂量调整间隔不少于 2 周。

2．心绞痛常用剂量：建议 5mg，1 次 / 日，作为开始治疗剂量，维持剂量为 5 ～ 10mg，1 次 / 日。

3．65 岁以上常用剂量：起始剂量用 2.5mg，1 次 / 日。

【不良反应】 常见有头痛、潮红、周围性水肿等。少见有心动过缓、心悸、眩晕、感觉异常、恶心、腹痛、皮疹、瘙痒、疲劳等。罕见有晕厥、呕吐、关节痛、肌痛、阳痿、荨麻疹等。非常罕见有齿龈增生、牙龈炎、肝药酶增加、光敏反应、白细胞分裂性血管炎、尿频、血管水肿、发热等。

【注意事项】

1．对本药物过敏者、失代偿性心衰、急性心肌梗死、非稳定型心绞痛的患者禁用。

2．肝功能损害、低血压的患者慎用。

3．服药应在早晨，整片用水吞服，不能掰、压或嚼碎药片服用。

【相互作用】 与西咪替丁、红霉素、伊曲康唑、酮康唑、苯妥英纳、卡马西平、利福平、巴比妥类、某些存在于葡萄柚汁中的黄酮类化合物有相互作用。

【规格】 缓释片：5mg/ 片。

（十）卡维地洛片

【商品名称】 金络

【作用用途】 α_1 和非选择性 β- 受体阻滞剂。适应于原发性高血压，心功能不全的治疗。

【用法用量】 口服。

1．高血压常用量：起始剂量 6.25mg/ 次，2 次 / 日，若可耐受，以服药后 1 小时的立位收缩压作为指导，维持该剂量 7 ～ 14 天。以后根据血压，在需要的情况下增至 12.5mg/ 次，2 次 / 日；或者剂量可增加至 25mg/ 次，2 次 / 日，一般在 7 ～ 14 天内达到完全的降压作用，总量不得超过 50mg/ 日。

2．心功能不全常用量：在使用本品之前，洋地黄类药物、利尿剂和血管紧张素转换酶抑制剂（ACEI）的剂量必须稳定。推荐起始剂量为 3.125mg/ 次，2 次 / 日，维持

2 周，如果可耐受，可增至 6.25mg/ 次，2 次 / 日。以后可每隔 2 周增加剂量，至患者可耐受的最大剂量。每次应用新剂量时，需观察患者有无眩晕或轻度头痛 1 小时。推荐最大剂量：体重＜ 85kg 的患者，25mg/ 次，2 次 / 日；≥ 85kg 的患者，50mg/ 次，2 次 / 日。

【不良反应】 有乏力、心动过缓、直立性低血压、下肢水肿、眩晕、失眠、嗜睡、腹痛，腹泻、血小板减少、高脂血症、背痛、多汗、胸痛、发热、晕厥、房室传导阻滞、心绞痛恶化、头痛、恶心、呕吐、血小板减少、体重增加、痛风、脱水、高血容量、关节痛、肌痛、血尿、视觉异常、Ⅲ度房室传导阻滞、束支传导阻滞、心肌缺血、脑血管障碍、惊厥、偏头痛、脱发、剥脱性皮炎、健忘症、胃肠道出血、气管痉挛、肺水肿、听力下降、呼吸性碱中毒、尿素氮增高、高密度脂蛋白下降、全血细胞减少等。

【注意事项】

1. 对本品过敏、失代偿性心功能不全，需要静脉使用正性肌力药物、气管痉挛或相关的气管痉挛状态、Ⅱ度或Ⅲ度房室传导阻滞、病态窦房结综合征、心源性休克、严重心动过缓、临床严重肝功能不全患者、糖尿病酮症酸中毒、代谢性酸中毒的患者禁用。

2. 本品须和食物一起服用，以减慢吸收，降低直立性低血压的发生。

3. 本品使用过程中出现肝损害、外周血管疾病、麻醉和重大手术、糖尿病和低血糖、甲状腺功能亢进、心动过缓等情况时请注意及时停药。

【相互作用】 与奎尼丁、氟西汀、帕罗西汀、利血平、单胺氧化酶抑制剂、地高辛、可乐定、环孢素、异烟肼、西咪替丁、钙拮抗剂、胰岛素或口服降糖药有相互作用。

【规格】 10mg/ 片。

二、α₁ 受体阻滞剂

哌唑嗪片

【商品名称】 哌唑嗪

【作用用途】 为选择性突触后 α₁ 受体阻滞剂。用于轻、中度高血压。

【用法用量】 口服。一次 0.5 ～ 1mg，2 ～ 3 次 / 日。首次剂量为 0.5mg，睡前服，逐渐按疗效调整为一日 6 ～ 15mg，分 2 ～ 3 次口服。每日剂量超过 20mg 后，疗效不在进一步增加。

【不良反应】 有由直立性低血压引起的晕厥、嗜睡、头痛、精神差、心悸、恶心。常见有呕吐、腹泻、便秘、水肿、抑郁、易激动、皮疹、瘙痒、尿频、视物模糊、巩膜充血、鼻塞、鼻出血等。少见有腹部不适、腹痛、肝功能异常、胰腺炎、心动过速、感觉异常、幻觉、脱发、扁平苔藓、大小便失禁、阳痿、阴茎持续勃起等。偶见有耳鸣、发热、出汗、关节炎和抗核抗体阳性等。

【注意事项】

1. 首次给药及加大剂量使用时，建议在卧床时给药。

2. 肝、肾功能不全患者减量使用，起始剂量为 1mg，每日 2 次为宜。

【相互作用】 与钙拮抗药、噻嗪类利尿药、β- 受体阻滞药、非甾体类抗炎镇痛药、拟交感类药物有相互作用。

【规格】1mg/ 片。

三、β- 受体阻滞剂

（一）普萘洛尔片

【商品名称】心得安

【作用用途】β- 受体阻滞剂。适用于二级预防，降低心肌梗死病死率；高血压病；劳力型心绞痛；室上性快速心律失常；室性心律失常；特别是与儿茶酚胺有关或洋地黄类药引起心律失常；洋地黄类药疗效不佳的房扑、房颤控制心室率；顽固性期前收缩；减低肥厚型心肌病流出道压差、减轻心绞痛、心悸与昏厥等症状；配合 α 受体阻滞剂用于嗜铬细胞瘤病人控制心动过速；控制甲状腺机能亢进症的心率过快；甲状腺危象的治疗。

【用法用量】口服。

1. 高血压常用剂量：初始剂量 10mg，3 ～ 4 次 / 日，可单独使用，也可与利尿剂合用，剂量应逐渐增加，日最大剂量 200mg。

2. 心绞痛常用剂量：初始剂量 5 ～ 10mg，3 ～ 4 次 / 日；每 3 日可增加10 ～ 20mg，逐渐增至每日 200mg，分次服用。

3. 心律失常常用剂量：每日 10 ～ 30mg，3 ～ 4 次 / 日，饭前和睡前服用。

4. 心肌梗死常用剂量：每日 30 ～ 240mg，分 2 ～ 3 次服用。

5. 肥厚型心肌病常用剂量：10 ～ 20mg，3 ～ 4 次 / 日，按需要及耐受程度调整剂量。

【不良反应】有眩晕、神智模糊、精神抑郁、反应迟钝、头昏、心率过慢等。较少见支气管痉挛及呼吸困难、充血性心力衰竭；罕见有发热、咽痛、皮疹、血小板减小等。不良反应持续存在时，有四肢冰冷、腹泻、倦怠、眼口或皮肤干燥、恶心、指趾麻木等。

【注意事项】

1. 对本药过敏、支气管哮喘、心源性休克、Ⅱ ～Ⅲ度房室传导阻滞、重度或急性心力衰竭、窦性心动过缓的患者禁用。

2. 充血性心力衰竭、糖尿病、肺气肿、非过敏性支气管哮喘、肝功能不全、甲状腺功能低下、雷诺综合征、肾功能不全的患者慎用。

3. 冠心病、甲状腺功能亢进的患者使用本品不宜骤停，否则可出现心绞痛、心肌梗死或室性心动过速。

4. 长期应用本品的患者，撤药时须逐渐递减剂量，至少经过 3 天，一般为 2 周方可停药。

5. 长期应用本品的患者若出现心力衰竭，可用洋地黄类、利尿剂治疗。

【相互作用】与抗高血压药物、洋地黄类、钙拮抗剂、肾上腺素、苯福林、拟交感胺类、异丙肾上腺素、黄嘌呤、氟哌啶醇、氢氧化铝凝胶、乙醇、苯妥英、苯巴比妥、利福平、氯丙嗪、安替比林、茶碱类、利多卡因、甲状腺素、西咪替丁、降糖药有相互作用。

【规格】10mg/片。

（二）美托洛尔片

【商品名称】倍他乐克

【作用用途】选择性 β_1- 受体阻滞剂。用于治疗高血压、心绞痛、心肌梗死、肥厚型心肌病、主动脉夹层、心律失常、甲状腺功能亢进、心脏神经官能症等。近年来尚用于心力衰竭的治疗，但应在有经验的医师指导下使用。

【用法用量】口服。

1. 高血压常用量：1 次 50 ～ 100mg，2 次 / 日；或 100mg，1 次 / 日。

2. 不稳定性心绞痛常用量：25 ～ 50mg，每 6 ～ 12 小时 1 次。

3. 心绞痛、心律失常、肥厚型心肌病、甲状腺功能亢进等症常用量：一般一次 25 ～ 50mg，2 ～ 3 次 / 日，或一次 100mg，2 次 / 日。

4. 心力衰竭常用量：应在使用洋地黄类和 / 或利尿剂等抗心力衰竭的治疗基础上使用本药。起始剂量为一次 6.25mg，2 ～ 3 次 / 日，视临床情况每数日至一周一次增加 6.25 ～ 12.5mg，2 ～ 3 次 / 日，最大剂量可用至一次 50 ～ 100mg，2 次 / 日。

【不良反应】有心率减慢、传导阻滞、血压降低、心力衰竭加重、外周血管痉挛导致的四肢冰冷或脉搏不能触及、雷诺症、疲乏、眩晕、抑郁、头痛、多梦、失眠等，偶见幻觉、恶心、胃痛、便秘、腹泻、气急、关节痛、瘙痒、腹膜后腔纤维变性、听觉障碍、眼痛等。

【注意事项】

1. 对本品过敏、Ⅱ度或Ⅲ度房室传导阻滞、失代偿性心衰、持续地或间隙性地接受 β- 受体激动剂的变力性治疗、有临床意义的窦性心动过缓、病态窦房结综合征、心源性休克、末梢循环灌注不良、严重的周围血管疾病、疑诊急性心肌梗死、低血压的患者禁用。

2. 糖尿病、甲状腺功能亢进、肝功能不全、严重支气管痉挛的患者慎用。

3. 因本品有负性肌力作用，与强心、利尿、扩血管药物联合治疗心力衰竭时须谨慎。

4. 长期应用本品撤药时，须逐渐递减剂量，一般为 7 ～ 10 天停药，至少要经过 3 天。

5. 服用本品应适量多饮水。

【相互作用】与交感神经节阻断剂、其他 β- 受体阻滞剂、单胺氧化酶（MAO）抑制剂、维拉帕米、二氢吡啶类钙拮抗剂、奎尼丁类、胺碘酮、利福平，西咪替丁、乙醇、肼屈嗪、帕罗西汀、氟西汀、舍曲林、吲哚美辛、其他前列腺素合成酶抑制剂、肾上腺素、降糖药有相互作用。

【规格】25mg/片，50mg/片；缓释片：100mg/片。

四、血管紧张素转换酶抑制剂

（一）卡托普利片

【商品名称】开博通

【作用用途】血管紧张素转换酶抑制剂。适用于高血压病，也用于对利尿药、洋地黄类药治疗无效的心力衰竭患者。

254

【用法用量】口服。给药剂量须遵循个体化原则，视病情或个体差异而定，按疗效予以调整。

1．高血压常用量：初始量为 1 次 12.5mg，2 ～ 3 次 / 日，按需要 1 ～ 2 周内增至 50mg，2 ～ 3 次 / 日，疗效不满意时可联合应用其他降压药。

2．心力衰竭常用量：初始量为 1 次 12.5mg，2 ～ 3 次 / 日，必要时逐渐增至 50mg，2 ～ 3 次 / 日，若需进一步加量，宜观察疗效，2 周后再考虑增加。

3．近期大量服用利尿剂，处于低钠、低血容量状态，血压正常或偏低的患者：初始剂量为 6.25mg，3 次 / 日，以后通过测试逐步增加至常用量。

【不良反应】有皮疹、心悸、心动过速、胸痛；干咳、味觉迟钝等。少见蛋白尿、眩晕、头痛、昏厥、血管性水肿、心率快而不齐、面部潮红或苍白等。极少见白细胞与粒细胞减少。

【注意事项】

1．对本品过敏者禁用。

2．自身免疫性疾病、骨髓抑制、脑动脉或冠状动脉不足、血钾过高、肾功能障碍而致血钾增高、主动脉瓣狭窄、严格饮食限制钠盐或进行透析的患者慎用。

3．在饭前 1 小时服用。

【相互作用】与利尿药、其他扩血管药、潴钾药物、内源性前列腺素合成抑制剂、其他降压药、锂剂有相互作用。

【规格】12.5mg。

（二）贝那普利片

【商品名称】洛汀新

【作用用途】血管紧张素转换酶抑制剂。适应于各期高血压、充血性心力衰竭。还可作为对洋地黄类药、利尿剂疗效不佳的充血性心力衰竭患者的辅助治疗。

【用法用量】口服。

1．高血压常用量：未用利尿剂的患者初始剂量 10mg，1 次 / 日；若疗效不佳，可加至 20mg，1 次 / 日；每日最大推荐剂量为 40mg，一次或分为两次服用；若单用本品血压下降幅度不满意，可加用另一种降压药联合应用，如加噻嗪类利尿剂、钙拮抗剂或 β- 受体阻滞剂等，先从小剂量开始。

2．充血性心力衰竭常用量：初始剂量为 2.5mg，1 次 / 日；若症状未能有效缓解，可在 2 ～ 4 周后将剂量调整为 5mg，1 次 / 日；以后根据病人的临床反应，可在适当时间的间隔内将剂量调整为 10mg 甚至 20mg，1 次 / 日。

【不良反应】常有头痛、干咳、头晕、疲劳、肌肉痛、恶心、鼻炎、咽痛、背痛、腹痛、腹泻等；少有瘙痒、皮疹、潮红、嗜睡、失眠、神经过敏、心悸、胸痛、外周水肿、消化不良、流感样症状、尿路症状、乏力、血压过度降低、唇及面部水肿、胃炎、胃肠胀气、呕吐、便秘、焦虑、抑郁、感觉减退、运动失调、呼吸困难、全身性水肿、阳痿、出汗、关节炎、耳鸣、心血管功能紊乱、皮肤反应等。

【注意事项】

1．对本品过敏、血管神经性水肿病史的患者禁用。

2．肾功能不全、血液透析、高血钾、主动脉狭窄、二尖瓣狭窄、低血压、粒细胞缺乏症、中性白细胞减少、肝炎、肝功能衰竭的患者慎用。

【相互作用】与保钾利尿剂如：螺内酯、氨苯喋啶、阿米洛利等，其他降压药如：β-受体阻滞剂、钙拮抗剂等药物有相互作用。

【规格】片剂：5mg；10mg。

（三）依那普利片

【商品名称】依苏

【作用用途】血管紧张素转换酶抑制剂。适应于各期原发性高血压、肾血管性高血压；各级心衰；预防症状性心衰；预防左心室功能不全。对于症状性心衰的患者，有提高生存率，延缓心衰进展，减少因心衰而导致的住院的作用；对于冠状动脉缺血的患者，有减少心肌梗死的发生率、减少不稳定型心绞痛所导致的住院的作用。

【用法用量】口服。

1．原发性高血压常用量：初始剂量为 10～20mg，1 次／日；对轻度高血压，起始剂量为每日 10mg；治疗其他程度的高血压，初始剂量为每日 20mg，根据需要，可调整至最大剂量每日 40mg。

2．肾血管性高血压常用量：初始剂量为 5mg 或以下，以后根据需要加以调整，多数病人服用 20mg，每日 1 次即可收到预期的疗效。 与利尿剂联用治疗高血压常用量：在开始服用 2～3 天前，应停用利尿剂治疗；如不可能停药，应从小剂量 5mg 或以下开始应用，以确定其对血压的起始效应，然后根据需要对剂量加以调整。

3．肾功能不全的常用量：轻度肾功能不全初始剂量为 5～10mg，1 次／日；中度初始剂量为 2.5～5mg，1 次／日；在透析期中的重度肾功能不全初始剂量为 2.5mg，1次／日。

4．心力衰竭或无症状性左心室功能不全的常用量：初始剂量为 2.5mg，以后根据病人的耐受情况将剂量逐渐增加到常用的 20mg 维持量，1 次／日或 2 次／日服用，这一剂量的调整，可经过 2～4 周的时间完成。若仍存在部分的心衰体征和症状，剂量递增过程还可以加快，对于有症状的心衰患者，这种剂量方案可有效地减少死亡的发生。

【不良反应】有眩晕、头痛、疲乏、低血压、直立性低血压、晕厥、恶心、腹泻、肌肉痉挛、皮疹、干咳、肾功能障碍、肾衰竭、少尿、血管神经性水肿等。

【注意事项】

1．对本品过敏、特发性血管神经性水肿的患者禁用。

2．血钾过高、脑动脉或冠状动脉供血不足、主动脉狭窄，高度肾功能障碍、低钠、咳嗽的患者慎用。

【相互作用】与其他降压药物，利尿剂、锂盐、非甾体类抗炎药有相互作用。

【规格】片剂：10mg。

（四）福辛普利钠片

【商品名称】蒙诺

【作用用途】血管紧张素转换酶抑制剂。治疗高血压和心力衰竭。

【用法用量】口服。

1．原发性高血压常用量：初始剂量为 10mg，1 次 / 日；约 4 周后，根据血压的反应适当调整剂量；剂量超过 40mg/ 日，不再增强降压作用；如单独使用不能完全控制血压，可加服利尿药物。

2．同时服用利尿药的患者常用量：在开始应用本药治疗前，利尿药最好停服几天，如 4 周后，血压不能被充分控制，可以恢复利尿药的治疗；如果不能终止服用利尿药，则在给予本品初始剂量 10mg 时，严密观察患者几小时，直至血压稳定为止。

3．心力衰竭常用量：初始剂量为 10mg，1 次 / 日，如患者耐受良好，可逐渐增至 40mg，1 次 / 日；本药应与利尿剂合用。

4．心衰高危患者应在医院内开始治疗：如心功能不全Ⅳ级、首剂低血压有特殊危险、接受多种或高剂量利尿剂、血容量减少，血钠过低、收缩压低于 90 mmHg、患有不稳定心功能不全和接受高剂量血管扩张剂的患者。

5．老年人及肝、肾功能减退的病人不需降低剂量。

【不良反应】有头晕、咳嗽、恶心、呕吐、腹痛、腹泻、心悸、胸痛、瘙痒、皮疹、感觉异常、骨骼肌疼痛、疲劳、味觉障碍、低血压等。偶有胰腺炎、肝肾功能损害、暂时性血红蛋白和红细胞减少等。

【注意事项】

1．对本品过敏、孤立肾、移植肾、双侧肾动脉狭窄而肾功能下降的患者禁用。

2．充血性心力衰竭、低血容量引起的低血压反应、粒细胞减少症、脑动脉或冠状动脉供血不足、高钾血症、单侧或双侧肾动脉狭窄的患者慎用。

3．应用本药过程中，如发生血管性水肿应停药，根据情况选用皮下注射肾上腺素或静脉注射地塞米松等。

【相互作用】与保钾利尿药、补钾药、抗酸药、非甾体类抗炎药、锂盐、β- 受体阻滞剂、甲基多巴、钙离子拮抗剂、利尿药、麻醉药、镇痛药等有相互作用。

【规格】10mg/ 片。

（五）培哚普利片

【商品名称】雅施达

【作用用途】血管紧张素转换酶抑制剂。用于治疗高血压与充血性心力衰竭。

【用法用量】必须在饭前口服。

1．原发性高血压常用量：有效剂量为 4mg，每天早晨服用 1 次；以后根据疗效，于 3 ~ 4 周内逐渐增至最大剂量 8mg/ 日。

2．已使用利尿剂治疗的高血压患者常用量：开始治疗之前 3 天，停止服用利尿剂；初始剂量 2mg/ 日；以后根据降压效果调整剂量。

3．老年人：初始剂量 2mg，每天早晨服药；如果必要，1 个月之后，增加至 4mg/ 日。

4．肾血管性高血压常用量：初始剂量为 2mg/ 日；以后按照患者血压反应调整剂量；肾功能不全时，剂量应按照肾功能不全的程度调整；血液透析的高血压患者在透析当天给予 2mg。

5．充血性心力衰竭常用量：初始剂量为 2mg，每天早晨口服，同时监测血压。必要时增加至常规治疗剂量，即每天 2 ~ 4mg，一次服用；选择的每天治疗剂量应当使立位收缩压不低于 90mmHg；高危心衰患者初始剂量为每天 1mg。

【不良反应】有头痛、疲倦、眩晕、睡眠紊乱、直立性或非直立性低血压等；少有皮疹、胃痛、厌食、恶心、腹痛、味觉障碍、干咳、血管神经性水肿、血尿素氮和血肌酐中度升高、蛋白尿、高血钾、贫血等。

【注意事项】

1. 对本品过敏、有使用 ACE 抑制剂引起血管神经性水肿病史、孤立肾、移植肾、双侧肾动脉狭窄而肾功能下降的患者禁用。

2. 低血压、粒细胞减少症、骨髓抑制、高钾血症、脑动脉或冠状动脉供血不足、双侧肾动脉狭窄或单侧肾动脉狭窄、肝肾功能障碍、发热性疾病的患者慎用。

3. 大剂量给药、多系统疾病（胶原性疾病，如系统性红斑狼疮或硬皮病）引起的肾衰竭患者、合并免疫抑制治疗和（或）可能引起白细胞减少的治疗的患者服用 ACE 抑制剂时，罕见病例出现粒细胞缺乏和（或）骨髓抑制。

4. 应用本药过程中，如发生血管性水肿应停药，根据情况选用皮下注射肾上腺素或静脉注射地塞米松等。

5. 应用本品过量时，用扩容纠正低血压反应，必要时做透析治疗。

【相互作用】与保钾利尿剂如：螺内酯（安体舒通）、氨苯蝶啶等，锂制剂，雌二醇氨芥，非甾体类抗炎药，水杨酸，抗糖尿病制剂如胰岛素、磺脲类，巴氯芬，非保钾利尿剂，氨磷汀，三环类抗抑郁药，精神安定药，可的松等药有相互作用。

【规格】4mg/ 片。

（六）雷米普利片

【商品名称】瑞泰、瑞素坦

【作用用途】血管紧张素转换酶抑制剂。适应于原发性高血压；急性心肌梗死后出现的轻、中度心力衰竭。

【用法用量】口服。

1. 原发性高血压常用量：初始剂量一般为 2.5mg，晨服，若该剂量使血压不能恢复正常，可增加至 5mg/ 日；增加剂量时应至少有 3 周的间隔时间；维持剂量一般为每日 2.5 ~ 5mg，最大剂量每日 10mg。

2. 急性心肌梗死后轻、中度心衰常用量：初始剂量为 2.5mg，早晚各服一次；如果该起始剂量患者不能耐受，应采用 1.25mg，早晚各服一次；随后根据患者的情况增加剂量，一般间隔 1 ~ 2 天剂量可加倍，至最大剂量每次 5mg，早晚各服 1 次。

【不良反应】有低血压、直立性低血压、头痛、头晕、头重脚轻、出汗、虚弱、视觉障碍、晕厥、心动过速、心悸、心绞痛、干咳无痰、恶心、呕吐、上腹部不适等。

【注意事项】

1. 对本品过敏、有血管神经性水肿病史、孤立肾、移植肾、双侧肾动脉狭窄而肾功能下降的患者禁用。

2. 粒细胞减少症、发热性疾病、骨髓抑制、高钾血症、肝肾功能障碍、正在使用免疫抑制剂、红斑狼疮、自身免疫性疾病如胶原性血管病的患者慎用。

3．如果出现喉部、面部血管神经性水肿时应停药。

4．建议每月做一次尿蛋白检查。

【相互作用】与钾盐、保钾利尿剂如：螺内酯、阿米洛利、氨苯蝶啶；抗高血压药物、利尿剂、其他具有潜在降压作用的药物如：硝酸酯类、三环类抗抑郁药，催眠、镇静剂、麻醉剂、拟交感类血管升压药如：肾上腺素，别嘌呤醇、普鲁卡因酰胺、细胞生长抑制剂、免疫抑制剂、有全身作用的皮质醇类，其他能引起血象变化的药物，锂盐，口服降糖如：磺脲类、双胍类、胰岛素，非甾体抗炎药物，止痛药如：吲哚美辛（消炎痛）、乙酰水杨酸，肝素，氯化钠，乙醇等有相互作用。

【规格】片剂：瑞泰：5mg/ 片；瑞素坦：2.5mg/ 片。

（七）咪达普利片

【商品名称】达爽

【作用用途】血管紧张素转换酶抑制剂。治疗原发性高血压、肾实质性病变所致继发性高血压。

【用法用量】口服。高血压常用量：一般初始剂量为 5 ～ 10mg，1 次 / 日；重症高血压，伴有肾功能障碍高血压，以及肾实质性高血压的患者，每日初始剂量为 2.5mg。

【不良反应】有咳嗽、咽部不适、胃部不适、心悸、眩晕、头痛、蹒跚、皮疹、口干、无力、恶心、呕吐、腹痛等。

【注意事项】

1．对本品过敏、有血管神经性水肿病史的患者禁用。

2．双侧肾动脉狭窄而肾功能下降、高钾血症、肝肾功能障碍、脑血管障碍、高龄的患者慎用。

3．手术前 24 小时内最好不应用本药。

【相互作用】与保钾利尿剂如：螺内酯、氨苯蝶啶等，补钾制剂如氯化钾等，锂制剂如碳酸锂，利尿剂如三氯甲噻嗪、双氢氯噻嗪等，非甾体抗炎药物如吲哚美辛，其他有降压作用的药物如硝酸酯类制剂等有相互作用。

【规格】10mg/ 片。

五、血管紧张素 II 转换酶抑制剂

（一）氯沙坦钾片

【商品名称】科素亚

【作用用途】血管紧张素 II 转换酶抑制剂。主要治疗高血压和充血性心力衰竭。

【用法用量】口服。起始和维持剂量为每次 50mg，1 次 / 日，治疗 3 ～ 6 周可达到最大降压效果。维持剂量为 25 ～ 100mg，1 次 / 日，肝功能不良、有水钠缺失的患者开始应用较小剂量。

【不良反应】有头痛、头晕、乏力、上呼吸道感染、咳嗽、失眠、腹泻、消化不良等。

1．对本品过敏的患者禁用。

2．使用大剂量时可出现血钾增高。

3．血管神经性水肿、肝肾功能损害、低血压、电解质平衡失调的患者慎用。

4．老年患者不良反应发生率明显升高，应从小剂量开始应用。

【相互作用】与保钾利尿药如：螺内酯、氨苯蝶啶、阿米洛利，补钾剂或含钾的盐代用品，非甾体抗炎药如：吲哚美辛等有相互作用。

【规格】50mg/ 片；100mg/ 片。

（二）氯沙坦钾氢氯噻嗪片

【商品名称】海捷亚

【作用用途】血管紧张素Ⅱ受体抑制剂和利尿剂。适应于高血压联合用药治疗的患者。

【用法用量】口服。常用起始剂量和维持剂量是每次1片，1次/日；对反应不足的患者，剂量可增加至每次2片，1次/日。

【不良反应】最常见的有头痛、头晕、失眠、咳嗽、腹泻、消化不良等。

【注意事项】

1．对本品过敏的患者禁用。

2．使用大剂量时可出现血钾增高。

3．血管神经性水肿、主动脉或房室瓣狭窄、胆汁淤积、胆管阻塞、冠状动脉疾病、肝功能不全、肥厚性心肌病、低血钠、血容量不足的患者慎用。

4．老年患者不良反应发生率明显升高，应从小剂量开始应用。

【相互作用】与保钾利尿剂如：螺内酯、氨苯蝶啶、阿米洛利，补钾剂或含钾的盐类替代品，非甾体类抗炎药物，乙醇，巴比妥类，麻醉药，降糖药如：口服制剂和胰岛素，其他抗高血压药，消胆胺，皮质类固醇，ACTH，加压胺类如：肾上腺素，骨骼肌松弛剂，锂盐等药物有相互作用。

【规格】每片含氯沙坦钾50mg和氢氯噻嗪12.5mg。

（三）厄贝沙坦片

【商品名称】安博维，苏适

【作用用途】血管紧张素Ⅱ受体拮抗剂。用于治疗原发性高血压，充血性心力衰竭，减轻糖尿病患者的肾功能损害；减少蛋白尿，延缓肾功能不全的发生。

【用法用量】口服。初始剂量为150mg，1次/日。肾功能损害正在透析和年龄超过75岁老年患者：初始剂量为75mg，1次/日。

【不良反应】常见眩晕、头痛、眩晕、心动过速、低血压等，偶有咳嗽。

【注意事项】

1．对本品过敏的患者禁用。

2．血容量不足、主动脉和二尖瓣狭窄、肥厚梗阻性心肌病、原发性醛固酮增多症的患者慎用。

3．肾功能不全的患者必须应用时要减量应用。

4．开始治疗前，应先纠正血容量不足和钠的缺失。

5．本药不能通过血液透析排出体外，服用本品后可能发生高钾血症，要定期检测血钾浓度。

【相互作用】与利尿剂，其他抗高血压药物，锂剂，非甾体抗炎药物，华法林，甲苯磺丁脲，尼非地平有相互作用。

【规格】150mg/片。

（四）厄贝沙坦氢氯噻嗪片

【商品名称】安博诺

【作用用途】血管及张素Ⅱ受体拮抗剂和利尿剂组成的复方药。治疗原发性高血压。主要用于单方厄贝沙坦或氢氯噻嗪不能有效控制血压的患者。

【用法用量】口服。每次1片，1次/日，空腹或进餐时服用。

【不良反应】常见有头痛、眩晕、水肿、晕厥、心动过速、恶心、呕吐、腹泻、排尿异常、疲劳、尿素氮和肌酐增高、肌酸激酶增高、血清钠水平降低等。

【注意事项】

1．对本品过敏、严重的肾功能损害、顽固性低钾血症、高钙血症、严重肝功能损害、胆汁性肝硬化和胆汁郁积的患者禁用。

2．低血压-容量不足患者、肾动脉狭窄-肾血管性高血压、肾功能损害和肾移植、肝功能损害、主动脉和二尖瓣狭窄、肥厚梗阻性心肌病、原发性醛固酮增多症、电解质紊乱的患者慎用。

【相互作用】与其他抗高血压药物，锂剂，影响血钾的药品，乙醇，巴比妥类，尼古丁，抗糖尿病药物，消胆胺，皮质激素，ACTH，洋地黄类，非甾体类抗炎药物，血管活性药如去甲肾上腺素，骨松弛药，抗痛风药物，钙盐，β-受体阻断剂，二唑嗪，抗胆碱药物，细胞毒性药物有相互作用。

【规格】150/12.5mg：每片含厄贝沙坦150mg，氢氯噻嗪12.5mg。

300/12.5mg：每片含厄贝沙坦300mg，氢氯噻嗪12.5mg。

（五）缬沙坦胶囊

【商品名称】代文，穗悦

【作用用途】血管紧张素Ⅱ受体拮抗剂。治疗轻、中度原发性高血压。

【用法用量】口服。每次80mg，1次/日，可以在进餐时或空腹服用，用药2周内达到降压效果，4周后达最大疗效。降压效果不满意时，每日剂量可增加至160mg，或加用利尿剂。

【不良反应】常见：头痛、头晕、咳嗽、腹泻、疲劳、背痛、腹痛、恶心、关节痛。罕见：血管神经性水肿、皮疹、瘙痒、血管炎、血红蛋白和血球压积降低，中性粒细胞减少等。

【注意事项】

1．对本药过敏的患者禁用。

2．血管神经性水肿、主动脉或房室瓣狭窄、胆汁淤积、胆管阻塞、冠状动脉疾病、肝功能不全、肥厚性心肌病、低血钠、血容量不足、肾动脉狭窄及肾功能下降的患者慎用。

3．开始治疗前，应先纠正血容量不足和钠的缺失，以避免发生症状性低血压。

【相互作用】与保钾利尿剂如：螺内酯、氨苯喋啶、阿米洛利，补钾或使用含钾制剂有相互作用。

【规格】胶囊剂：代文：80mg/粒；穗悦：80mg/粒。

（六）坎地沙坦酯片

【商品名称】必洛斯，维尔亚、伲利安

【作用用途】血管紧张素Ⅱ受体拮抗剂。治疗原发性高血压和充血性心力衰竭。

【用法用量】口服，每次4～8mg，1次/日，必要时可增至每次12mg，1次/日。

【不良反应】常见头晕、心悸、发热、期前收缩、心房纤颤、心绞痛、恶心、呕吐、食欲缺乏、胃部不适、丙胺酸氨基转移酶增高、门冬氨酸氨基转移酶增高、乳酸脱氢酶增高等。

【注意事项】

1．对本制剂有过敏史的患者禁用。

2．肾动脉狭窄、高血钾、肝功能障碍、严重肾功能障碍、有血管神经性水肿病史、肥厚梗阻性心肌病的患者慎用。

3．老年人患者慎用。

【相互作用】保钾利尿药如：螺内酯、氨苯蝶啶等，补钾药，利尿降压药如：呋塞米、三氯甲噻嗪等有相互作用。

【规格】片剂：必洛斯：8mg/片；维尔亚：4mg/片，胶囊剂：伲利安：4mg/粒。

六、其他降压药

（一）复方利血平片

【商品名称】复方降压片

【作用用途】为肾上腺素能神经阻滞药，硫酸双肼屈嗪为血管扩张药，氢氯噻嗪则为利尿降压药。用于早期和中期高血压病。

【用法用量】口服。一次1～2片，3次/日。

【不良反应】鼻塞、胃酸分泌增多、大便次数增多、乏力、体重增加、抑郁等。

【注意事项】

1．本品过敏者、胃及十二指肠溃疡患者禁用。

2．用药期间出现明显抑郁症状，应及时减量或停药。

【相互作用】加用洋地黄类药可能突发心脏停搏或心律失常。

（二）复方罗布麻片

【商品名称】复方罗布麻

【作用用途】用于治疗高血压病。

【用法用量】一次2片，3次/日。维持量：一日2片。

【注意事项】

1．对本品过敏者禁用。

2．对伴有糖尿病、痛风的高血压患者慎用。

（三）吲达帕胺片

【商品名称】寿比山

【作用用途】磺胺类利尿剂。用于治疗高血压。

【用法用量】口服：常用量，一次 2.5mg，1 次 / 日。

【不良反应】较少见，有腹泻、头痛、食欲减低、失眠、反胃、直立性低血压、皮疹、瘙痒等。

【注意事项】

1. 对磺胺过敏者、严重肾功能不全、肝性脑病或严重肝功能不全、低钾血症的患者禁用。

2. 宜用较小的有效剂量，并应定期监测血钾、钠、钙及尿酸等。

【相互作用】与肾上腺皮质激素、胺碘酮、口服抗凝药、非甾体抗炎镇痛药、多巴胺、其他种类降压药、拟交感药、锂剂、水杨酸盐、二甲双胍有相互作用。

【规格】片剂：2.5mg。

七、强心药

（一）地高辛片

【作用用途】强心药。本药能增加心肌收缩力，减慢心率，用于治疗心力衰竭和心房颤动、心房扑动及室上性心动过速。

【用法用量】口服。成人常用量：每次 0.125 ～ 0.5mg，1 ～ 2 次 / 日；维持量每日 0.125 ～ 0.5mg；最大剂量每日不超过 1mg。

【不良反应】常见有促心律失常作用、胃纳不佳、恶心、呕吐、无力、软弱。少见有视力模糊或"黄视"、"绿视"、腹泻、下腹痛、精神抑郁或错乱等。罕见有嗜睡、头痛、皮疹、荨麻疹等。

【注意事项】

1. 禁与钙注射剂合用。

2. 任何洋地黄类制剂中毒、室性心动过速、心室颤动、梗阻性肥厚型心肌病、预激综合征伴心房颤动或扑动的患者禁用。

3. 低钾血症，不完全性房室传导阻滞，高钙血症，甲状腺功能低下，缺血性心脏病，心肌梗死，心肌炎，肾功能损害，严重心动过缓，黏液性水肿，严重肺部疾病，近期用过洋地黄制剂的患者慎用。

4. 老年人应小剂量应用。

5. 用药期间应注意检查血压、心率、心律、心电图、电解质等。

【相互作用】与两性霉素 B，皮质激素或失钾利尿剂如：布美他尼、依他尼酸，制酸药如：三硅酸镁，止泻吸附药，新霉素，对氨水杨酸，抗心律失常药，钙盐注射剂，可卡因，拟肾上腺素类药，钾盐，β- 受体阻滞剂，奎尼丁，维拉帕米，地尔硫䓬，胺碘酮，螺内酯，血管紧张素转换酶抑制剂及其受体拮抗剂，吲哚美辛，肝素，硫酸镁，红霉素，甲氧氯普胺，溴苯胺太林（普鲁本辛），钙注射剂，酸、碱类药物有相互作用。

【规格】0.25mg/ 片。

（二）去乙酰毛花苷注射液

【商品名称】西地兰 D，毛花强心丙

【作用用途】强心药。本药能增加心肌收缩力，减慢心率，主要用于心力衰竭。由于其作用较快，适用于治疗急性心功能不全或慢性心功能不全加重的患者，亦可用于控制伴快速心室率的心房颤动、心房扑动患者的心室率。

【用法用量】静脉注射：成人常用量：首剂 0.4 ～ 0.6mg，以后每隔 2 ～ 4 小时可再给 0.2 ～ 0.4mg，总量 1 ～ 1.6mg，用 5% 葡萄糖注射液或生理盐水 20ml 稀释后缓慢静脉注射。老年人应减半使用。

【不良反应】【注意事项】【相互作用】见地高辛。

【规格】针剂：2ml：0.4mg。

（三）毒毛花苷 K 注射液

【作用用途】强心药。本品为常用的速效强心苷，适用于急性充血性心力衰竭或慢性心力衰竭加重的患者，特别适用于洋地黄类药无效的患者，亦可用于心率正常或心率缓慢的心房颤动的急性心力衰竭患者。

【用法用量】静脉注射：成人常用量：首剂 0.125 ～ 0.25mg，加入 5% 葡萄糖液 20 ～ 40ml 内缓慢静脉注射，时间不得少于 5min，2 小时后按需要可重复给药 0.125 ～ 0.25mg，总量：每日 0.25 ～ 0.5mg。极量：一次 0.5mg，一日 1mg。病情好转后，可改用洋地黄口服制剂。老年人应减半使用；近 1 周内用过洋地黄制剂者不宜应用；已用全效量洋地黄制剂者禁用，须停药 7 天后慎用。

【不良反应】【注意事项】【相互作用】见地高辛。

【规格】1ml：0.25mg。

八、抗心律失常药

（一）胺碘酮片

【商品名称】乙胺碘呋酮

【作用用途】Ⅲ类抗心律失常药。对心脏有直接作用。适应于房性期前收缩和室性期前收缩，对反复性室上性心动过速、心房颤动、心房扑动、室性心动过速、心室颤动有终止发作的作用。尤其用于合并器质性心脏病的患者，如：冠状动脉供血不足及心力衰竭等。

【用法用量】口服。

1．负荷量：一次 100 ～ 200mg，1 ～ 4 次 / 日，可以连续应用 8 ～ 10 日。维持量：可给予 100 ～ 400mg/ 日。

2．根据临床应用效果推荐老年人用药量：(1) 每次 100mg，1 次 / 日，每周应用 5 天，停 2 天；(2) 每次 200mg，隔日 1 次。

【不良反应】常见有心动过缓、甲状腺功能减低、甲状腺功能亢进、角膜微沉着、恶心、呕吐、味觉障碍、皮肤暗蓝灰色、皮肤蓝色色素沉着等。

【注意事项】

1．甲状腺功能异常或有既往史、碘过敏、窦性心动过缓、Ⅱ～Ⅲ度房室传导阻滞、双束支传导阻滞、病态窦房结综合征、心脏明显扩大的患者，尤其是心肌病的患者禁用。

2．严重房室传导异常患者（除非已安装起搏器），禁用。

3．用药期间及时进行心电图监测。

4．出现心脏异常、甲状腺功能亢进、肺异常、肝异常等情况时，应注意调整用药。

【相互作用】

1．禁止与诱发"尖端扭转性室速"的药物合用，如抗心律失常药物中的Ⅰa类、索他洛尔和苄普地尔；非抗心律失常药物如长春胺、某些精神抑制药物、西沙必利、静脉用红霉素等。

2．不建议与下列药物合用：β-受体阻滞剂，减慢心率的钙通道抑制剂如：维拉帕米、地尔硫草等。

3．与下列药物合用时应注意：可引起低钾血症的药物如糖皮质激素、盐皮质激素等，促肾上腺皮质激素，静脉使用两性霉素B，口服抗凝药物，洋地黄类药物，苯妥英钠，利多卡因，三唑仑，麦角胺，辛伐他汀以及其他他汀类药物等。

【规格】200mg/片。

（二）普罗帕酮

【作用用途】是一种用于治疗室上性及室性心律失常的Ⅰc类广谱抗心律失常药物。

【用法用量】口服：1次100～200mg，3～4次/日。宜在饭后与饮料或食物同时吞服，不得嚼碎。

【不良反应】有口干、舌唇麻木、头痛、头晕、恶心、呕吐、便秘、味觉异常等；也可出现心动过缓、心跳停博、房室传导阻滞、室内阻滞、低血压、胆汁郁积性肝损伤等。

【注意事项】

1．无起搏器保护的窦房结功能障碍、严重房室传导阻滞、双束支传导阻滞、严重充血性心力衰竭、心源性休克、严重低血压及对该药过敏的患者禁用。

2．心肌严重损害、严重的心动过缓、肝肾功能不全、老年患者慎用。

3．用药期间及时进行心电图监测。

4．如出现窦房或房室传导阻滞时，可静脉注射乳酸钠、阿托品、异丙肾上腺素等药物解救。

【相互作用】与奎尼丁、局麻药、地高辛、普萘洛尔、美托洛尔、华法林、西咪替丁有相互作用。

【规格】注射液：10ml；35mg；片剂：50mg/片。

【贮藏】遮光，密闭保存。有效期：注射液3年；片剂2年。

（三）美西律片

【作用用途】是一种主要用于慢性室性心律失常，如室性早博、室性心动过速的Ⅰb类抗心律失常药。

【用法用量】口服。常用量：首次200～300mg，必要时2小时后再服100～200mg。一般维持量每日400～800mg，分3～4次服。成人极量为每日1200mg，分次口服。

【不良反应】有恶心、呕吐、肝功能异常、头晕、震颤、共济失调、眼球震颤、嗜睡、昏迷及惊厥、复视、视物模糊、精神失常、失眠、窦性心动过缓、窦性停博、胸痛、促心律失常作用如：室性心动过速、低血压、心力衰竭加剧、皮疹、白细胞及血小板减少等。

【注意事项】

1. 对本药过敏、心源性休克、Ⅱ或Ⅲ度房室传导阻滞、病窦综合征的患者禁用。

2. Ⅰ度房室传导阻滞、低血压、严重充血性心力衰竭、肝功能异常、室内传导阻滞、严重窦性心动过缓的患者慎用。

【相互作用】与Ⅰb类抗心律失常药物，苯妥英钠，利福平，苯二氮䓬类，吗啡，制酸药等有相互作用。

【规格】50mg/片。

（四）门冬氨酸钾镁

【商品名称】潘南金、潘乃近

【作用用途】电解质补充药。可用于低钾血症，洋地黄中毒引起的心律失常，主要是室性心律失常。以及心肌炎后遗症、充血性心力衰竭、心肌梗死的辅助治疗。

【用法用量】口服：常规用量为每次1～2片，3次/日，根据具体情况剂量可增至每次3片，3次/日，餐后服用。静脉滴注：将本品1～2支溶于5%葡萄糖溶液中缓慢静脉滴注，1次/日。

【不良反应】片剂：大剂量口服可能引致腹泻；注射剂：静脉滴注过快可引起高钾血症和高镁血症，偶见血管刺激性疼痛。

【注意事项】

1. 高钾血症、急性和慢性肾衰竭、艾迪生病、Ⅲ度房室传导阻滞、心源性休克的患者禁用。

2. 肾功能损害、房室传导阻滞患者、老年人慎用。

3. 注射液可作为辅助治疗，用于慢性心功能不全、心肌梗死后状态、心律失常，主要是室性心律失常。可与洋地黄类药联用。

【相互作用】与四环素，铁盐，氟化钠，保钾性利尿剂，血管紧张素转化酶抑制有相互作用。

【规格】

潘乃近片：含无水门冬氨酸镁0.140g和无水门冬氨酸钾0.158g。潘乃近针：10ml/支，含无水门冬氨酸钾452mg和无水门冬氨酸镁400mg。

九、防治心绞痛药物

（一）硝酸甘油

【商品名称】硝酸甘油

【作用用途】主要药理作用是松弛血管平滑肌。用于冠心病急性心绞痛的治疗及预防，也可用于降低血压或治疗充血性心力衰竭。

【用法用量】舌下含化：成人一次用0.25～0.5mg舌下含服。每5分钟可重复1片，直至疼痛缓解。但是不应超过3片，以避免发生低血压。静脉用药：用5～10mg加入5%葡萄糖注射液或0.9%氯化钠注射液250～500ml，稀释后开始剂量为5μg/分静脉滴注，最好用输液泵恒速输入。用于降低血压或治疗心力衰竭，可每3～5分钟增加5μg/分，如在20μg/分时无效时，可以10μg/分递增，以后可20μg/分递增。患者对本药的个体差异很大，应根据个体的血压、心率和其他血流动力学参数来调整用量。

【不良反应】可有搏动性头痛、面色潮红、眩晕、虚弱、心悸、直立性低血压、晕厥、药疹和剥脱性皮炎等。

【注意事项】

1．对硝酸甘油过敏、青光眼、缩窄性心包炎、心肌梗死早期、严重低血压、严重心动过速、严重贫血、颅内压增高、急性心压塞的患者禁用。

2．患脑出血、脑外伤、肥厚型心肌病、血容量不足、低血压、严重肝肾功能损害、甲状腺功能亢进、颅内压升高、胃肠高动力、吸收不良综合征等疾病的患者慎用；收缩压低于 90mmHg 时避免使用。

3．应使用能有效缓解急性心绞痛的最小剂量，长期或过量应用可导致耐受现象，停药 1 周左右方可恢复疗效。

4．片剂用于舌下含服，不可吞服。

5．静脉滴注本品时，应采用非吸附本品的输液装置，如用玻璃输液瓶须采取避光措施。

6．本药可引起低血压，应用期间注意进行血压检测。

【相互作用】与乙醇、降压药、血管扩张药、阿司匹林、枸橼酸西地那非、乙酰胆碱、组胺、拟交感胺类等药物有相互作用。

【规格】片剂：0.5mg；注射剂：1ml：5mg。

（二）硝酸异山梨酯

【商品名称】消心痛、异舒吉、爱倍

【作用用途】主要药理作用是松弛血管平滑肌，在体内代谢生成单硝酸异山梨酯，而引起外周动脉和静脉扩张。片剂适用于冠心病的长期治疗，心绞痛的预防，心肌梗死后持续心绞痛的治疗；注射液适用于急性心肌梗死后继发左心室衰竭，各种不同病因所致左心室衰竭及严重性或不稳定型心绞痛。与洋地黄类药或利尿剂联合应用治疗慢性充血性心力衰竭、肺动脉高压。

【用法用量】

1．消心痛：治疗心绞痛：舌下含化成人首剂为 2.5 ～ 5mg，一般一次 5mg。口服为 5 ～ 10mg，2 ～ 3 次 / 日。

2．缓释片：一次 20mg，2 次 / 日，每 8 ～ 12 小时给予一次，应整片吞服。

3．注射剂：10 ～ 20mg 用生理盐水或 5% 葡萄糖注射液 250 ～ 500ml 稀释后，静脉连续点滴，初始剂量可以从 1 ～ 2mg/ 小时开始，然后根据病人个体需要进行调整剂量，最大剂量通常不超过 8 ～ 10mg/ 小时，若病人患有心衰，可能需要调大剂量达 10mg/ 小时，个别病例甚至可高达 50mg/ 小时，但是要在医院持续心电监护下给药。

【不良反应】一般不良反应为头痛、低血压、直立性头晕、瞌睡、反射性心动过速、乏力；偶见恶心、呕吐、面部潮红、皮肤过敏；个别会出现剥脱性皮炎。

【注意事项】

1．对硝酸盐过敏、青光眼的患者禁用。

2．头部创伤或脑出血、急性心肌梗死、严重低血压者、低血容量、严重贫血、肥厚梗阻型心肌病、甲状腺功能亢进、颅内压增高的疾病、严重肝病、严重肾病、胃肠高动力、吸收不良综合征等疾病患者慎用。收缩压低于 90mmHg 时避免使用。

3．用药期间宜保持卧位，站起时应缓慢，以防突发直立性低血压。

4．长期连续用药可产生耐药性，故不宜长期连续用药。

【相互作用】与 β- 受体阻断剂、钙拮抗剂、血管扩张剂、酒精、精神抑制药、三环类抗抑郁药、西地那非、双氢麦角胺有相互作用。

【规格】片剂：5mg/ 片，缓释片：20mg/ 片。

针剂：爱倍：10ml：10mg，异舒吉：10ml：10mg。

（三）单硝酸异山梨酯

【商品名称】异乐定、鲁南欣康、欣康、丹佐

【作用用途】口服剂用于冠心病的长期治疗、心绞痛和心肌梗死后的长期治疗和预防；与洋地黄类药或利尿剂合用治疗慢性充血性心力衰竭。注射剂适用于治疗心绞痛，与洋地黄类药或利尿剂合用治疗慢性心力衰竭。

【用法用量】口服。缓释剂：1 次 / 日，每次 50mg，用适量温水整粒吞服，不可咀嚼；片剂：一次 10 ～ 20mg，2 ～ 3 次 / 日，严重病例可一次 40mg，2 ～ 3 次 / 日。静脉滴注；20mg 加入 0.9% 氯化钠注射液或 5% 葡萄糖注射液 250 ～ 500ml，稀释后静脉滴注。一般有效剂量为 2 ～ 7mg/ 小时。开始给药速度为 60μg/ 分，一般速度为 60 ～ 120μg/ 分，1 次 / 日，10 天为一疗程。

【不良反应】常见有头痛、头晕、心动过速、直立性低血压、潮红等，偶见恶心、呕吐、口干、皮肤过敏反应、视力模糊、苍白、多汗、心口灼热、血压明显降低等。

【注意事项】

1．对本药过敏、青光眼、梗阻性心肌病的患者禁用。

2．患有急性心肌梗死伴高血压、心动过速、充血性心力衰竭、伴有低充盈压的急性心肌梗死、血容量不足、严重贫血、严重低血压、急性循环衰竭、严重肝肾功能损害、甲状腺功能亢进、急性心压塞、脑出血、头颅外伤、颅内压升高、胃肠高动力、吸收不良综合征等疾病的患者慎用。收缩压低于 90mmHg 时避免使用。

3．本品不适用于急性心绞痛发作，急性心绞痛发作时最好选择硝酸甘油舌下含化。

【相互作用】与 β- 受体阻滞剂、钙通道阻滞剂、血管扩张药、乙醇、精神安定剂、三环类抗抑郁药、西地那非、二氢麦角胺相互作用。

【规格】缓释片（异乐定）：50mg/ 片；片剂（鲁南欣康）：20mg/ 片；针剂：欣康 5ml：20mg；丹佐：2ml：25mg。

第十六节　抗血小板药物

一、阿司匹林肠溶片

【商品名称】拜阿司匹灵

【作用用途】阿司匹林能抑制血小板血栓素 A2 的生成，从而抑制血小板聚集。适

用于不稳定性心绞痛、急性心肌梗死，预防心肌梗死复发、预防脑梗塞等。

【用法用量】口服。建议每日剂量为 100mg。肠溶片必须整片吞服，应饭前用适量温水送服，不可空腹服用。

【不良反应】常见为胃肠道反应；极少数病例出现眩晕、耳鸣、或长期服用本品后，导致胃肠道隐匿性出血，发生黑便。

【注意事项】

1．对本药过敏，胃、十二指肠溃疡，有出血倾向的患者禁用。

2．肾功能下降的老年患者应慎用。

【规格】100mg/ 片。

二、硫酸氯吡格雷

【商品名称】波立维

【作用用途】有选择性地抑制二磷腺苷（ADP）与它的血小板受体结合的作用，是一种血小板聚集抑制剂。适用于近期发作的脑卒中、心肌梗死、确诊外周动脉硬化的患者，可减少心肌梗死、脑卒中患者的死亡。

【用法用量】口服。推荐剂量每次 75mg，1 次 / 日。可与食物同服。对于老年患者和肾病患者不需调整剂量。

【不良反应】有出血、腹痛、消化不良、胃炎、便秘、皮疹、头痛、眩晕、头昏、感觉异常等反应；体质弱的人群宜谨慎使用。

【注意事项】

1．对本品过敏，严重的肝损伤、肾损伤，活动性出血如消化性溃疡、颅内出血的患者禁用。

2．对有伤口，特别是在胃肠道和眼内的、易出血的病人，肾损伤，严重肝病的病人应慎用。

3．要注意告知病人：服用波立维后，止血时间可能比往常延长；应向医生报告异常出血情况；手术前和服用其他新药前应告知医生病人正在服用波立维。

【相互作用】服用华法林也有出血倾向，所以服用波立维时不推荐同时使用华法林；服用易出现胃肠道伤口的药物，如非甾体消炎药的患者应慎用波立维。

【规格】75mg/ 片。

第十七节　降脂药

（一）非诺贝特

【商品名称】力平之

【作用用途】氯贝丁酸衍生物类血脂调节药。片剂：降三酰甘油（甘油三酯）及混合型高脂血症作用较胆固醇作用明显。胶囊：用于治疗成人饮食控制疗法效果不理想的高胆固醇血症。

【用法用量】口服。片剂：一次 0.1g，3 次 / 日，维持量每次 0.1g，1 ~ 2 次 / 日；

胶囊：每日一次 200mg，与餐同服。

【不良反应】有胃肠道反应、失眠、肌炎、肌病、横纹肌溶解综合征等反应。

【注意事项】

1．对本品过敏者、胆囊疾病史、胆石症、严重肾功能不全、严重肝功能不全、原发性胆汁性肝硬化或不明原因的肝功能持续异常的患者禁用。

2．胆囊结石症、肝功能不全、肾功能不全的患者慎用。

3．老年患者用药应减量。

4．在服药过程中应继续控制饮食，治疗 2 个月后如果无效应停药。

5．用药过程中出现肌肉疼痛、肌肉无力等反应须立即停药就医。

【相互作用】与双香豆素类抗凝剂、胆汁酸结合树脂、普伐他汀、氟伐他汀、辛伐他汀、免疫抑制剂、磺脲类降糖药、苯妥英钠、呋塞米等有相互作用。

【规格】片剂：0.1g/ 片；胶囊剂（力平之）：0.2g/ 粒。

（二）辛伐他汀片

【商品名称】辛可、舒降之

【作用用途】甲基羟戊二酰辅酶 A（HMG-CoA）还原酶抑制剂。适用于高胆固醇血症和冠心病二级预防。

【用法用量】口服。

1．辛可：一般始服剂量为每天 10mg，晚间顿服。对于胆固醇水平轻至中度升高的患者，始服剂量为每天 5mg，若需调整剂量则应间隔 4 周以上，最大剂量为每天 40mg，晚间顿服。当低密度脂蛋白胆固醇水平降至 1.94mmol/L 或总胆固醇水平降至 3.6mmol/L 以下时，应减低服用剂量。

2．舒降之：起始剂量为每天 20mg，晚间一次服用。对于只需中度降低低密度脂蛋白胆固醇的患者起始剂量为 10mg，晚间一次服用。所用剂量应根据基础低密度脂蛋白和胆固醇水平进行个体化调整。调整剂量应间隔 4 周或以上。

【不良反应】不良反应轻微。有腹痛、便秘、胃肠胀气、疲乏无力、头痛、恶心、腹泻、皮疹、消化不良、瘙痒、脱发、晕眩、肌肉痉挛、肌痛、胰腺炎、感觉异常等。

【注意事项】

1．对本品过敏、活动性肝炎、无法解释的持续血清转氨酶升高的患者禁用。

2．饮酒量过大、既往有肝病史的患者应慎用。

3．用药过程中注意肝和肌肉的反应，如出现肌肉疼痛、肌肉无力等应立即停药就医。

4．老年患者慎重用药。

5．在开始本品治疗前，应进行标准的低胆固醇饮食控制，在整个治疗期间应坚持维持合理膳食。

【相互作用】与泰利霉素、蛋白酶抑制剂、伊曲康唑、酮康唑、红霉素、克拉霉素、萘法唑酮、烟酸、吉非贝齐及其他贝特类等药物有相互作用。

【规格】分散片（辛可）20mg/ 片；片剂（舒降之）：40mg/ 片。

（三）阿托伐他汀钙片

【商品名称】立普妥、阿乐

【作用用途】他汀类血脂调节药，属 HMG-CoA 还原酶抑制剂。立普妥适用于原发性高胆固醇血症患者；阿乐用于治疗高胆固醇血症和混合型高脂血症，冠心病和脑卒中的防治。

【用法用量】口服。立普妥常用的起始剂量为 10mg，1 次 / 日。应根据低密度脂蛋白胆固醇基线水平进行剂量的个体化调整。剂量调整时间间隔应为 4 周或更长。本品最大剂量为每天一次 80mg。可在一天内的任何时间服用，并不受进餐影响。阿乐常用的起始剂量为 10 ～ 20mg，1 次 / 日，晚餐时服用，剂量可按需要调整，但最大剂量不超过每日 80mg。

【不良反应】立普妥最常见便秘、胃肠胀气、消化不良和腹痛、转氨酶升高、血清磷酸肌酸激酶（CPK）升高等。阿乐最常见胃肠道不适、头痛、皮疹、头晕、视觉模糊和味觉障碍、血氨基转移酶可逆性升高等。罕见肌炎、肌痛、横纹肌溶解、肝炎、胰腺炎及过敏反应等。

【注意事项】

1．对本品过敏、活动性肝病、血清转氨酶持续超过正常上限 3 倍且原因不明者、肌病的患者禁用。

2．过量饮酒、曾有肝疾病史、易感横纹肌溶解症的患者慎用本品。

3．使用本品应注意其对肝、骨骼肌的影响。

4．肾功能不全时应减少本品剂量。

5．老年患者慎重用药。

6．在开始本品治疗前，应进行标准的低胆固醇饮食控制，在整个治疗期间应坚持维持合理膳食。

【相互作用】立普妥与环孢菌素、纤维酸衍生物、大环内酯类抗生素、康唑类抗真菌药、烟酸、吉非贝齐、地高辛、华法林等药物有相互作用。阿乐与口服抗凝药、免疫抑制剂如环孢素、红霉素、吉非罗齐、烟酸、考来替泊、考来烯胺等药物有相互作用。

【规格】片剂：立普妥：20mg；阿乐：10mg。

第十八节　降糖药物

（一）人胰岛素注射液

【商品名称】诺和灵 R 针、诺和灵 R 笔芯、诺和灵 30R 针、诺和灵 30R 笔芯、诺和灵 50R 笔芯、诺和灵 N 针、诺和灵 N 笔芯；优泌林常规针、优泌林常规笔芯、优泌林中效针、优泌林中效笔芯、优泌林混合针、优泌林混合笔芯

【作用用途】胰岛素与肌肉和脂肪细胞的胰岛素受体结合后，促进对葡萄糖的摄入，抑制肝葡萄糖的输出，用于糖尿病患者的治疗。

【用法用量】皮下注射。剂量因人而异，由医生根据患者的需要而定。老年人患者治疗的主要目的是消除症状和避免低血糖反应。通常选取在腹壁、大腿做皮下注射，

有时也用臀肌或三角肌做注射区域。只有可溶性人胰岛素注射液可从静脉给药，而且必须由医务人员操作。从腹壁皮下给药比从其他注射部位给药吸收更快。将皮肤捏起注射会减少误做肌肉注射的危险。为防止脂肪萎缩，注射部位应在注射区域内轮换。注射后 30 分钟内必须进食有糖类（碳水化合物）的正餐或加餐。

【不良反应】

1．经常发生的不良反应：常见于低血糖。表现为冷汗、皮肤湿冷、苍白、神经紧张、震颤、焦虑、不同寻常的疲倦或衰弱、瞌睡、过度饥饿、视觉改变、头痛、恶心、心悸等。严重低血糖可能导致意识丧失及引起暂时的或永久的脑部损伤，甚至死亡。

2．局部过敏反应：常见于注射部位红肿、瘙痒等。这些反应通常是暂时的，在继续治疗的过程中会消失。

3．全身性过敏反应：偶有发生，常见皮疹、发痒、出汗、胃肠道不适、淋巴水肿、呼吸困难、心悸、血压降低等。全身性过敏反应有可能危及生命。

4．未在注射区域内变换注射部位，可导致注射部位的脂肪萎缩。

【注意事项】

1．对本药过敏的患者禁用。

2．胰岛素注射剂量不足或治疗中断，会引起高血糖和糖尿病酮症酸中毒。

3．感染和发热通常要增加患者对胰岛素的需要量。

4．肝、肾功能损害时要减少胰岛素的需要量。

5．如果患者平常的饮食量有所改变或体力运动增加，要及时调整胰岛素剂量。

6．患者换用不同品牌和类型的胰岛素时，必须在严格的医疗监控下进行。

【相互作用】

1．口服降糖药、单胺氧化酶抑制剂、非选择性受体阻滞剂、血管紧张素转换酶抑制剂、水杨酸盐、乙醇、类固醇等可能会增加胰岛素的需要量。

2．噻嗪化物、糖皮质激素、甲状腺激素、拟交感神经类药物、β- 受体阻滞剂等会掩盖低血糖的症状。

3．乙醇会加重和延长胰岛素引起低血糖的作用。

【规格】详见各药品说明书。

【贮藏】

1．不使用的瓶装应贮存于 2 ~ 8℃的冰箱内，不要太接近冷冻室。冷冻后的胰岛素产品不可使用。

2．使用中的瓶装可以在室温 25℃时，最长保存 6 周。

3．避光保存。过期切勿使用。如果液体不呈无色澄清溶液，切勿使用。

（二）格列喹酮片

【商品名称】糖适平

【作用用途】第二代磺脲类降糖药。用于 2 型糖尿病。

【用法用量】口服。餐前半小时服用。一般日剂量为 15 ~ 120mg，根据个体情况调节剂量。通常日剂量为 30mg 以内者，可于早餐前一次服用，更大剂量应分三次，分别于餐前服用。日最大剂量不得超过 180mg。

【不良反应】极少数人有皮肤过敏反应、胃肠道反应、轻度低血糖反应及血液系统方面改变。

【注意事项】

1．1型糖尿病、糖尿病昏迷或昏迷前期、糖尿病合并酸中毒或酮症、对磺胺类药物过敏者、晚期尿毒症的患者禁用。

2．需要规则的治疗，在摸索合适剂量的过程中，改换其他药物应谨慎。

3．糖尿病合并肾功能轻度异常时尚可使用，当有严重肾功能不全时应改用胰岛素治疗。

4．为了减少糖尿病患者发生心血管疾病的危险，要对患者坚持严格的饮食治疗，能以增加药量而放松对饮食的控制。

5．若发生低血糖，一般只需进食糖、糖果或甜饮料即可纠正，严重者静脉给予葡萄糖。

6．胃肠反应一般为暂时性的，随着治疗继续而消失，一旦有皮肤过敏反应，应停用本品。

【相互作用】

1．与水杨酸类、磺胺类、保泰松类、抗结核病药、四环素类、单胺氧化酶抑制剂、β-受体阻滞剂、氯霉素、双香豆素类和环磷酰胺等合用可增强本品作用。

2．氯丙嗪、拟交感神经药、皮质激素类、甲状腺激素、口服避孕药和烟酸制剂等可降低本品降血糖作用。

3．本品可以减弱病人对乙醇的耐受力，而乙醇亦可能加强药物的降血糖作用。

【规格】30mg。

【贮藏】遮光，密闭保存。有效期5年。

（三）格列吡嗪片

【商品名称】迪沙、美吡达、曼迪宝、瑞易宁

【作用用途】磺脲类降糖药。用于经饮食控制及体育锻炼2～3个月疗效不满意的轻、中度成人2型糖尿病患者，这类糖尿病患者的胰岛β细胞需有一定的分泌胰岛素功能，且无急性并发症，无严重的慢性并发症。

【用法用量】口服。剂量因人而异。一般推荐剂量2.5～20mg/日。早餐前30分钟服用，日剂量不超过30mg，宜在早、中、晚分三次餐前服用。

【不良反应】较常有恶心、上腹胀满、头痛等，减少剂量即可缓解；个别可见皮肤过敏；偶见低血糖，尤其是老年体弱者、活动过度者、不规则进食、饮酒患者或肝功能损害的患者；偶有造血系统可逆性变化的报道。

【注意事项】

1．对本类药物过敏，已明确诊断的1型糖尿病，2型糖尿病伴酮症酸中毒、昏迷、严重烧伤、感染、外伤和重大应激情况，肝、肾功能不全者，肾上腺功能不全者，白细胞减少的患者禁用。

2．体质虚弱、高热、恶心和呕吐、肾上腺皮质功能减退、腺垂体功能减退的患者慎用。

3．病人用药时应遵医嘱，注意饮食量和用药时间要有规律。

4．用药期间应定期监测血糖、尿糖、尿酮体、尿蛋白和肝、肾功能、血象，必要时进行眼科检查。

5．避免饮酒，以免引起类戒断反应。

6．老年患者应从小剂量开始，逐渐调整剂量。

【相互作用】

1．与双香豆素类、单胺氧化酶抑制剂、保泰松、磺胺类药、氯霉素、环磷酰胺、丙磺舒、水杨酸类药合用可增加其降血糖作用。

2．与肾上腺素、肾上腺皮质激素、噻嗪类利尿剂合并使用时，可降低其降血糖作用。

3．与 β- 受体阻滞药合用时应谨慎。

4．缩短本品在胃肠道滞留时间的胃肠道疾病，可影响本品的药代动力学和药效。

【规格】5mg/ 片。

（四）格列齐特缓释片

【商品名称】达美康

【作用用途】磺脲类降糖药。用于单用饮食疗法、运动治疗和减轻体重不能控制血糖水平的成人 2 型糖尿病。

【用法用量】口服。日剂量为 1 ～ 4 片，1 次 / 日。如血糖水平控制不佳，剂量可逐次增至每日 2 片、3 片或 4 片，每次增量间隔时间不少于 1 个月。

【不良反应】低血糖、胃肠道功能障碍、视力障碍。

【注意事项】

1．对本类药物过敏、1 型糖尿病、糖尿病昏迷前期、糖尿病酮症酸中毒、严重肝肾功能不全的患者禁用，以上病例建议应用胰岛素治疗。

2．严重血管性疾病，如严重冠心病、弥漫性血管病变等，建议以每天 30mg（1片）的最小剂量开始治疗。

3．格列齐特缓释片可与双胍类、α- 葡萄糖苷酶抑制剂或胰岛素合用。

【相互作用】

1．双氯苯咪唑、保泰松、乙醇、胰岛素，阿卡波糖、双胍类、β - 受体阻滞剂、氟康唑、卡托普利、伊那普利、H$_2$- 受体拮抗剂、MAOIs、磺胺类、非甾体抗炎药等药品可能会增加低血糖的危险。

2．丹那唑、氯丙嗪、糖皮质激素、促皮质类激素、羟苄羟麻黄碱、舒喘宁、三丁喘宁等药品可能引起血糖水平升高。

【规格】30mg / 片。

（五）格列美脲片

【商品名称】万苏平、万苏林、亚莫利

【作用用途】第三代磺脲类降糖药。用于食物、运动疗法及减轻体重均不能满意控制血糖的成人 2 型糖尿病。

【用法用量】口服。通常起始剂量每次 1 ～ 2mg，1 次 / 日。降糖药敏感者，每次 1mg，1 次 / 日。最大维持剂量每次 8mg，1 次 / 日。每 1 ～ 2 周上调剂量不得超过 2mg。

274

【不良反应】有轻微的过敏反应；血液学变化罕见；低血糖反应；对视力产生暂时性影响；胃肠道主诉，如恶心、呕吐和腹泻、胃内压迫或饱涨感和腹痛非常少见；可出现肝酶的升高；可出现皮肤过敏反应；个别病例发生血钠浓度降低。

【注意事项】

1．禁忌：对本类药物过敏、1 型糖尿病、糖尿病昏迷、酮症酸中毒、严重的肾或肝功能损害、对磺胺类过敏的患者禁用。

2．老年人、虚弱和营养不良的患者慎用。

3．用药同时应鼓励患者控制饮食和运动。

4．用药期间应定期监测空腹血糖以判断疗效。

5．肾功能严重损害的患者应及时改用胰岛素治疗。

6．使用的其他磺酰脲类药物需改为本品时，无需过渡期。

【相互作用】与保泰松、胰岛素、口服降糖药物、二甲双胍、水杨酸、对氨基水杨酸、类固醇、氯霉素、ACE 抑制剂、别嘌醇、抗肾上腺素能制剂、环磷酰胺、磺胺类、四环素族、单胺氧化酶抑制剂、喹诺酮类、丙磺舒、咪康唑、曲托喹啉、噻嗪利尿药、促甲状腺激素、糖皮质激素、氯丙嗪、肾上腺素和其他拟交感神经药物、大剂量烟酸、长期使用的缓泻药、苯妥英钠、巴比妥类、利福平、乙酰唑胺、H_2 受体拮抗剂、β- 受体阻滞剂、可乐定和利血平等药物有相互作用。

【规格】1mg/ 片；2mg/ 片。

（六）二甲双胍片

【商品名称】降糖片、甲福明、美迪康、格华止

【作用用途】双胍类降糖药。用于单纯饮食控制不满意的 2 型糖尿病病人，尤其是肥胖和伴高胰岛素血症者，用本药不仅有降血糖作用，还有减轻体重和高胰岛素血症的效果。与磺酰脲类合用较分别单用的效果更好。亦可用于胰岛素治疗的患者，以减少胰岛素用量。

【用法用量】口服。成人开始剂量：每次 0.25g，2 ~ 3 次 / 日，以后根据疗效逐渐加量，一般每日量 1 ~ 1.5g，最多每日量不超过 2g。餐中即刻服用可减轻胃肠道反应。

【不良反应】常见有恶心、呕吐、腹泻、口中有金属味等；偶有乏力、疲倦、头晕、皮疹等；少有乳酸性酸中毒，临床表现为呕吐、腹痛、过度换气、神志障碍等；可减少肠道吸收维生素 B_{12}，使血红蛋白减少而产生巨红细胞性贫血；也可引起吸收不良。

【注意事项】

1．2 型糖尿病伴有酮症酸中毒、严重肝肾功能不全、肺功能不全、心力衰竭、急性心肌梗死、严重感染和外伤、重大手术、低血压和缺氧、糖尿病肾病、糖尿病眼底病变、静脉肾盂造影或动脉造影前 2 ~ 3 日、酗酒、严重心肺疾病；维生素 B_{12} 缺乏、叶酸和铁缺乏、全身情况较差的患者禁用。

2．既往有乳酸性酸中毒史者慎用；70 岁以上患者易出现乳酸性酸中毒，应慎用。

3．1 型糖尿病不应单独应用本品，可与胰岛素合用。

4．用药期间注意检查空腹血糖、尿糖及尿酮体，定期测血肌酐、血乳酸浓度。

【相互作用】与胰岛素合用，其降血糖作用加强；有加强抗凝药抗凝血的作用，可

致出血倾向；与含醇饮料同服可发生腹痛、体温过低等，与磺酰脲类并用时可引起低血糖。

【规格】0.25g/ 片。

（七）格华止

【作用用途】双胍类降糖药。首选用于单纯饮食控制及体育锻炼治疗无效的 2 型糖尿病，特别是肥胖的 2 型糖尿病；对于 1 型或 2 型糖尿病，与胰岛素合用，可增加胰岛素的降血糖作用，减少胰岛素用量，防止低血糖发生；与磺脲类降血糖药合用，具协同作用。

【用法用量】口服。起始剂量为 0.5g，2 次 / 日；或 0.85g，1 次 / 日；随餐服用。可每周增加 0.5g，或每 2 周增加 0.85g，逐渐加至每日 2g，分次服用。成人最大推荐剂量为每日 2.55g。对需要进一步控制血糖者，剂量可加至每日 2.55g，即：每次 0.85g，3 次 / 日。每日剂量超过 2g 时，为了更好的耐受，药物最好随三餐分次服用。

【不良反应】同二甲双胍片

【注意事项】

对本药过敏，休克、急性心肌梗死、肝疾病、败血症等引起的肾功能障碍、需要药物治疗的充血性心衰，严重心、肺疾病，严重感染和外伤、外科大手术、低血压和缺氧、急性或慢性代谢性酸中毒、糖尿病酮症酸中毒、糖尿病酮症酸中毒需要用胰岛素治疗、酗酒、接受血管内注射碘化造影剂，维生素 B_{12}、叶酸缺乏的患者禁用。

1．老年人、衰弱或营养不良者慎用。

2．应激状态下暂时停用本品，改用胰岛素治疗，应激状态缓解后可恢复使用。

3．1 型糖尿病患者不宜单独使用本品，应与胰岛素合用。

4．服用本品期间，定期检查肾功能，以减少乳酸酸中毒的发生，尤其是老年患者更应定期检查肾功能。

5．注意进行健康教育，向患者宣传控制饮食、规律运动的重要性。

【相互作用】同二甲双胍片

【规格】0.5g/ 片、0.85g/ 片。

（八）阿卡波糖片

【商品名称】拜糖平、卡博平

【作用用途】α- 葡萄糖苷酶抑制剂。用于经饮食控制和体育锻炼治疗 2～3 个月无效的，无急性并发症的 2 型糖尿病，可单独应用，也可与磺脲类、双胍类降糖药及胰岛素合用。对血糖不稳定的 1 型糖尿病，与胰岛素合用，可减少胰岛素的用量。对 1 型糖尿病单独应用无效。

【用法用量】口服。剂量因人而异。一般推荐剂量为：起始剂量为一次 50mg，3 次 / 日，以后逐渐增加至一次 0.1g，3 次 / 日。个别情况下，可增加至一次 0.2g，3 次 / 日。用餐前即刻整片吞服或与食物一起咀嚼服用。

【不良反应】常有胃肠胀气和肠鸣音；偶有腹泻和腹胀；极少见有腹痛；如果不遵守规定的饮食控制，则胃肠道副作用可能加重；极个别病例可能出现红斑、皮疹和荨麻疹等皮肤过敏反应或水肿；极个别病例发生轻度肠梗阻或肠梗阻；极个别情况可出现黄疸、肝炎、肝损害等。在接受阿卡波糖每日 150～300mg 治疗的患者，观察到个别患者发生肝功能检查异常，但是这种异常在阿卡波糖治疗过程中是一过性的。

【注意事项】

1．对阿卡波糖过敏、有明显消化和吸收障碍的慢性胃肠功能紊乱、严重肾功能损害、严重疝气、肠梗阻、肠溃疡的患者禁用。

2．在服药 4～8 周后疗效不明显的患者，可以增加剂量；如果坚持严格的糖尿病饮食仍有不适时，就不能再增加剂量，有时还需适当减少剂量，平均剂量为一次 0.1g，3 次／日。

3．本药使蔗糖分解为果糖和葡萄糖的速度缓慢，发生急性的低血糖时，不宜使用蔗糖，应使用葡萄糖纠正低血糖反应。

4．65 岁以上老年患者无需改变服药的剂量和次数。

【相互作用】

1．服用阿卡波糖治疗期间，由于结肠内碳水化合物酵解增加，蔗糖或含有蔗糖的食物常会引起腹部不适，甚至导致腹泻。

2．本品具有抗高血糖的作用，但它本身不会引起低血糖。如果本品与磺酰脲类药物、二甲双胍或胰岛素一起使用时，可能会出现低血糖，故需减少磺酰脲类药物、二甲双胍或胰岛素的剂量，否则，个别病例会有低血糖昏迷发生。

3．个别情况下，阿卡波糖可影响地高辛的生物利用度，因此需调整地高辛的剂量。

4．服用本品期间，避免同时服用考来酰胺、肠道吸附剂和消化酶类制剂，以免影响本品的疗效。

【规格】50mg／片。

第十九节　呼吸系统药物

一、祛痰药

（一）盐酸氨溴索片

【商品名称】沐舒坦

【作用用途】具有黏液排除促进作用及溶解分泌物的特性。适用于痰液分泌不正常及排痰功能不良的急、慢性呼吸系统疾病。

【用法用量】口服。成人每次 1 片，3 次／日。每次 2 片，2 次／日可提高疗效。应在餐后以液体送服。

【不良反应】有轻微的胃肠道副作用，偶有胃部灼热、消化不良和偶尔出现的恶心、呕吐等。皮疹极少出现。

【注意事项】对本品过敏的患者禁用。

【相互作用】沐舒坦与抗生素协同治疗可提高抗生素在肺组织的浓度。

【规格】30mg／片。

（二）羧甲司坦片

【商品名称】化痰片

【作用用途】用于治疗慢性支气管炎、支气管哮喘等疾病引起的痰液黏稠、咳痰困难患者。

【用法用量】口服。成人一次 2 片，3 次 / 日。

【不良反应】可见恶心、胃部不适、腹泻、轻度头痛及皮疹等。

【注意事项】

1．对本品过敏、消化道溃疡活动期的患者禁用。

2．有消化道溃疡史者慎用。

3．用药 7 日后，如症状未见缓解，应立即就医。

【相互作用】应避免同时服用强镇咳药，以免痰液堵塞气道。

二、止喘药

（一）氨茶碱片

【商品名称】氨茶碱

【作用用途】平喘药。适用于支气管哮喘、喘息型支气管炎、阻塞性肺气肿等缓解喘息症状；也可用于心源性肺水肿引起的哮喘。

【用法用量】口服。成人常用量为一次 0.1 ～ 0.2g，一日 0.3 ～ 0.6g；极量：一次 0.5g，一日 1g。

【不良反应】多见的有恶心、呕吐、易激动、失眠、心动过速、心律失常、发热、失水、惊厥等症状，严重的甚至呼吸、心搏停止致死。

【注意事项】

1．对本品过敏、活动性消化性溃疡、未经控制的惊厥性疾病患者禁用。

2．本品不适用于哮喘持续状态或急性支气管痉挛发作的患者。

3．低氧血症、高血压、心律失常、消化道溃疡病史、肝肾功能不全的患者、年龄超过 55 岁、特别是男性和伴发慢性肺部疾病、任何原因引起的心力衰竭、持续发热的患者应慎用。

4．老年人慎用本药物。

【相互作用】与地尔硫䓬、维拉帕米、西咪替丁、苯巴比妥、苯妥英、利福平、锂盐、美西律、咖啡因、大环内酯类抗生素、氟喹诺酮类抗生素、克林霉素、林可霉素有相互作用。

【规格】0.1g/ 片。

（二）氨茶碱注射液

【作用用途】平喘药。适用于支气管哮喘、慢性喘息性支气管炎、慢性阻塞性肺病等缓解喘息症状，也可用于心功能不全和心源性哮喘。

【用法用量】静脉滴注。成人常用量为一次 0.25 ～ 0.5g，以 5% 葡萄糖注射液稀释后缓慢静脉滴注，极量一次 0.5g，一日 1g。

【不良反应】早期多见的有恶心、呕吐、易激动、失眠等，也可出现心动过速、心律失常、发热、失水、惊厥等症状，严重的甚至引起呼吸、心搏停止致死。

【注意事项】

同氨茶碱片。

【相互作用】同氨茶碱片。

【规格】针剂：2ml：0.25g

（三）二羟丙茶碱注射液

【作用用途】平喘药。适用于支气管哮喘、喘息型支气管炎、阻塞性肺气肿缓解喘息症状。也用于心源性肺水肿引起的哮喘。

【用法用量】静脉滴注。一次 0.25～0.75g，以 5% 葡萄糖注射液稀释缓慢静脉滴注。

【不良反应】类似茶碱，但是较茶碱轻微。

【注意事项】

1．对本品过敏、活动性消化性溃疡、未经控制的惊厥性疾病患者禁用。

2．本品不适用于哮喘持续状态或急性支气管痉挛发作的患者。

3．低氧血症、高血压、心律失常、消化道溃疡病史、肝肾功能不全的患者、年龄超过 55 岁、特别是男性和伴发慢性肺部疾病、任何原因引起的心力衰竭、持续发热的患者应慎用。

4．大剂量可致中枢兴奋，预服镇静药可防止。

【相互作用】与红霉素、碳酸锂、林可霉素、克林霉素以及某些氟喹诺酮类药有相互作用。

【规格】2ml：0.25g。

【贮藏】遮光，密闭保存。有效期 3 年。

（四）特布他林片

【商品名称】博利康尼

【作用用途】选择性激活 β_2- 受体激动剂。用于支气管哮喘、慢性支气管炎、肺气肿及其他伴有支气管痉挛的肺部疾病。

【用法用量】口服。成人 1～2 周内常用量为每次 1.25mg，2～3 次／日，以后可加至每次 2.5mg，3 次／日。

【不良反应】偶见震颤、强直性痉挛和心悸。

【注意事项】

1．对本品过敏的患者禁用。

2．甲状腺功能亢进且症状未得到控制者、心律失常的患者慎用。

【相互作用】与 β- 受体阻断剂合用，有部分或完全抑制本药的 β- 受体激动作用。

【规格】片剂：2.5mg/ 片。

第二十节　消化系统用药物

一、抑酸药

（一）西咪替丁

【商品名称】甲氰咪胍

【作用用途】H_2 受体阻断剂，用于消化道溃疡。

【用法用量】口服。每次 0.2g，3 次 / 日，临睡前再服 0.4g。 静脉滴注。每次 0.2 ~ 0.6g，2 次 / 日。用 5% 葡萄糖注射液或 0.9% 氯化钠注射液 250 ~ 500ml 稀释后静脉滴注，滴速为每小时 1 ~ 4mg/kg。

【不良反应】有腹泻、腹胀、口干、头晕、头痛、疲乏、嗜睡、面部潮红、心动过缓、阳痿、发热、关节痛、粒细胞减少、血小板减少、肝毒性等；老年人偶见精神紊乱。

【注意事项】

1．对本品过敏的患者禁用。

2．严重心脏及呼吸系统疾病、器质性脑病、肝肾功能不全、系统性红斑狼疮、急性胰腺炎的患者慎用。

3．老年人患者慎用。

4．用药期间应注意检查肝、肾功能和血常规。

5．突然停药，可能导致慢性消化性溃疡穿孔，估计为停用后回跳的高酸度所致，故完成治疗后尚需继续服药，每晚 0.4g，连续 3 个月。

【相互作用】与制酸药、硫糖铝、香豆素类抗凝药、苯妥英钠、维拉帕米、地高辛、奎尼丁、四环素、阿司匹林、酮康唑、卡托普利、氨基糖苷类抗生素、普萘洛尔、美托洛尔、甲硝茶碱、咖啡因、氨茶碱有相互作用。

【规格】片剂：0.2g/ 片。针剂：2ml：0.2g。

（二）法莫替丁片

【商品名称】胃舒达

【作用用途】特异性的 H_2 受体拮抗剂。用于消化性溃疡、应激性溃疡、急性胃黏膜病变、反流性食管炎和胃泌素瘤。

【用法用量】口服。常用量为一次 20mg，2 次 / 日，早晚餐后服用；或一次 40mg 临睡前服用；4 ~ 6 周为一疗程，溃疡病愈后的维持量减半。肾功能不全者应减少剂量。

【不良反应】未见明显副作用。少数患者可能有口干、头晕、失眠、腹胀、便秘、皮疹、面部潮红。偶有白细胞减少，轻度转氨酶增高等。

【注意事项】

1．对本品过敏、严重肾功能不全的患者禁用。

2．应排除胃癌后才能使用，肝肾功能不全者慎用。

【相互作用】丙磺舒会抑制法莫替丁从肾小管的排泄。

【规格】20mg/ 片。

（三）奥美拉唑

【商品名称】洛赛克

【作用用途】质子泵抑制剂，抗酸类药品。用于治疗十二指肠溃疡、胃溃疡和反流性食管炎；与抗生素联合用药，治疗感染幽门螺杆菌的十二指肠溃疡。

【用法用量】口服。正常剂量为 20mg，1 次 / 日，药片不可咀嚼或压碎，必须整片吞服，至少用半杯液体送服，可将其分散于水或微酸液体中，如果汁。分散液必须在 30 分钟内服用。

【不良反应】本品常见不良反应为：头痛、腹泻、恶心、呕吐、便秘、腹痛及腹胀。偶见头晕、嗜睡、乏力、睡眠紊乱、感觉异常、皮疹、瘙痒、荨麻疹、肝功能异常等。罕有多汗、周围血管性水肿、低钠血症、血管水肿、发热及过敏性休克、白细胞减少症、血小板减少症、全血细胞减少症、可逆性精神错乱、易激惹、抑郁、攻击和幻觉，男子女性型乳房、口干、味觉异常、口炎、假丝酵母菌（念珠菌）病、脱发、光过敏、多形性红斑、先前有严重肝病者的肝性脑病、黄疸性或非黄疸性肝炎、肝衰竭、支气管痉挛、关节痛、肌痛、肌肉疲劳、间质性肾炎、视力模糊等。

【注意事项】

1．对本药物过敏的患者禁用。

2．应用本药物前，首先排除恶性肿瘤的可能性。

3．短期使用，疗程一般为 2 ～ 4 周。

4．肝功能不全、血象不正常的患者慎用。

5．老年人患者慎用。

【相互作用】与咪唑类抗真菌药、克拉霉素、地西泮、苯妥英钠、华法林、硝苯地平、地高辛、西沙必利、奎尼丁、环孢素、咖啡因和茶碱有相互作用。

【规格】肠溶片：10mg/ 片；20mg/ 片。

（四）奥美拉唑粉针

【商品名称】洛赛克、奥西康

【作用用途】质子泵抑制剂，抗酸类药品。用于消化性溃疡出血；吻合口溃疡出血；应激状态时并发的急性胃黏膜损害；非甾体类抗炎药引起的急性胃黏膜损伤；预防重症疾病应激状态及胃手术后引起的上消化道出血；十二指肠溃疡、胃溃疡、反流性食管炎等疾病的口服疗法不适用时的替代疗法。

【用法用量】静脉滴注。常用剂量为 40mg，溶于 0.9% 氯化钠注射液或 5% 葡萄糖注射液 100ml 中，在 20 ～ 30 分钟或更长时间内静脉滴注。

【不良反应】同奥美拉唑。

【注意事项】

1．对本药物过敏的患者禁用。

2．应用本药物前，首先排除恶性肿瘤的可能性。

3．短期使用，一旦发现不良反应，立即停药并作相应治疗。

4．肝功能不全、血象不正常的患者慎用。

5．老年人患者慎用。

【相互作用】与酮康唑、伊曲康唑、克拉霉素、地西泮、苯妥英钠、华法林、硝苯地平、地高辛、西沙必利、奎尼丁、环孢素、咖啡因和茶碱有相互作用。

【规格】粉针剂：洛赛克 40mg/ 瓶；奥西康 20mg/ 瓶。

【贮藏】室温不超过 25℃，有效期 2 年。

二、助消化药

（一）多酶片

【商品名称】多酶片

【作用用途】助消化药，用于消化不良、食欲缺乏。

【用法用量】口服。常用量一次 2 ～ 3 片，3 次 / 日。

【注意事项】

1．对本品过敏的患者禁用。

2．过敏体质的患者慎用。

3．服用时整片吞服，切勿嚼碎。

【相互作用】铝制剂可能影响本品疗效，故不宜合用。

【规格】肠溶片。

（二）乳酸菌素片

【商品名称】乳酸菌素片

【作用用途】主要成分乳酸菌，用于肠内异常发酵、消化不良、肠炎等。

【用法用量】嚼服。成人一次 1.2 ～ 2.4g，3 次 / 日。

【注意事项】

1．对本品过敏，对乳糖、半乳糖及乳制品过敏的患者禁用。

2．本品要嚼服，在嚼服时可以与口腔中的唾液充分混合形成糊状，使该药进入胃肠道后能迅速分解，直接增强肠道内的酸性，从而抑制肠道内病原菌的繁殖；而且，唾液能够降低乳酸菌的发酵和产气作用，使药物发挥作用的速度加快。

3．不宜与抗生素合用，因为乳酸菌素是生物活性物质，抗生素可抑制或减弱其生物活性，降低该药的疗效。

4．不宜与有收敛作用的药物合用，这类药物的吸附和收敛作用，会降低乳酸菌的活性，所以如果把乳酸菌素片与此类药物合用反而会降低它的药效。

5．嚼服乳酸菌素片后，宜用温水送服口内的残留药糊，水温以不超过 40℃ 为佳，因为水温过高容易抑制乳酸菌的活性而降低药效。

【相互作用】铋剂、鞣酸、药用活性炭、酊剂、抗生素等可减弱其生物活性，降低该药疗效，不宜合用。

【规格】0.2g/ 片；0.4g/ 片。

三、胃肠解痉药

（一）山莨菪碱注射液

【商品名称】654-2

【作用用途】解痉药，主要适用于肠道平滑肌痉挛，胃、十二指肠溃疡，胆道痉挛引起的腹痛。

【用法用量】肌内注射。成人常用量：每次 5 ~ 10mg。

【不良反应】常见的有口干、面红、视近物模糊等；少见的有心率加快、排尿困难等；上述症状多在 1 ~ 3h 内消失。用量过大时可出现阿托品样中毒症状。

【注意事项】

1．急腹症诊断未明确时，不宜轻易使用。

2．对本品过敏、颅内压增高、脑出血急性期、青光眼、幽门梗阻及前列腺肥大者禁用。

3．反流性食管炎、肠梗阻、重症溃疡性结肠炎慎用。

4．夏季用药时，因其有闭汗作用，可使体温升高。

5．老年男性多患有前列腺肥大，用药后易致前列腺充血导而致尿潴留发生，所以对年老体弱的患者要慎用。

【相互作用】与金刚烷胺、吩噻嗪类药、三环类抗抑郁药、单胺氧化酶制剂、扑米酮、普鲁卡因胺、红霉素、地高辛、呋喃妥因有相互作用。

【规格】针剂：1ml：10mg。

（二）氢溴酸山莨菪碱片

【商品名称】654-2

【作用用途】解痉药，主要适应于肠道平滑肌痉挛，胃、十二指肠溃疡，胆道痉挛引起的腹痛。

【用法用量】口服。常用量一次 5 ~ 10mg，3 次 / 日。

【不良反应】常见有口干、面红、轻度扩瞳、视近物模糊等；少见有心率加快、排尿困难等；用量过大时可出现阿托品样中毒症状。

【注意事项】

1．急腹症诊断未明确时，不宜轻易使用。

2．颅内压增高、脑出血急性期、青光眼、前列腺肥大的患者禁用。

3．严重肺功能不全的患者慎用。

4．老年人患者慎用。

【相互作用】与金刚烷胺、吩噻嗪类药、三环类抗抑郁药、单胺氧化酶制剂、扑米酮、普鲁卡因胺、红霉素、地高辛、呋喃妥因有相互作用。

【规格】5mg/ 片。

（三）硫酸阿托品注射液

【作用用途】M 胆碱受体阻滞剂。主要适应于各种内脏绞痛。

【用法用量】 皮下、肌内注射。成人常用量：每次 0.3 ~ 0.5mg，一日 0.5 ~ 3mg；极量：一次 2mg。

【不良反应】有口干、少汗、心率加速、瞳孔扩大、视物模糊、结膜充血、烦躁、发热、面部潮红、皮肤干燥、排便困难、肠蠕动减少、瘙痒等。

【注意事项】

1．急腹症诊断未明确时，不宜轻易使用。

2．对本药不耐受、青光眼、前列腺肥大、高热、重症肌无力的患者禁用。

3．心脏疾病、反流性食管炎、胃幽门梗阻、食管与胃运动减弱、下食管括约肌松弛、溃疡性结肠炎、脑损害、腹泻、胃溃疡的患者慎用。

4．老年人患者慎用。

【相互作用】 与制酸药、碳酸酐酶抑制药、碳酸氢钠、枸橼酸盐、金刚烷胺、吩噻嗪类药、其他抗胆碱药、扑米酮、普鲁卡因胺、三环类抗抑郁药、单胺氧化酶抑制剂、甲氧氯普胺有相互作用。

【规格】 注射液：1ml：1mg。

（四）多潘立酮片

【商品名称】 吗丁啉

【作用用途】 促胃动力药，主要用于由胃排空延缓、胃食管反流、食管炎引起的消化不良症；上腹部胀痛；功能性、器质性、感染性、饮食性、放射治疗或化疗所引起的恶心、呕吐、嗳气、胃肠胀气等。用多巴胺受体激动剂治疗帕金森病所引起的恶心和呕吐为本药的特效适应证。

【用法用量】 口服。成人常用量：每次 1 片，3 ~ 4 次 / 日，必要时剂量可加倍，最高剂量为 80mg。本药应在饭前 15 ~ 30 分钟服用，若在饭后服用，会延迟吸收。

【不良反应】 偶有头疼、头晕、嗜睡、倦怠、神经过敏、锥体外系症状、胃肠道不适、心律失常、皮疹、催乳素水平升高等。

【注意事项】

1．对本药过敏、胃肠道出血、乳腺癌、机械性肠梗阻、嗜铬细胞瘤的患者禁用。

2．过敏体质、心脏病、低钾、肝功能损害、严重肾功能不全、接受肿瘤化疗的患者慎用。

【相互作用】 使用抗胆碱药、抗震颤麻痹药、反副交感神经作用的抗组织胺药，有助于控制毒性有关的锥体外系反应。

【规格】 10mg/ 片。

第二十一节　泌尿系统用药物

（一）呋塞米

【商品名称】 速尿

【作用用途】 为强效利尿剂。主要用于治疗水肿性疾病、高血压；预防急性肾衰竭、高血钾症、高血钙症等。

【用法用量】 口服：每次 20 ~ 40mg，1 ~ 2 次 / 日。静脉注射：成人常用起始剂量为 20 ~ 40mg，1 次 / 日，必要时 6 ~ 8 小时后追加 20 ~ 40mg，直至出现满意的利尿效果。静脉滴注：每次 200 ~ 400mg，必要时可重复应用，最大剂量可达每日 1000mg。

【不良反应】 常见水、电解质紊乱，低钾血症、低氯血症、低钠血症等；少见食欲减退、口渴、乏力、恶心、呕吐、肌肉酸痛、心律失常等。

【注意事项】

1．低钾血症、肝性脑病的患者禁用。

2．无尿、严重肾功能损害、糖尿病、痛风、高尿酸血症、急性心肌梗死、胰腺炎、红斑狼疮、前列腺增生的患者慎用。

3．尽管最大剂量可达每日 1000mg。但一般应控制使用，以防过度利尿和不良反应发生。

【规格】片剂：20mg/ 片；注射剂：2ml：20mg。

（二）氢氯噻嗪片

【商品名称】双氢克尿塞

【作用用途】为噻嗪类利尿剂。主要有利尿降压作用；对肾血流动力学和肾小球滤过功能有影响。适用于水肿性疾病、高血压、中枢性或肾性尿崩症、肾结石症等。

【用法用量】口服。治疗水肿常用量：每次 25 ～ 50mg，1 ～ 2 次 / 日；或隔日治疗；或每周连服 3 ～ 5 日，停 2 ～ 4 日。治疗高血压常用量：每次 25 ～ 50mg，1 ～ 2 次 / 日服用，并按降压效果调整剂量。

【不良反应】常见水、电解质紊乱，少见过敏、白细胞减少、血小板减少性紫癜等。

【注意事项】

1．对磺胺类药物过敏的患者禁用。

2．无尿、严重肾功能损害、糖尿病、痛风、高尿酸血症、高钙血症、低钠血症、红斑狼疮、胰腺炎的患者慎用。

3．老年人应用本药较易发生低血压、电解质紊乱和肾功能损害，应慎用。

【相互作用】

1．与肾上腺皮质激素合用能降低本药的利尿作用，增加发生电解质紊乱的机会，尤其是低钾血症。

2．与非甾体类消炎镇痛药合用，能降低本药的利尿作用。

3．与拟交感胺类药物合用，减弱利尿作用。

4．与多巴胺或降压药合用时，利尿作用加强。

5．与抗痛风药合用时，后者应调整剂量。

6．使抗凝药作用减弱。

7．降低降糖药的作用；与洋地黄类药物、胺碘酮合用时，应慎防因低钾血症引起的副作用。

8．与碳酸氢钠合用，发生低氯性碱中毒机会增加。

【规格】25mg/ 片。

（三）螺内酯片

【商品名称】安体舒通

【作用用途】为醛固酮的竞争性抑制剂。适用于治疗水肿性疾病，用于充血性水肿、肝硬化腹水、肾性水肿等、特发性水肿的治疗；也作为治疗高血压的辅助药物；还可治疗原发性醛固酮增多症，预防低钾血症等；与噻嗪类利尿药合用可增强利尿效应和预防低钾血症。

【用法用量】口服。治疗水肿性疾病常用量：每次 20 ~ 40mg，1 ~ 3 次/日；连续 5 日，以后酌情调整剂量。治疗高血压常用量：开始每次 20 ~ 40mg，1 ~ 2 次/日，至少 2 周，以后酌情调整剂量。

【不良反应】常见高钾血症、胃肠道反应；少见低钠血症、抗雄性作用、中枢系统反应；罕见过敏反应。

【注意事项】

1．对本药物过敏、高血钾、肾衰竭的患者禁用。

2．无尿、肾功能不全、肝功能不全、低钠血症、酸中毒的患者慎用。

3．老年人对本药较敏感，应慎用，开始用量宜偏小。

【相互作用】

1．肾上腺皮质激素能减弱本药的利尿作用。

2．拟交感神经药物降低本药的降压作用。

3．多巴胺加强本药的利尿作用。

4．与引起血压下降的药物合用，利尿和降压效果均加强。

5．不宜与血管紧张素转换酶抑制剂合用，以免增加发生高钾血症的机会。

6．与胰岛素合用，发生高钾血症的机会减少。

7．使地高辛半衰期延长。

【规格】20mg/片。

（四）氨苯蝶啶片

【作用用途】直接抑制肾远端小管和集合管的 Na^+-K^+ 交换。适用于水肿性疾病，包括充血性心力衰竭、肝硬化腹水、肾病综合征、特发性水肿等，以及肾上腺糖皮质激素治疗过程中发生的水钠潴留。

【用法用量】口服。成人常用量：开始每次 25 ~ 50mg，2 次/日服用，与其他利尿药合用时，剂量可减少。维持阶段可改为隔日疗法。最大剂量不超过每日 300mg。

【不良反应】常见高钾血症；少见胃肠道反应、低钠血症、头晕、头痛；罕见：过敏反应、呼吸困难、血液系统损害、肾结石等。

【注意事项】

1．高钾血症、严重肝肾功能不全的患者禁用。

2．无尿、肾功能不全、肝功能不全、糖尿病、低钠血症、酸中毒、高尿酸血症或有痛风病史、肾结石或有此病史的患者慎用。

3．应于进食时或餐后服药，以减少胃肠道反应。

4．老年人应用本药较易发生高钾血症和肾损害，应小剂量应用。

【相互作用】

1．与噻嗪类和袢利尿剂合用时可使血尿酸进一步升高，故应与治疗痛风的药物合用。

2．可使血糖升高，与降糖药合用时，后者剂量应适当加大。

3．其他同螺内酯。

【规格】50mg/片。

第二十二节　促凝血药物

（一）酚磺乙胺注射液

【商品名称】止血敏，止血定

【作用用途】促凝血药。适用于防治各种手术前后的出血；血小板功能不良、血管脆性增加而引起的出血；呕血和尿血等。

【用法用量】静脉滴注：一次 0.25～0.75g，加入 5% 葡萄糖液或生理盐水 250～500ml 稀释后静脉滴注。一日总量 0.5～1.5g。

【不良反应】毒性低，可有恶心、头痛、皮疹、暂时性低血压等，偶有静脉注射后发生过敏性休克。

【注意事项】

1．对本药过敏的患者禁用。

2．有血栓栓塞性疾病、肾功能不全的患者慎用。

【相互作用】右旋糖酐与本品呈拮抗作用。

【规格】2ml：0.5g；2ml：0.25g。

（二）氨甲苯酸

【商品名称】止血芳酸

【作用用途】减轻体外循环导致的血小板功能损害，抑制血小板数量减少的出血。适用于纤维蛋白溶解过程亢进所致的出血，如手术时的异常出血、妇产科和产后出血、肺结核咯血、痰中带血、血尿、前列腺肥大出血、上消化道出血等。

【用法用量】静脉滴注。常用量每次 0.1～0.3g，用 5% 葡萄糖注射液或 0.9% 氯化钠注射液 500ml 稀释后缓慢静脉滴注，1 日最大用量 0.6g。

【不良反应】不良反应极少见，偶有头昏、头痛、腹部不适等。

【注意事项】

1．对有血栓形成倾向或有血栓栓塞病史者禁用。

2．肾功能不全、有心肌梗死倾向的患者慎用。

3．对一般慢性渗血效果较显著，但对癌症出血以及创伤出血无止血作用。

【相互作用】可以和止血敏混合注射。

【规格】注射液：5ml：0.05g；10ml：0.1g。

（三）氨基己酸注射液

【商品名称】6-氨基己酸

【作用用途】为抗纤维蛋白溶解药。适用于预防及治疗血纤维蛋白溶解亢进引起的各种出血。

【用法用量】静脉滴注，常用初始量：每次 4～6g，溶于生理盐水或 5% 葡萄糖溶液 100ml 中，于 15～30 分钟滴完，持续剂量为 1g/ 小时，一日总量不超过 20g。

局部应用：0.5% 溶液冲洗膀胱，可用于术后的膀胱出血。

【不良反应】常见：恶心、呕吐、腹泻；少见眩晕、瘙痒、头晕、耳鸣、全身不适、鼻塞、皮疹、红斑等；快速静脉注射可出现低血压、心动过速、心律失常等。

【注意事项】

1．有血栓栓塞性疾病或有血栓形成倾向的患者禁用。

2．易发生血栓和心、肝、肾功能损害的患者慎用。

【相互作用】 即刻止血作用较差，急性大出血时宜与其他止血药物配伍应用；不宜与止血敏混合注射。

【规格】 10ml：2g。

第二十三节　促白细胞增生药物

（一）鲨肝醇

【作用用途】 有促进白细胞增生及抗放射线的作用。适用于各种原因引起的白细胞减少症和不明原因所致的白细胞减少症。

【用法用量】 口服。成人常用量：一日 50 ～ 150mg，分 3 次服用。

【不良反应】 偶见口干、肠鸣亢进。

【注意事项】

1．临床疗效与剂量相关，过大或过小均影响效果，故应寻找最佳剂量。

2．对病程较短、病情较轻及骨髓功能尚好者，疗效较好。

3．用药期间应经常检查血常规。

【规格】 50mg/ 片。

（二）肌苷片

【作用用途】 参与细胞能量代谢和蛋白质合成。适用于白细胞减少和血小板减少症，还用于急、慢性肝炎的辅助治疗。

【用法用量】 口服。成人一次 1 ～ 3 片，3 次 / 日。

【不良反应】 偶见胃部不适、面部潮红等。

【注意事项】

1．对本品过敏的患者禁用。

2．定期进行肝功能检查。

【规格】 0.2g/ 片。

【贮藏】 遮光，密封保存。有效期 3 年。

第二十四节　肾上腺皮质激素药物

（一）地塞米松

【作用用途】 肾上腺皮质激素类药具有抗炎、抗过敏、抗风湿、免疫抑制作用。主要用于过敏性与自身免疫性炎症性疾病。如结缔组织病、严重的支气管哮喘、皮炎等过敏性疾病、溃疡性结肠炎、急性白血病、恶性淋巴瘤等。此外，本药还用于某些肾上腺皮质疾病的诊断——地塞米松抑制试验等。

【用法用量】口服：成人开始剂量为一次 0.75～3.00mg，2～4 次 / 日，也可清晨顿服。维持量约一日 0.75mg，视病情而定。

静脉注射：每次 2～20mg，视病情而定。

静脉滴注：每次 5～10mg 以 5% 葡萄糖注射液稀释静脉滴注，可 2～6 小时重复给药，但大剂量连续给药一般不超过 72 小时。

【不良反应】长期较大剂量使用易引起糖尿病、消化性溃疡、库欣综合征症状，对下丘脑～垂体～肾上腺轴作用较强。并发感染为主要的不良反应。

【注意事项】

1. 对本品及肾上腺皮质激素类药物有过敏史、高血压、血栓症、胃与十二指肠溃疡、精神病、电解质代谢异常、心肌梗死、内脏手术、青光眼的患者禁用。

2. 结核病、急性细菌性或病毒性感染患者慎用，必须应用时，必须给予适当的抗感染治疗。特殊情况下权衡利弊使用，但应注意病情恶化的可能。

3. 糖尿病、骨质疏松症、肝硬化、肾功能不良、甲状腺功能低下的患者慎用。

4. 长期用药后，停药前应逐渐减量。

【相互作用】本品与巴比妥类、苯妥英钠、利福平、水杨酸类药、抗凝血剂、口服降糖药、利尿剂（保钾利尿剂除外）合用，可有相互作用。

【规格】片剂 0.75mg/ 片；注射剂 1ml：5mg。

（二）氢化可的松

【作用用途】糖皮质激素，具有抗炎、免疫抑制、抗毒素、抗休克作用。用于肾上腺皮质功能减退症及垂体功能减退症，也用于治疗过敏性和炎症性疾病，如类风湿关节炎、风湿性发热、痛风、支气管哮喘等，并可用于抢救危重中毒性感染。

【用法用量】口服：每日剂量 20～25mg，清晨顿服。

静脉滴注：一次 100mg，加 0.9% 氯化钠注射液或 5% 葡萄糖注射液 500ml 稀释后静脉滴注，1 次 / 日，同时加用维生素 C 0.5～1g。

【不良反应】本品较大剂量易引起糖尿病、消化道溃疡和库欣综合征症状，对下丘脑 - 垂体～肾上腺轴抑制作用较强。并发感染为主要的不良反应。

【注意事项】同地塞米松。

【相互作用】本品与巴比妥类、抗癫痫药、氨基糖苷类抗生素、利福平、排钾利尿剂、抗凝药、水杨酸类合用有相互作用。可使血糖升高，减弱降血糖药或胰岛素的作用。

【规格】片剂 4mg/ 片；针剂 5ml：25mg。

第二十五节　外用药物

（一）克罗米通乳膏

【商品名称】优力肤

【作用用途】本品作用于疥虫的神经系统，使疥虫麻痹而死亡。此外尚有轻微的局麻作用而可止痒。适应证：用于治疗疥疮及皮肤瘙痒。

【用法用量】外用。

1．用于疥疮的治疗：治疗前先洗澡、擦干；将本品从颈以下涂搽全身皮肤，特别是皱折处、手、足、指趾间、腋下和腹股沟部；24小时后涂第2次，再隔48小时后洗澡将药物洗去；穿上干净衣服，更换床单；配偶及家中患者应同时治疗。1周后可重复1次。

2．用于止痒的治疗：涂于患处局部，3次/日。

【不良反应】可引起接触性皮炎，偶见过敏反应。

【注意事项】

1．对本品过敏的患者禁用；皮肤有急性炎症、糜烂或渗出时禁用。

2．过敏体质的患者慎用。

3．避免接触眼睛和其他黏膜，如口、鼻、会阴部等处。

（二）莫匹罗星软膏

【商品名称】百多邦

【作用用途】本品为局部外用抗生素。对需氧革兰阳性球菌有很强的抗菌活性，尤其对皮肤感染有关的金黄色葡萄球菌、表皮葡萄球菌、化脓性链球菌；对耐药金黄色葡萄球菌也有效；对本品敏感的革兰阴性细菌有流感嗜血杆菌、淋病奈瑟菌等。适用于革兰阳性球菌引起的皮肤感染，例如：脓疱病、毛囊炎、疖肿等原发性感染，及湿疹合并的感染、皮炎合并的感染、溃疡合并的感染、创伤合并的感染等继发性皮肤感染。

【用法用量】外用。涂于患处局部，必要时可用敷料包扎或覆盖。3次/日，5天为一疗程，必要时可重复1疗程。

【不良反应】偶见局部烧灼感、蜇刺感及瘙痒等。

【注意事项】

1．对本品过敏的患者禁用。

2．中、重度肾功能损害的患者慎用。

3．不宜用于眼内及鼻腔内，误入眼内时用清水冲洗即可。

【规格】5g/支（5g：0.1g）。

第二十六节　老年人用药原则

老年人药物不良反应发生率比正常成年人高3倍，为此，老年人进行药物治疗必须慎重对待。

一、老年人用药特点

1．老年人胃酸分泌减少，胃排空时间延长，肠蠕动减弱，血流量减少。这些变化，虽可影响药物的吸收，但大多数药物对老年人来说，无论在吸收速率或在吸收量方面，与青年人并无显著差异。但是，一些需要在胃酸性环境中水解而生效的前体药物，因老年人胃酸缺乏，其生物利用度会极大降低，如弱酸性药物：水杨酸类、双香豆素类、呋喃妥因、萘啶酸、巴比妥类等，其离解度增加，吸收量减少。

2．老年人血浆蛋白随年龄增加而降低，青年人为4g%，而65～70岁者可减至

3g% 左右。老年人单独应用血浆蛋白结合率高的药物，影响并不明显，但同时应用几种药物时，由于竞争性结合，对药物浓度的影响则较年轻人大。

3．老年人肝血流量减少，85 岁的老年人仅为青年人的 40%～60%；药酶（P-450）活性亦下降。另外，老年人功能性肝细胞减少对药物的代谢也有一定影响。因此，给老年人应用由肝代谢的药物如氯霉素、利多卡因、普萘洛尔、洋地黄类等，可导致血药浓度增高，排除延缓，而出现更多的副作用。

4．老年人肾的重量在 40～80 岁之间会减少 10%～20%，主要是肾单位的数量减少；65 岁老年人，肾血流量仅为青年人的 40%～50%；肾小球滤过率在 50～90 岁之间可下降 50%，肾小球分泌功能也大大降低。这些变化影响了老人药物自肾的排泄，使药物的血浆浓度增高，更易发生副作用。如地高辛，27 岁时的半衰期为 5 小时，72 岁时则为 73 小时，所以，给老年人用药，要根据肾功能，调整用药剂量或调整用药的间隔时间。

二、老年人用药原则

1．要首先确定，老年人的药物治疗是必需的。

2．老年人往往同时患有多种疾病，医生通常注重与病人生命关系密切的疾病，如心脑血管病；而病人考虑的往往是给生活造成不便的疾病，如便秘、疼痛等。制订治疗方案时要注意两者兼顾，既关注病人生命安全也要考虑病人急于解除痛苦的愿望；要评估治疗的利弊，老年病人机体的衰老可能伴随着许多生理生化指标的改变，对年轻人视为不正常的检查结果，对老年人来讲可能是衰老的表现，而有些疾病对老年人可能并不需要治疗，比如老年性骨质疏松症，药物治疗的结果可能改善骨营养，但并不降低骨折的发生率，而且药物的不良反应，并不亚于疾病本身的危害。所以当没有骨痛症状时，并不一定需要药物治疗。

3．要确定优先治疗的目标，尽量避免一次服用多种药物，同时用药品种最好不超过 3 种。

4．服药方案尽可能简单，每种药物最好每日只服一个单剂量。

5．为了确定个人的耐受性，多数药物的首剂量，最好小于标准剂量；60 岁以上老年人的药物维持剂量也要小于年轻人。

6．液体制剂适宜于老年人，避免为老年人口服大的片剂或胶囊。

7．尽量不要将药放置在老人床边的桌子上，避免思维不清的老人用错药。

8．老年人用药应进行监督，不断观察药物的治疗作用和不良反应，以保证用药安全。

9．药品说明书的剂量多指成人剂量，并不完全适合老年人。一般来说，老年人的服药剂量，应按年龄调整，但是，还要注意用药个体化，因为有些老年人的生理年龄与实际年龄并不相同。

三、老年人常用药物在临床应用时的注意点

（一）抗生素

1．青霉素类　主要经肾清除，老年人肾功能减退，引起消除半衰期延长，血药浓

度增高，易出现中枢毒性反应；老年人处理电解质平衡的能力降低，要注意因为给含钠青霉素而致血钠增高；给羧苄西林或替卡西林时应注意发生低血钾。

2．氨基糖苷类　此类药物有不可逆的耳毒性和不同程度的肾毒性，主要由肾排泄。老年人肾的肾单位减少，肌酐清除率降低，更易发生上述毒性反应。所以，65 岁以上老人应禁用此类药物，但特殊情况需要应用时，剂量要小，用药过程中应进行监测，并注意多饮水以减少对肾的损害。

（二）降压药

老年人周围静脉张力低，对低血压的压力感受器反应不敏感，易发生直立性低血压。甲基多巴、利血平、胍乙啶均可令老年人发生直立性低血压，应慎用。哌唑嗪可发生"首剂综合征"，引起严重低血压晕厥反应，故对老年高血压及顽固心衰病人宜从 0.5～1mg 开始，于睡前或卧位用药，以避免直立性低血压。

（三）地高辛

由于老年人肾清除能力衰退而使半衰期延长，血药浓度增高，常规剂量易出现中枢神经毒性或严重的心脏毒性。应按老年人非脂肪体重计算，或视肾功能而调整剂量。以维持量为宜。肾功能严重不全的患者禁用；缺钾、缺镁患者慎用。氢氯噻嗪类利尿剂可致血钾降低，增加强心苷对心脏的毒性，联合应用时，应同时补钾，或以保钾利尿药作为常规应用。奎尼丁、胺碘酮、维拉帕米、普罗帕酮均可使地高辛血药浓度升高，致毒性反应，所以，前二者与地高辛合用时，地高辛剂量要减半，并应加强对地高辛血药浓度的监测。

（四）β-受体阻滞剂

老年人肝血流量减少、肾清除差，可使 β-受体阻滞剂的半衰期延长，一般主张由小剂量开始，同时在用药期间应经常监测老年病人心率和血压。休息时心率不得少于50 次 / 分。若长期使用而突然停药，可产生高血压、快速型心律失常、心绞痛加剧，所以，停用时需逐渐减量至停止使用。支气管哮喘及房室传导阻滞者禁用。

（五）抗心律失常药

利多卡因用于老年人，半衰期延长，建议剂量和静脉点滴速度均减。西咪替丁可减少利多卡因的体内降解，使其血药浓度增加，即使正常剂量也会发生毒性作用，同时应用时要慎重。

（六）利尿药

老年人水代谢调节机能降低，应用利尿剂易引起脱水和电解质失衡，故用药过程中要定期测血电解质，注意体位性血压改变。

（七）镇静催眠药

老年人感觉迟钝，智力反应减低，应用镇静催眠药会比年轻人更易发生不良反应。老年人对巴比妥类会发生兴奋激动，故不宜常规应用。地西泮在老年人中的半衰期为年轻人的 4 倍，因此老年人给药的间隔时间要加长。

（八）口服抗凝药

老年人使用后，发生出血的可能性大，尤其是营养不良时，应禁用阿司匹林、非甾体类抗炎药。确要使用应从小剂量开始，以确定合适的给药剂量。

（九）磺脲类降糖药

老年人允许有轻微的血糖增高，进行严格的血糖控制有引起医源性低血糖的危险。应用磺脲类降糖药后，如果在短时间内出现不适，应考虑低血糖原因。

（十）非甾体类抗炎药

对老年患者更易引起胃肠道和肾并发症，如溃疡、穿孔和小肠出血等。血容量减少的患者可出现肾衰竭。

（十一）抗胆碱药

许多药物具有抗胆碱作用，可引起排尿不畅、眼压增高、幻觉、便秘等不良反应，在老年人还可出现神志障碍。

思考题

1．爱心护理院常用的抗微生物药包括哪些？

2．老年人用药原则是什么？

3．镇痛药物应该如何规范使用？

4．老年人使用降压药时须注意什么？

第十一章　老年人常用健康饮食

本章重点概述

　　健康长寿是所有老年人的愿望，"药补不如食补"，良好的饮食习惯对老年人的身体健康起着至关重要的作用。本章主要介绍一些常见健康饮食的功效，以及慢性疾病患者的饮食调养，让老年人能够通过正确的饮食来保持身体的健康。

第一节　五谷杂粮的保健作用

　　1．小麦：含有钙、磷、铁及帮助消化的淀粉酶、麦芽糖酶，还含有丰富的维生素E，是保护人体血液、心脏、神经等正常功能的必需营养品，常吃小麦还可增强记忆、养心安神。

　　2．小米：性甘微寒，有健脾、除湿、安神等功效。

　　3．玉米：世界公认的黄金作物。其纤维素可加速肠部蠕动，排除大肠癌的致癌因子，降低胆固醇吸收，预防冠心病，吸收人体的一部分葡萄糖，对糖尿病有缓解作用。

　　4．大豆：性味甘平，有健脾宽中、润燥消水的效用，可辅助治疗疳积泻痢、腹胀瘦弱、妊娠中毒、疮痛肿毒、外伤出血等症。

　　5．绿豆：味甘性寒，有利尿消肿、中和解毒和清凉解渴的作用。

　　6．豇豆：性味甘平，有健脾、利湿、清热、解毒、止血、消渴的功效。中医用豇豆作为肾病的食疗品，能补五脏、益气和中、调养经脉。

　　7．莜麦：蛋白质含量比大米、面粉高 1.6 ～ 2.2 倍，脂肪多 2 ～ 2.5 倍，而且脂肪成分中的亚油酸含量较多，易被人体吸收，有降低人体血液中胆固醇的作用。莜麦含糖成分少，是糖尿病患者的理想食品。

　　8．荞麦：荞麦含有其他谷物所不具有的叶绿素和芦丁，其维生素 B_1、维生素 B_2 比小麦多 2 倍、烟酸多 3 ～ 4 倍。荞麦中所含烟酸和芦丁都是治疗高血压的药物。经常食用荞麦对糖尿病有一定的疗效，荞麦外用还可治疗毒疮肿痛。

　　9．大麦：其性滑腻，常与粳米同食，也可磨粉制糕作面食，还可煮茶，亦可酿造啤酒，大麦淀粉含量略低于大米、小麦，而蛋白质、钙、B 族维生素等物质远高于大米，有健脾开胃的功效。大麦芽性甘温胃，可消食、下气、回乳。因其性凉，故身体虚寒者应少食或不食。

　　10．糯米：糯米所含营养十分丰富，具有补中益气、暖脾胃的作用，常食用糯米可滋补慢性胃炎、神经衰弱、肌肉无力、体虚神疲等症状。

　　11．粳米：是米中之冠，健脾养胃，滋养珍品。

　　12．红薯：防癌、瘦身。

　　13．山药：滋阴壮阳。

14．花生：护心减肥，保护心脏，补肝益肾。

15．黑豆：利水消肿，解毒补肾。

第二节　蔬菜的营养价值

一、蔬菜的分类

按结构及可食部分不同，可分为叶菜类、根茎类、瓜类、茄果类和鲜豆类等。其所含营养成分，因其种类不同而各有特点。

1．叶菜类：包括白菜、菠菜、油菜、卷心菜、苋菜、韭菜、芹菜和茼蒿等，主要提供胡萝卜素、维生素 C 和 B$_2$。其中油菜、苋菜、雪里蕻、荠菜和菠菜，含胡萝卜素及维生素 C 较丰富。无机盐的含量也较多，尤其是铁，不仅量多，而吸收利用率也较好，因此这些食品对预防贫血非常重要。

2．根茎类：包括萝卜、马铃薯、藕、甘薯、山药、芋头等。藕和甘薯中含淀粉较高，占 15%～30%，以甘薯为最高；胡萝卜含有较丰富的胡萝卜素，每百克可达4.07mg；马铃薯和芋头含蛋白质较高，约 2%；根茎类也含有钙、磷、铁等无机盐。

3．瓜类与茄果类：包括冬瓜、南瓜、西葫芦、丝瓜、黄瓜、茄子、西红柿和辣椒等。辣椒含有丰富的维生素 C 和胡萝卜素。每 0.5kg 西红柿所含维生素 C 的量相当于1kg 香蕉或 1.25kg 苹果或 1.5kg 梨。由于西红柿本身含有机酸，能保护维生素 C 不受破坏，烹调损失很少。

4．鲜豆类：包括毛豆、豌豆、蚕豆、扁豆、豇工和四季豆等。与其他蔬菜相比，鲜豆类蛋白质、碳水化合物、维生素和无机盐的含量较丰富。鲜豆中的铁也易于消化吸收，蛋白质的质量也较好。

二、蔬菜的营养特点

1．蔬菜是提供人体维生素 C、胡萝卜素和维生素 B$_2$ 的重要来源，尤其是维生素C 的含量极其丰富。对维持人体健康极为重要。

2．蔬菜也是人体无机盐的重要来源，尤其是钾、钠、钙和镁等。

3．蔬菜含有较多的纤维素、半纤维素、木质素和果胶等。这些物质不能被人体消化酶水解，但可促进肠道蠕动，有利于粪便排出。膳食纤维可防止和减少胆固醇的吸收，所以多吃蔬菜有利于预防动脉粥样硬化。

4．某些蔬菜具有药用价值，例如胡萝卜含有丰富的胡萝卜素，常被用来治疗夜盲症和干眼病等。由于胡萝卜素属脂溶性维生素，以食用油将胡萝卜烹调煮熟后食用，可使消化利用率明显增加。胡萝卜还有降压、强心、抗炎和抗过敏作用，让高血压患者常饮胡萝卜汁，有降低血压作用。大蒜的功用更多，具有良好的杀菌、降脂、降压、降血糖、解毒等作用。

第三节 水果的营养价值

1. 苹果：苹果营养丰富，能健身、防病、疗疾。实验证明，糖尿病患者可以吃苹果；防治心血管病和肥胖症应选择甜苹果；治疗便秘可吃熟苹果；治疗腹泻可吃生苹果；睡前吃鲜苹果可消除口腔内细菌，改善肾功能；生苹果榨汁可防治咳嗽和嘶哑；苹果泥加温后食用可治疗儿童与老年人消化不良。

2. 桃：营养丰富，富含胶质物，有补中益气、养阴生津、润肠通便，预防便秘的效果。

3. 梨：梨中的维生素 C 是心血管的"保护神"、心脏病患者的健康元素。

4. 杏：含有丰富的 β- 胡萝卜素，能很好地帮助人体摄取维生素 A。

5. 香蕉：钾元素的含量很高，对人的心脏和肌肉有益。

6. 甜瓜：维生素 A 和 C 的含量都很高，是补充维生素的理想食品。

7. 樱桃：能保护心脏健康。

8. 柑橘：含有丰富的糖分、有机酸、矿物质和维生素等成分，营养价值很高。

9. 葡萄柚：富含维生素 C，能帮助减少尿路感染。

10. 葡萄：含有的类黄酮等物质，对心脏提供保护作用。

11. 荔枝：含有丰富的糖分、蛋白质、多种维生素、脂肪、柠檬酸、果胶以及磷、铁等，是对人体有益的水果。

12. 桂圆：富含维生素 C、维生素 K 等营养物质，为珍贵补品，有壮阳益气、补益心脾、养血安神、润肤美容等多种功效，可治疗贫血、心悸、失眠、健忘、神经衰弱及病后虚弱等。

13. 菠萝：富含果糖，葡萄糖，维生素 A、B 族、C，磷，枸橼酸和蛋白酶等。具有解暑止渴、消食止泻之功，为夏令医食兼优的时令佳果。

14. 黑莓：同等重量黑莓中纤维物质的含量是其他水果的 3 倍多，对心脏健康有帮助。

15. 蓝莓：是种特别的水果，多吃蓝莓可减少尿路感染。

16. 李子：促进消化、清肝利水、降压、导泻、镇咳。

17. 猕猴桃：在常见的水果中，猕猴桃被认为是最接近完善的水果，它含有丰富的维生素 C、A、E，叶酸、果胶和微量元素钾、镁及食物纤维等营养成分，而热量却很低。可降低血中胆固醇，预防心血管疾病。另外，猕猴桃中所含的氨基酸，能帮助人体制造激素，减缓衰老。

18. 西瓜：西瓜所含的糖和盐有利尿、消除肾炎症的作用。

【小知识】

水果含水多，热量少，含有丰富的矿物质和维生素，还有帮助消化、通利二便的作用，但是吃水果应在饭后半小时进行，并且要适量，因为饭后立即吃水果或吃的太多，水果中的鞣酸会影响食物中蛋白质的吸收，引起消化功能紊乱。

第四节 茶的功效

茶为万病之药。

春天万物复苏，宜喝花茶，以驱寒邪，促阳气升发；

夏季高温潮湿，宜喝绿茶，以消暑解热；

秋季干燥凉爽，宜饮半发酵茶，如普洱茶、乌龙茶、铁观音，生津止渴；

冬季天寒地冻，常饮红茶有益健康。

一、绿茶

1．降脂减肥：防止心脑血管疾病。

2．防癌：绿茶含有茶多酚及咖啡碱，有提神之效，还有提高人体免疫能力的功效。

3．抗毒灭菌：《美国科学院学报》报道："茶叶中名为'茶氨酸'的化学物质可以使人体抵御感染的能力增强5倍。"

4．长寿：绿茶对人体的抗衰老作用主要体现在若干有效的化学成分和多种维生素的协调作用上，尤其是茶多酚、咖啡碱、维生素C、芳香物质、脂多糖等，能增强人体心肌活动和血管的弹性，抑制动脉硬化，减少高血压和冠心病的发病率，增强免疫力，从而抗衰老，使人获得长寿。

二、红茶

1．利尿、消炎、杀菌：红茶中的多酚类化合物具有消炎的效果。

2．解毒：红茶中的茶多碱能吸附重金属和生物碱。

3．提神消疲：红茶中的咖啡碱刺激大脑皮质兴奋神经中枢。

4．生津清热：夏天饮红茶能止渴消暑。

三、铁观音

铁观音的品质特点是：提神醒脑、益寿延年，七泡有余香，既有绿茶的鲜香翠绿，又有红茶的醇厚回甘。

四、乌龙茶

乌龙茶除了与一般茶叶具有提神益思、消除疲劳、生津利尿、解热防暑、杀菌消炎、解毒防病、消食去腻、减肥健美等保健功能外，还突出表现在防癌症、降血脂、抗衰老等特殊功效。

五、普洱茶

普洱茶品质特点是：温和平和、老少咸宜，具有美容瘦身的功效。普洱茶口感甘滑、醇厚。

六、茉莉花茶

茉莉花茶是用绿茶加入茉莉鲜花窨制而成，具有花香又有茶味，有美容、抗癌的功效。

七、龙井茶

龙井茶是中国十大名茶之一，以"色绿、香郁、味醇、形美"四绝著称于世。

八、碧螺春

碧螺春白毫显露，色泽银绿，翠碧诱人，卷曲成螺，故名"碧螺春"。此茶冲泡后杯中白云翻滚，清香袭人，是国内的名茶。

【喝茶的注意事项】

胃不好的人不适宜喝绿茶，喝绿茶容易胃肠胀气。以下人也不适合喝绿茶：

1. 经期女性：经血会消耗体内铁质，茶叶中的鞣酸会妨碍人体对食物中铁的吸收。
2. 孕期女性：茶中的咖啡碱会增加孕妇心、肾的负荷。
3. 哺乳期女性：茶中的鞣酸影响乳腺的血液循环，会抑制乳汁的分泌。
4. 围绝经期（更年期）女性：喝绿茶可能会出现心跳加快、睡眠质量差等现象。

第五节 高血压患者的饮食调养

长期高血压对人体主要器官的损害是一个长期的慢性过程，在早期和中期，临床症状大多不明显，但是一旦出现临床症状，特别是大脑、心脏和肾等已经发生不可逆的功能障碍时，已经到了晚期，因此，高血压病要早期发现、早期控制，以避免或延缓机体重要器官的损害。控制高血压，除了药物治疗外，饮食调养也是一个重要方面。

一、少吃多餐，避免过饱

高血压患者通常较肥胖，必须吃低热能食物，总热量宜控制在每天 8.36MJ（兆焦）左右，每天主食 150～250g。动物性蛋白和植物性蛋白各占 50%。食用油尽量应用含维生素 E 和亚油酸的素油。不吃甜食。

二、低脂饮食，避免油腻

饮食中可以适当多选用高蛋白、低脂肪的鱼虾类、禽类和大豆类制品，这类食品中的不饱和脂肪酸和大豆磷脂有利于养生和降压兼顾。

三、控制食盐量

人体内盐分多了，水分也相应地增加，造成机体钠水潴留，引起高血压。所以高血压患者应控制食盐量，每天在 5g 以内，包括食盐和味精在内。

四、忌盲目进补

高血压患者要结合自身特点选择一些既有丰富营养，又有降压作用的食物，如山药、莲子、银耳、芹菜、燕麦、百合等。忌盲目服用人参、鹿茸等滋补品。

五、少吃盐腌制品，多吃天然食物

进食盐腌制品容易增加钠的摄入，应尽量少吃。多食天然食物，适当进食一些润燥、降压的食物，有利健康，如蔬菜、水果等。这类食品有冬瓜、萝卜、胡萝卜、西红柿、茄子、土豆、藕、洋葱、绿叶蔬菜、海带、香菇、木耳及猕猴桃、柚子、山楂、苹果、香蕉、梨、柑橘等，这些食物含有丰富的钾离子，可以对抗钠离子对血压升高的作用，同时也起到补中益气、生津润燥的作用。

六、补充钙质

由于高血压患者为了减少饱和脂肪酸和钠的摄入而减少牛奶和奶酪的摄入，从而不经意的减少了钙的摄入，建议每天喝牛奶 1～2 杯，可以补充钙质，帮助降低血压，还可以预防骨质疏松。

第六节　糖尿病患者的饮食调养

正常人在饮食以后，随着血糖升高，胰岛素分泌也增多，从而使血糖下降并维持在正常范围。而糖尿病患者，由于胰岛功能减退，胰岛素分泌不足，使胰岛素不能在饮食后随血糖升高而增加，不能起到有效的降血糖作用，于是血糖就超过了正常范围。糖尿病患者若像正常人那样饮食，不进行饮食控制，就会使血糖持续升高，使病情进一步加重，危害健康。所以，糖尿病患者在进行药物治疗的同时，首先要合理地控制饮食。

一、糖尿病饮食调养的目的

1. 维持正常体重，改善受体对胰岛素的敏感性。
2. 减轻胰岛负担，维持血糖、血脂接近正常值水平，防止或延缓心、脑、肾等并发症的发生和发展。

二、糖尿病饮食调养的要点

（一）限制淀粉类食品的摄入

如大米、白面、薯类、芋头等进入人体以后，主要分解为碳水化合物，它虽是机体热量的主要来源，但因可以直接转化为糖，因此必须限量。

（二）限制脂肪的摄入

糖尿病是因为胰岛素分泌绝对或相对不足引起的糖、脂肪和蛋白质代谢紊乱，易于合并动脉粥样硬化和心脑血管疾病的疾病。所以，必须严格限制肥肉、动物内脏、蛋黄、鱼子、蟹黄、鱿鱼等多脂类和高胆固醇食品的摄入，以免加重脂质代谢紊乱，发生高脂血症。

（三）限制蛋白质的摄入

糖尿病易于合并糖尿病性肾病，过量摄入蛋白质会增加肾的负担。所以，糖尿病患者的蛋白质摄入应适量。美国糖尿病学会建议糖尿病患者每日蛋白质摄入量应限制在每千克体重 0.8g 以内较为适宜，所以糖尿病患者进食瘦肉、鱼、虾也应该限量。

（四）忌食高糖类食品

糖尿病患者忌食白糖、红糖、葡萄糖、水果糖、麦芽糖、奶糖、巧克力、蜂蜜、蜜饯、水果罐头、含糖饮料、含糖糕点、果酱、果脯等。因为这些食品可导致血糖水平迅速上升，直接加重病情，干扰糖尿病的治疗。

（五）忌饮酒

酒中所含的乙醇不含其他营养素只供热能，每克乙醇产热约 7 千卡（294 焦），长期饮用对肝不利，而且易引起血清三酰甘油（甘油三酯）的升高。少数服磺脲类降糖药的病人，饮酒后易出现心慌、气短、面颊红燥等反应。应用胰岛素的患者空腹饮酒还易引起低血糖，所以，为了病人的安全还是不饮酒为好。

（六）忌多食水果

水果中含有较多的碳水化合物，而且主要是葡萄糖、蔗糖和淀粉。进食后消化吸收速度快，可迅速升高血糖，对病人不利。所以糖尿病患者不宜多吃水果。但是，因为水果中所含的果胶有延缓葡萄糖吸收的作用，因此，在病情稳定时可以少吃水果，一般认为在两餐之间血糖下降时，少量进食较为合适。如苹果、梨、橘子、橙子、草莓等可以吃，但是量不宜多。西瓜吃了以后，糖吸收很快，应尽量不吃。香蕉中淀粉含量很高，应算为主食的量。

（七）宜低钠饮食

高钠饮食可增加血容量，诱发高血压，增加心脏负担，引起动脉粥样硬化，加重糖尿病并发症，所以，糖尿病人应以低钠饮食为宜，每日食盐量控制在 3 克以内。

（八）宜高纤维素食品

可溶解的纤维素有利于改善脂肪、胆固醇和糖的代谢，并能减轻体重，建议适量多吃这类食物。

（九）宜少吃多餐

少吃多餐既保证了热量和营养的供给，又避免了餐后血糖高峰。

（十）不限制糖尿病人喝水。

三、利于糖尿病饮食调养的食物

（一）大豆及其制品

这类食品除富含蛋白质、无机盐、维生素之外，在豆油中还有较多的不饱和脂肪酸，既能降低血胆固醇，又能降低血三酰甘油（甘油三酯），所含的谷固醇也有降脂作用。除了大豆，其他豆类对糖尿病患者也有益，如：黑豆、绿豆、红豆、豇豆等。

（二）粗杂粮

如莜麦面、荞麦面、燕麦片、玉米面等，都含多种微量元素、B族维生素和膳食纤维。实验证明，它们有延缓血糖升高的作用。可用玉米面、豆面、白面按2∶2∶1的比例做成三合面馒头、烙饼、面条，长期食用，既有利于降糖降脂，又能减少饥饿感。

第七节　冠心病患者的饮食调养

流行病学调查结果表明，饮食脂肪摄入总量与动脉粥样硬化症的发病率和死亡率成正比。饮食脂肪总量影响血中胆固醇的浓度，而胆固醇又是引发冠心病的危险因素，与发病率也成正比。为了防治冠心病，饮食调养是重要措施。

一、合理调整饮食

（一）控制总热量

肥胖者合并冠心病较正常体重者多，所以，控制体重是防止冠心病的重要环节之一。建议饮食清淡，限制食盐和碳水化合物的摄入。要有足够的蔬菜和水果，同时补充维生素C、B族、E等，可预防动脉粥样硬化。

（二）控制脂肪与胆固醇摄入

肉、蛋类含有饱和脂肪酸和胆固醇的食品摄入过量，是导致高血脂诱发冠心病的主要膳食因素，故应控制摄入，使脂肪摄入总量占总热量的20%以下，其中动物脂肪不超过1/3，胆固醇摄入量应控制在每日300mg以下。

（三）控制蛋白质的质量和数量

应适当增加植物蛋白质，尤其是大豆蛋白要占总热能的12%左右，其中优质蛋白占40%～50%，优质蛋白中，动物性蛋白和豆类蛋白各占一半。常见的优质蛋白质食物有鱼、瘦肉、牛奶、蛋类、豆类及豆制品等，动物蛋白质中鱼类蛋白质最好，植物蛋白质中大豆蛋白质最好。

（四）控制单糖和双糖的摄入量，采用复合碳水化合物

摄糖过量，体内的糖会转化成脂肪，增加体重，增加血糖、血脂和血液黏稠度，加重动脉粥样硬化。所以应控制单糖和双糖的摄入量，少吃纯糖食物及其制品，如白糖、红糖、糕点、含糖饮料等，应以米、面、杂粮等食物为主食。

（五）控制食盐摄入

过多摄入食盐，可增加血容量，增加心脏负担，引起动脉粥样硬化，所以冠心病患者不宜进食过咸食物，每日食盐摄入量应控制在3～5g。

（六）补充矿物质和维生素

蔬菜、水果是维生素、钙、钾、纤维素和果胶的主要来源。食物纤维和果胶可以降低人体对胆固醇的吸收。多食用新鲜绿叶蔬菜，特别是深色蔬菜，有利于冠心病的防治。

（七）少食多餐，晚餐减量

少食多餐，晚餐减量，可以减轻心脏负担。

二、对冠心病有益的食品

（一）麦芽

是小麦种子发芽后形成的。麦芽含有丰富的蛋白质，内含 α- 生育酚，是维生素 E 的组成成分，能降低血液的黏稠度，阻抑动脉粥样硬化的形成。

（二）玉米

玉米富含维生素 E、维生素 A。玉米胚榨出的玉米油，含有大量不饱和脂肪酸，能清除人体内多余的胆固醇，并具有预防动脉硬化的作用。

（三）豆类

用大豆蛋白代替动物蛋白，可显著降低患者的血浆胆固醇，其总有效率在 90% 以上。

（四）蔬菜和水果

有一些品种对冠心病有益，如大蒜和洋葱的有效成分，对高脂血症有预防作用，可以使血清胆固醇减少。

第八节　脑血栓患者的饮食调养

脑血栓的病人常有高脂血症和肥胖，饮食原则常以控制脂肪的摄入、减轻体重、降低血液黏稠度为目的，每日膳食应注意以下几点：

一、限制高胆固醇食物

（一）控制总脂肪量，增加不饱和脂肪酸

控制膳食总脂肪的摄入，可降低血脂；烹调时用植物油，以增加不饱和脂肪酸，如豆油、花生油、玉米油等，用量每人每日 25g，每月在 750g 以内；洋葱、大蒜、香菇、木耳、海带、山楂、紫菜、绿茶、魔芋等食品有降脂作用，可以根据需要选择，配制成适宜于病人的康复膳食。

（二）限制食物胆固醇

减少动物性脂肪，以减少血中胆固醇，减轻肥胖或超重；能达到或维持理想体重，益于全身各内脏器官的生理功能；食物胆固醇应控制在每人每日 300mg 以内，相当于每周可以吃 3 个鸡蛋。

二、增加优质蛋白质

由于膳食中的脂肪量下降，就要适当增加蛋白质。可吃适量瘦肉、去皮的禽类肉和鱼肉，特别是海鱼。每日吃一定量的豆制品，对降低血液胆固醇及血液黏稠度有利。

三、控制糖类食品摄入

控制脂肪摄入的同时要控制精制糖和含糖类的甜食的摄入，包括点心、糖果和饮料等。过多饮用含糖饮料和含糖类的甜食，体内的糖会转化成脂肪，并在体内蓄积，

仍然会增加体重、血糖、血脂及血液黏稠度，对脑血栓的恢复不利。

四、低盐饮食

脑血栓的病人多合并高血压病，宜采用低盐饮食，提倡每日食盐量在3g以下，烹调后加盐拌匀。如果在烹调中放盐，烹调出来的菜仍然很淡，病人难以入口。从增加食欲考虑，可以在炒菜时适量加醋、蕃茄酱、芝麻酱等。食醋除有调味作用外，还可加速脂肪的溶解，促进消化和吸收；芝麻酱含钙量高，经常食用可补充钙，钙离子可增加血管内皮的致密性，对防止脑出血有一定好处。

五、补充水分

脑血栓的病人要经常饮水，尤其在清晨和晚间，水分吸收入血后可以稀释血液，防止再发性脑血栓形成。

思考题

1．蔬菜的营养特点有哪些？
2．如何正确食用水果？
3．喝茶有哪些注意事项？
4．高血压患者如何进行饮食调养？
5．糖尿病患者如何进行饮食调养？

第十二章　老年人临终关怀

本章重点概述

临终关怀关心的是病人而不是疾病，它不以治疗疾病为主，而是以支持病人、控制症状、姑息治疗和全面照护为主，不以延长患者的生存时间为职责，而以提高临终阶段的生命质量为宗旨。本章主要介绍临终关怀的意义以及一些具体做法，以提高入住在爱心护理院的临终关怀患者的生命质量。

第一节　临终关怀的兴起

临终关怀（hospice）一词始于12世纪，原指朝圣途中为朝圣者提供温暖、医疗及食物的休息驿站。1879年，爱尔兰首都都柏林的修女玛莉·艾肯亥将其修道院作为医院专门收容晚期癌症患者，以爱心照顾他们。1905年，伦敦市另一家修女办的圣约瑟临终关怀医院也专门收容晚期癌症患者。当时，这两家医院都秉承基督教的博爱精神来照顾病人，并没有融入先进的医学技术来减缓病人生理上的疼痛。20世纪50年代，圣约瑟临终关怀医院的护士西西理·桑德丝女士，看到一位年轻的癌症病人大卫疼痛至死无法缓解而刻骨铭心。大卫去世之前留给桑德丝女士500英镑作为基金，劝她设立一座更人性化的、能减除病痛的、同时给予心理及灵性照顾的临终关怀医院。桑德丝女士受此激励，攻读了社会工作及医学专业，于1967年，在伦敦郊区建立了世界上第一所兼医疗科技及爱心照顾的圣克利斯朵夫临终关怀医院，使癌症疼痛的痛苦减至最低，让病人在平稳中有尊严地去世。1976年，圣克利斯朵夫临终关怀医院的一组医疗人员前往美国康州，协助美国人建立了第一座临终关怀医院。1988年，我国第一所临终关怀中心在天津医学院成立。1998年，李嘉诚基金会在广州成立中国首家宁养院。临终关怀是一项涉及多个方面的服务过程，它尊重生命的主旨是对技术化、体制化医疗机构的良好补充。

第二节　临终关怀是对人的关怀

随着人口老龄化的发展，人们更加注重生命质量，希望减轻甚至避免临终的痛苦，维持生命最后的尊严。临终关怀就是实现这些目标的重要手段，它也因此而得到日益广泛的支持和实践。

临终关怀是对人的生命与尊严最深切的关注。它关怀肉体也关怀心灵，用一种有组织的、特殊的照顾和服务减轻病人肉体的痛苦，同时帮助他们正确认识死亡，减轻对死的恐惧和不安，使病人在最后的日子里感受到充满人性温情的气氛，安详、自然、有尊严地离开人世！

当病人已不可逆转地走向死亡，现代医学已无回天之术的时候，我们将不再强调生命的时间，而在于提高生命的质量。人为地延长时间、延长痛苦已是违背伦理的、不人道的。另外，1个月十几万甚至几十万元的抢救费用与1个月数千元的护理费用，无疑使普通大众的天平更倾向于后者。其次，个人的痛苦、家庭的负担，使临终关怀成为濒死病人和家庭的重要选择。

社会经济的发展，使人们生存竞争的压力越来越大，生活方式也在一天天发生着改变，人们不可以不工作、不出差、不养家糊口，给老人长相厮守的照顾已不再可能，家属不可能提供及时的治疗、科学的护理、营养的配餐……而临终关怀使这一切成为可能，提供全方位的科学服务。

临终关怀是一种社会的文明，它改变了原有的伦理道德的束缚，但没有剥夺儿女对老人的孝道，儿女也应接受全社会对老年人的关怀，只是社会的分工和职能不同而已。让病人在人生旅途的最后一程于温馨的情境中坦然、安然地离去，这是社会文明的标志之一。

中国临终关怀之父——天津医科大学临终关怀研究中心原主任崔以泰教授曾这样评价：人们在死亡观念上还有待改变，"优死"也需要进行教育，进行正确对待死亡的教育以提高人民对死亡的价值、规律和生命质量的认识，以建立合理的心理适应机制，这样就能够自然地接纳死亡，坦然地面对死亡。临终关怀是传播正确死亡观的一个很好的途径，而进行死亡教育也是实施临终关怀的重要手段。

天津医科大学临终关怀研究中心主任石宝欣研究员认为：临终关怀与老年护理和安乐死有本质的不同，临终关怀主要是运用医学、护理学、社会学、心理学等多学科理论与实践知识为晚期恶性肿瘤患者及其家属提供的全面照护，其目的是使临终患者能够舒适、安详、有尊严、无痛苦地走完人生的最后旅程，同时使临终患者家属的身心得到保护和慰藉。临终关怀医院与护理院、老人院有本质的不同。当然，护理院和老人院中可能会有临终关怀的内容和可能会采用一些临终关怀的技术手段。

在谈到临终关怀人员所需要的素质时，他说：国外对从事临终关怀工作的人员要求很高，具体为：

（1）自愿从事临终关怀工作。

（2）具有一定的专业理论水平和操作技能，并掌握多学科的知识。

（3）具有解除晚期患者及其家属躯体和精神心理痛苦的能力。

（4）具有良好的沟通技巧，能够与患者及其家属建立良好的关系。

（5）接受死亡教育，对死亡和濒死的回避和恐惧程度较低，能够与患者及其家属坦然地讨论生命和死亡的意义。

（6）通过临终关怀团队向晚期患者及其家属提供关怀。临终关怀团队由医生、护士、社会工作者、心理咨询工作者、理疗师、药剂师、营养师、宗教人士、患者家属、志愿者组成。

临终关怀学是一门以临终病人的生理和心理特征及相关的医学、护理、心理、社会、伦理等问题为研究对象，将医护的专业化及科学化知识互相结合的新兴交叉学科，它有着较为独特和宝贵的道德价值。它反映了人类对自身和社会环境认识的提高，是社会进步和历史发展的必然产物，是人类随着社会物质文明与精神文明而自然提出的需求。我们相信，在已经进入人口老龄化的中国，特别是大量出现"空巢空庭"的今天和明天，临终关怀无疑将成为社会的一种普遍需求。有了它，最后的晚霞也灿烂！

第三节　美国老年病学会临终关怀八要素

由于医疗救护技术的日臻完善，许多生命被挽救回了，人的寿命得以延长。现代人不但要求高质量的生、高质量的活，而且高质量的死也渐受重视，这就是所谓的临终关怀。在极为重视人文精神的美国，1996年就已出台临终关怀八要素，现在美国老年病学会再次提请人们关注1996年制定的临终关怀八要素，以给生命以美丽的终结。

1. 减轻病人肉体和精神症状，以减少痛苦。
2. 采取能让病人表现自己愿望的治疗手段，以维护病人的尊严。
3. 避免不适当的、有创伤的治疗。
4. 在病人还能与人交流时，给病人和家属提供充分的时间团聚。
5. 给予病人尽可能好的生命质量。
6. 将家属的医疗经济负担减少到最小程度。
7. 所花医疗费用要告知病人。
8. 给逝者家属提供治丧方面的帮助。

第四节　让爱陪生命走过最后一程

我国已经进入老龄化社会，疾病谱也发生了根本的变化，恶性肿瘤、心脑血管病等慢性非传染性疾病已成为导致我国老年人死亡的主要原因，这些疾病均表现为相对缓慢的发展过程，使很多终末期患者在疾病与死亡之间徘徊。

随着社会的发展，生活水平的提高，人们不仅希望优生、优育、健康、长寿，而且"优死"也在逐渐受到重视。临终意味着面向死亡，这个阶段的病人将经历生理、心理等各方面的痛苦，迫切需要他人的关心与照顾。临终关怀服务就是对不能治愈的病人在生命即将结束时，向病人和家属提供全方位的立体化的卫生服务。它以整体人为对象，实施精心的生活照料和适当的医疗护理，帮助临终患者解除身体的痛苦，缓解心理的恐惧，提高生活的质量，维护生命的尊严，使逝者平静而安详的走完生命的最后历程，使家属保持相对稳定的心态应对亲人即将离世的困境。

一、临终关怀的核心内容

（一）提供基础照料，满足病人最基本生活需要

临终病人由于体内各器官的生理功能日渐衰竭，心理和躯体都遭受着极大的痛苦。为了让病人尽可能舒适地走完人生最后的时光，首先要满足他们最基本的生活需要。因此，看似简单的吃喝、拉撒、清洗、睡眠、翻身、摆位都是最重要的工作。提供基础照料就是要满足他们基本的生活需要所进行的全方位照料。例如：创造安静舒

适的生活环境。老年人居住的房间尽量温暖、明亮；病人的所用物品不要硬性统一摆放，而以使用方便为主；饮食上给予高蛋白、高热量、高维生素、易于消化的饮食，根据不同病人需要分为流质、半流质、普通饮食等；进餐方式按照个性需要少食多餐，进餐次数以每天 3～6 次不等，以保证基础营养的供给；在个人卫生方面要定期洗头、洗脚、洗澡，保持口腔、会阴、皮肤的清洁；对卧床病人要根据不同情况制定翻身卡，每 1～2 小时翻身一次，以防止压疮的发生和减轻已发生压疮的损害程度；在病人排泄方面，要给予帮助，必要时采取人工手段解除尿潴留和便秘引起的痛苦；准备一些大小不等的软垫，摆放卧床病人体位时，尽量将四肢垫到合适位置，让病人更加舒适。总之，满足最基本的生活需要，可以让病人尽可能舒适的度过最后的时光。

（二）提供对症治疗，减轻病人的疾病痛苦

临终病人往往是衰老与疾病并存，老化加快疾病的恶化，疾病又加快老化的进程，形成的"恶性循环"导致各系统、各器官功能下降，出现了并发症多、不易控制、治疗无望、日渐衰竭的结果。他们可能在短时期内死亡，也可能继续生存数月、数年，但他们都要经历疾病痛苦的煎熬。对于进入疾病晚期阶段的病人，现代医学已无回天之力，所以医学上的治疗已经不是最重要的，医疗方面最重要的工作是减轻痛苦。患者临终前的痛苦主要来自肉体和精神两个方面。躯体疼痛的处理原则是以患者无痛苦为目的的，基本不控制止痛剂的使用；对发热、疼痛、胸闷、憋气、呕吐、腹泻、排便困难、出血、坏疽、压疮等表现亦采取对症处理；对神志清醒的病人，要提前征求意见，要尊重病人和家属的意愿来进行治疗，尽量避免创伤性的操作，以维护病人的尊严；临终病人挣钱的机会少，花钱的地方多，为病人治疗前要替病人算好经济账，根据实事求是的原则，把病人的医疗费用维持在最低水平，以减轻病人的经济负担，缓解病人的思想顾虑。总之，临终关怀在医疗工作方面不单纯强调医学上的治疗，而以减轻痛苦为主，目的是提高病人生存质量，让病人有尊严地走完人生最后一程。

（三）提供精神护理，减轻病人的焦虑和恐惧

人们对于死亡的原始反应是恐惧的。对所有人来讲，临终都是生命中最难过的一段时光。面对即将来临的死亡，再亲密的人也无法陪伴同行。病人在独自遭受煎熬时，会有孤独、沮丧、愤怒、绝望的心理表现。所以提供精神护理，减轻病人的焦虑和恐惧也是临终关怀工作中非常重要的内容。为了让患者临终前得到心灵安慰，我们在工作中可以陪病人聊天、游戏、听音乐，通过语言、态度、表情、姿势和行为来改变病人的心理状态与行为状态。必要时，可以适当应用镇静剂以缓解病人因睡眠不良带来的折磨。提供精神护理，无论是专业的心理医生，还是其他医护工作者，首先要具备高尚的品德、丰富的知识、深厚的同情心、高度的责任感，能根据临终病人不同时期的心理反应，运用交流与沟通技巧耐心倾听病人的诉说；真心体会他们的愁苦与失落；让他们充分表达和倾诉内心的感受；再以同理之心抚慰他们的心灵，疏导他们的郁闷和恐惧。除了语言的表达，经常应用抚摩、握手等肢体语言，会让患者感到亲切、安全、温暖，最终使他们达到珍惜即将结束的生命，以坦然的心态面对死亡，接受死亡的境界；平静的度过生命中不可承受之重，安详的离开人世。

（四）提供心理支持，帮助亲属减轻丧亲之痛

随着生活水平和医疗技术的日趋提高，目前临终病人的年龄偏大。爱心护理院里经常见五六十岁的子女在照顾八九十岁的父母。现代医学科学已发展到虽然不能治好癌症患者或其他终末期疾病的患者，但却可以比较精确地告诉人们病人大概的存活时间。这一切因素都导致步入临终期的病人更为痛苦与恐惧，而患者的亲属也和临终者一样，要承担相应的苦难。他们自始至终被悲伤和焦虑所困扰，不但消耗了大量体力与财力，精神上也遭受着严重的刺激与压力。临终关怀工作不仅要让临终患者舒适地、安详地、有尊严地走到生命的终点；同时也要同情家属的无奈，体谅家属的难处，为家属提供精神安慰和心理支持，帮助家属减轻丧亲之痛。在老人临终前，医护人员应鼓励家属以科学的态度接受病人所患疾病难以治愈的现实，支持家属保持相对稳定的心态应对亲人即将离去的结果，给家属提供充分的时间与临终病人团聚；要求家属主动与医护人员合作，使临终老人获得更加满意的服务效果；让家属尽量不留遗憾的逐渐适应失去亲人的生活，以积极的态度面对今后的人生。

（五）提供后事服务，为逝者送行、给生者安慰

病人离世后，医护人员要用真诚的爱心去理解家属的悲痛，理解家属采取不同方式发泄内心痛苦的做法，帮助家属健康地完成悲伤的过程。遗体料理是临终关怀的重要内容。做好遗体料理工作，是对死者的负责，是对生命的尊重，也是对家属的安慰。医护人员要以高度的同情心，认真的态度，熟练的操作，帮助家属为逝者穿戴好喜欢的服饰，以保持遗体的清洁、端庄，让逝者安详，让家属满意。病人后事所需要的衣物、祭品，在病人病危时，就要提前建议家属遵照病人的意愿、风俗习惯、宗教信仰而事先准备妥当。免得病人过世的瞬间，亲属因悲伤而措手不及，准备不齐，留有遗憾。病人遗体被抬离病房送上灵车的时候，往往是家属最悲痛的时刻，医护人员尽量陪伴左右，为逝者送行，给生者安慰。

（六）加强队伍建设，维护生命最后的尊严

临终关怀面对的是随时可以失去生命的病人，这些病人由于衰老和疾病，使各系统、器官功能下降或衰竭，他们体力上极度衰弱，心理上非常复杂，死亡所带来的恐惧让他们表现出特有的孤僻、忧郁、暴躁、固执、意志薄弱、依赖性强。尤其是知道治疗无望，预感生命即将结束所产生的折磨，极易表现出悲观、绝望的情绪。当难以忍受时，他们会采取自虐、自杀或要求"安乐死"来结束生命。甚至会伤害工作人员、亲属或病友。要想为这些极其痛苦的病人提供优质服务，就必须加强临终关怀工作者队伍的建设。不断提高临终关怀工作者的道德修养和护理水平应该是护理院院长每天必做的重要工作。而作为每一位临终关怀工作者也要不断接受培训，不断培养自己高度的同情心和责任心，以正确的死亡观，理解病人、尊重生命，还要根据病人的不同需要不断提高护理操作技能，尽可能地提供个性化服务，让临终病人最后一次感受到医护人员的温暖。

二、让爱陪伴生命走过最后一程

随着人类社会文明的进步，人们对生命的生存质量和死亡质量提出了更高的要求，

临终关怀是一项让临终病人尊严、舒适的到达人生彼岸而开展的一项社会公共事业，它是社会文明的标志。

医疗护理职业道德的核心内容是尊重病人的价值，包括尊重生命的价值和人格的尊严；临终关怀通过医护人员对患者实施整体护理，用科学的心理关怀方法、精湛的临床护理手段，以及姑息、支持疗法最大限度地帮助病人减轻躯体和精神上的痛苦，提高生命质量，平静地走完生命的最后阶段。充分体现了医护人员以提高生命价值和生命质量为服务宗旨的高尚医护职业道德。

临终关怀工作是一项涉及多个方面的服务过程，它尊重生命的主旨是对技术化、体制化医疗机构的良好补充；是社会进步和历史发展的必然产物；是人类随着社会物质文明与精神文明而自然提出的需求。尤其是在已经进入人口老龄化的中国，在恶性肿瘤、心脑血管病等非传染性慢性疾病已经成为导致我国老年人死亡主要原因的今天，在大量出现"空巢家庭"和"四、二、一家庭"的现在和将来，为临终病人提供服务已成为普遍客观的社会需要。社会各界应加强对临终关怀工作的关注，临终关怀工作者也应该不断提高自身素养和服务质量，让"关怀"的温暖驱散"临终"的冰冷，让爱陪伴生命走过最后一程，让生命真正达到"生如夏花般绚烂，死如秋叶般静美"的崇高境界。

思考题

1. 美国 1996 年出台的临终关怀八要素是什么？
2. 临终关怀的核心内容有哪些方面？
3. 临终关怀与老年护理和安乐死有何不同？

编 后 记

  2005 年，爱心护理工程在全国政协第十届三次会议上由中国老龄事业发展基金会理事长李宝库联名 46 位政协委员向大会提交了一份议案，在全国实施关爱失能老年人的"爱心护理工程"，议案获得通过并得到了国家领导人的重要批示。此后，"爱心护理工程"在全国具有"医养"功能的养老机构里有条不紊地开展起来。到"十一五"规划完成后，300 多个"爱心护理院"已经在全国许多城区建立起来，解决了失能老年人的生活照料和护理，支持了失能老人家庭的正常生活。

  我们走访过很多"爱心护理院"，每到一处都会被现状所打动，几乎全国所有的爱心护理院都住得满满的，入住率都在 98% 以上，少则几十张床位，多则几百张床位，入住的老人大都是卧床不起的，需要喂食、鼻饲，翻身拍背；但老年人的房间、身体没有异味，甚至是入住了十几年的"植物状态"人，从未生过压疮，老年人在这里延续着生命，在这里体现着生命的尊严……在中国老龄化、高龄化以及家庭单一化不能支撑养老的今天，"爱心护理工程"的养老模式体现了对生命的关怀、对家庭的支持、对社会的责任。

  爱心护理工程的养老模式，是顺应我国老龄化到来的时候，社会福利机构资源不足，失能老人疏于社会照料，家庭不堪重负的情况下，提出的"医养"结合的养老模式，在医疗及护理、生活照料、医保定点 3 项条件必备的基础上，申请加入爱心护理工程。这是中国老龄事业发展基金会在积极应对老龄化的重要探索和创新，经过了八年的实践，证明了这项创新的成功与必然。

  2013 年 8 月 16 日，国务院总理李克强主持召开国务院常务会议，其中确定深化改革加快发展养老服务业的任务措施时，提出了 5 项工作要点，提出了"医养"结合的养老模式。

  中国老龄事业发展基金会作为国家"爱心护理工程"的发起单位，被民政部、全国老龄工作委员会办公室责承为"爱心护理工程"主管部门，为全国具有 400 多家爱心护理院而自豪，为"爱心护理院"的感人事迹所动容，为他们对 20 多万失能老人的爱心护理、支持老年人的 20 多万个家庭而感动。"十二五"期间，"爱心护理工程"将向周边中小城镇延伸，实现再建 300 家爱心护理院的宏伟目标。为了让全国 600 多家爱心护理院共同实施"爱心护理工程"工作规程，实现五个统一、六项功能的统一工作流程，让所有入住"爱心护理院"的老年人共享"爱心护理工程"的成果，我们有责任和义务将"爱心护理工程"机构管理与操作流程编辑成书，将养老机构"医养"模式的内涵公诸于众，让有志于"爱心护理工程"事业的有志之士，以其爱心和最高的效率、最短的路程，标准化、程序化进入这个崇高的行业；让即将加入或已经进入这个行业的人员和机构有章可循，有规可守，进一步提高爱心护理工程的能力建设。

  2011 年 1 月 8 日，在苏州召开了中国老龄事业发展基金会"爱心护理工程建设座谈会",成立了国家养老爱心护理工程系列丛书编审委员会,下设办公室,国家养老爱心护理工程系列丛书编辑工作正式启动。所有参加编辑工作的人员都是来自爱心护理院一线的院长,他们带着对自己工作的神圣使命感和热爱,将自己多年工作的成功经验和爱心护理行业的共性工作流程,毫无保留的跃然字里行间。到 2011 年 3 月 24 日,中国老龄事业发展基金会"爱心护理工程建设座谈会"第二次会议在合肥举行,爱心护理工程系列丛书初稿基本成型。以内部资料形式印刷,于 2011 年 6 月 18 日在"全国爱心护理工程第六次工作会议"召开之际,以会议资料形式发给 300 多名参会代表,广泛征求意见,历时 3 个月时间,收到修改建议 102 条;为了和民政部职业技能鉴定培训考核工作接轨,请民政部职业技能鉴定中心专家进行了评审,参编院长们边工作边修改,经过多次讨论、反复评审、征求意见,终于成就了丛书的出版,这是一份沉甸甸的收获,这是一份沉甸甸的责任,这是爱心护理工程能力建设的成果。我国老龄化的进程刚刚开始,爱心护理工程的能力建设将伴随着老龄化的路程,任重而道远,我们将一如既往,把适合中国国情的爱心护理工程事业做大做强,努力使广大老年人安享老有所养、老有所医、老有所乐的晚年生活。

正像中国老龄事业发展基金会理事长在前言中所强调的"爱心护理工程"是一项开创性的事业,许多工作都是在第一线的同志们艰苦创业,积极探索,开拓创新,克服种种困难,以辛勤的汗水换来的。他们在实践中摸索和总结出来的经验和成功做法弥足珍贵,其精神可圈可点,令人敬佩。这套丛书,是对爱心护理工程 8 年来工作经验和成功做法给予系统的梳理和总结,意在规范管理,科学经营,不断提高为老年人的专业服务水平和质量,将"爱心护理工程"不断推向新的发展阶段。

国家养老爱心护理工程系列丛书编审委员会办公室设在养老示范基金管理委员会,全面负责组织和出版工作,他们尽职尽责,对工作精益求精的工作精神,使丛书得以顺利出版。对提供这套丛书基础资料的第一线的护理院长们;提供会议支持的苏州福星爱心护理院、合肥九久夕阳红养老集团;爱心护理院参与这项工作的管理人员、医疗护理人员;部分老年住院朋友表示敬意;对参与编辑、出版这套丛书而付出艰辛劳动的北京大学医学出版社的编辑和工作人员表示感谢!特别提出对北京来博颐康投资管理有限公司给予的大力支持表示感谢!

由于编纂时间紧、工作量大和水平所限,疏漏或不妥之处在所难免,恳请广大读者批评指正。

国家养老爱心护理工程系列丛书编审委员会办公室
2013 年 12 月 1 日